H. C. Korting, Dermatotherapie

Springer
Berlin
Heidelberg
New York
Barcelona
Budapest
Hong Kong
London
Mailand
Paris
Tokyo

Hans Christian Korting

Dermatotherapie

Ein Leitfaden

Mit einem Geleitwort von Gerd Plewig

Mit 27 Abbildungen und 18 Tabellen

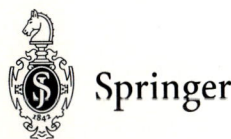 Springer

Prof. Dr. Hans Christian Korting
Dermatologische Klinik und Poliklinik
Klinikum Innenstadt
Ludwig-Maximilians-Universität
Frauenlobstraße 9 – 11
80337 München

ISBN 3-540-58857-4 Springer-Verlag Berlin Heidelberg New York

Die Deutsche Bibliothek – CIP-Einheitsaufnahme
Korting, Hans Christian: Dermatotherapie : ein Leitfaden ; mit 18 Tabellen /
Hans Christian Korting. – Berlin ; Heidelberg ; New York : Springer 1995
ISBN 3-540-58857-4

Satz: FotoSatz Pfeifer GmbH, Gräfelfing/München
SPIN: 10475875   23/3134–5 4 3 2 1 0 – Gedruckt auf säurefreiem Papier

Geleitwort

Das Wort Therapie wirkt wie ein Magnet. Therapeutisch orientierte Vorträge füllen die Kongreßsäle mit Zuhörern und therapeutisch orientierte Publikationen erwecken stets das Interesse der Leser.

Der praktisch tatige Arzt wunscht sich nichts sehnlicher als die Beherrschung einer optimalen Therapie für jeden seiner Patienten. Ein guter Therapeut macht schon einen wesentlichen Teil eines guten Arztes aus.

Aber gibt es überhaupt eine optimale Therapie für die verschiedenen dermatologischen Krankheitsbilder? Ja, für viele Hauterkrankungen sicherlich. Oft existieren auch gleichwertige therapeutische Optionen, und nicht selten kann der Arzt noch zwischen etwa gleichwertig wirkenden topischen oder systemischen Therapeutika auswählen.

Die Empirie der Therapiekunst mußte in den letzten Jahren an vielen Stellen naturwissenschaftlich exakt erarbeiteten Therapiestudien Platz machen. Die große Aufräumaktion auf dem Gebiet der Dermatotherapie begann vor vielen Jahren mit den Bemühungen des damaligen Bundesgesundheitsamtes, vornehmlich der B-7-Kommission. Damit ist der Arzneischatz für Verschreiber und Verbraucher zugleich transparenter und übersichtlicher geworden.

Die Übertragung dieses aktuellen Wissens auf die Arbeit der dermatologisch tätigen Ärzte in Praxis und Klinik war bisher aber nur teilweise vollzogen. Diese Lücke füllt das von Hans Christian Korting vorgelegte Buch *Dermatotherapie* in idealer Weise aus.

Dieses Buch wird man nicht nur lesen, sondern man wird vor allem darin nachlesen, also es täglich zu Rate ziehen. In kompakter Form ist der Wissensstand 1995 über die äußerliche und innerliche Therapie in der Dermatologie zusammengefaßt. Unschwer ist vorauszusagen, daß dieses Buch nicht nur schnell akzeptiert, sondern auch in rascher Folge aktualisiert werden wird. In dieser komprimierten, aktuellen und übersichtlichen Form steht es konkurrenzlos da. In diesem Sinne wünsche ich dem Autor und dem Buch *Dermatotherapie* eine erfolgreiche Wegstrecke.

Gerd Plewig
München, im Juni 1995

Für Monika, Sabine und Christina

Vorwort

Dermatotherapie, verstanden als Pharmakotherapie von Hautkrankheiten, spielt in der klinischen Dermatologie eine zentrale Rolle. Wird die Dermatologie wie die innere Medizin, aus der sie sich entwickelt hat, doch den konservativen Fächern zugerechnet, also den Fächern, bei denen Operationen nicht den Schwerpunkt in der Behandlung bilden. In den meisten konservativen Fächern steht wie auch speziell in der inneren Medizin die systemische Anwendung von Arzneimitteln im Vordergrund. In der Dermatologie ist dies grundsätzlich anders. Die örtliche Anwendung von Arzneimitteln oder topische Therapie steht gleichberechtigt neben der systemischen. Die relative Bedeutung der topischen und der systemischen Therapie hat über die vergangenen Jahrzehnte hinweg geschwankt. In allerletzter Zeit hat die Entwicklung moderner systemisch zu verabfolgender Arzneimittel die relative Bedeutung der systemischen Therapie wieder verstärkt. Dennoch ist aber in keiner Weise abzusehen, daß Dermatotherapie in Zukunft ausschließlich systemische oder topische Therapie bedeuten könnte.

Arzneimittel zur Behandlung von Hautkrankheiten, also Dermatika im weiteren Sinne, zählen zu den am häufigsten eingesetzten Arzneimitteln. Die Zahl der eingesetzten Wirkstoffe bzw. Präparate ist zudem relativ groß, so daß der Dermatotherapeut eine Vielzahl von Dermatika kennen muß.

Dermatotherapie wird insbesondere von Dermatologen betrieben, darüber hinaus aber auch in erheblichem Umfang von Allgemeinmedizinern. Diese Ärzte müssen im Rahmen ihrer Weiterbildung umfassende Grundkenntnisse erlangen, damit der Hautkranke einer optimalen Behandlung von Anfang an zugeführt werden kann. Das dermatotherapeutische Wissen ist zudem in einer raschen Entwicklung begriffen. Das zunehmende Verständnis der Pathogenese von Hautkrankheiten erlaubt darüber hinaus ein vertieftes Verständnis der Arzneimittelwirkungen. Zudem wurden in der jüngsten Vergangenheit und werden in der nahen Zukunft zahlreiche neue Dermatika in die Therapie eingeführt. Deshalb bedarf es einer regelmäßigen systematischen Aktualisierung des dermatotherapeutischen Basiswissens. Dieses Wissen anzubieten, ist der Wunsch des Autors, den er sich mit dem vorliegenden Werk zu erfüllen versucht hat. Schon bei Drucklegung ist ihm klar, daß nur eine regelmäßige Überarbeitung die angestrebte Aktualität auf Dauer gewährleisten kann. Die Intention, Basiswissen anzubieten, bedeutet zugleich auch, daß viele grundsätzlich wichtige Inhalte in dem gesteckten Rahmen nicht vermittelt werden können. In dem unauflöslichen Zielkonflikt zwischen Breite und Tiefe ist dabei im Zweifel der Tiefe der Vorzug gegeben worden. Dies gilt insbesondere für die systemische Dermatotherapie, die partiell ja auch in internistisch ausgerichteten Therapiebüchern abgehandelt wird.

Dermatotherapie ist grundsätzlich nicht nur deshalb schwierig, weil neben systemischen auch topische Arzneimittel zum Einsatz gelangen müssen. Eine besondere Komplexität resultiert insbesondere auch daraus, daß in der Dermatotherapie – und zwar speziell der externen – die Individualrezeptur auch heute noch eine wesentliche Rolle spielt. Die Fähigkeit, mit offizinellen Zubereitungen dem Einzelfall in besonderer Weise gerecht zu werden, wird dem Kern der Kompetenz eines Dermatologen zugerechnet.

Optimaler Einsatz der Rezeptur setzt umfassende Spezialkenntnisse voraus, wie sie innerhalb des Medizinstudiums nicht hinreichend vermittelt werden können. Soll die Individualrezeptur beim Patienten optimale Ergebnisse zeitigen, dann bedarf es zudem der engen Kooperation mit dem herstellenden Apotheker, sei er nun Krankenhausapotheker oder Offizinapotheker. Weil er die Wünsche des behandelnden Arztes kennen muß, richtet sich das vorliegende Werk auch gezielt an ihn.

Ein wesentliches Charakteristikum der örtlichen Anwendung von Arzneimitteln oder von Topika, wie sie heute auch genannt werden, stellt die Bedeutung der Grundlagen neben der der Wirkstoffe dar. Bei systemisch zu applizierenden Arzneimitteln ist im Regelfall mit erwünschten wie unerwünschten Wirkungen von Hilfsstoffen gar nicht oder nur in geringem Umfang zu rechnen. Bei Topika ist dies grundsätzlich anders. Es ist ein wesentliches Verdienst der modernen klinischen Therapieforschung, herausgearbeitet zu haben, daß Grundlagen oder Vehikel allein so gut wirksam sein können bei Hautkrankheiten, daß die Inkorporierung von seit langer Zeit als Wirkstoffe betrachteten Substanzen keinen erkennbaren Zusatznutzen ergibt. In der Tat haben wirkstofffreie Zubereitungen als sogenannte Basistherapeutika in den letzten Jahren zunehmend Bedeutung erlangt. Von Grundlagenbestandteilen gehen aber nicht nur erwünschte, etwa entzündungshemmende Wirkungen aus, sie können auch schädigen. Beachtlich ist insbesondere das zum Teil recht hohe Kontaktallergiepotential von Vehikelbestandteilen.

Lange Zeit haben insbesondere topische Dermatika als vergleichsweise unbedenklich gegolten. Der zu erzielende Nutzen stand ganz im Blickpunkt. Die Einführung hochpotenter topischer Glukokortikoide in den 60er Jahren hat hier einen wesentlichen Wandel herbeigeführt. Heute sind unerwünschte Wirkungen wie Hautatrophie Arzt wie Patient gleichermaßen vertraut. In jedem Einzelfall muß deshalb eine eingehende Abwägung von Nutzen und Risiko erfolgen. Dies wiederum setzt Spezialkenntnisse voraus, wie sie lange Zeit nicht oder nur in geringem Umfang vermittelt wurden.

Die relative Häufigkeit der Verordnung von Dermatika hat diese auch als Kostenfaktor in den Blickpunkt der Krankenversicherungsträger gerückt. Somit ist der Dermatotherapeut heute auch stets zu Aufwand-Nutzen-Betrachtungen aufgerufen. Entsprechende Überlegungen fließen in den vorliegenden Text ebenso ein wie Überlegungen zur Umweltverträglichkeit. Es kann beachtlich sein, als Grundlagen für Externa nachwachsende Rohstoffe einzusetzen. Des weiteren sollten die eingesetzten Stoffe, die mit der Anwendung ja aus den Stoffkreisläufen nicht ausscheiden, nicht die menschliche Umwelt schädigen. Im Regelfall sollten sie insbesondere gut biologisch abbaubar sein.

Nicht zuletzt vor dem Hintergrund der topischen Glukokortikoide als synthetisch gewonnenen Stoffen und ihrer zentralen Bedeutung in der externen Dermatotherapie der letzten Jahrzehnte wünschen sich die Patienten verstärkt aus Pflanzen gewonnene Arzneimittel, Phytodermatika. Auch mit ihrer Anwendung können Risiken wie etwa Kontaktallergie verbunden sein, aber auch wesentlicher Nutzen. Dies gilt es ebenfalls darzustellen.

Vergleicht man den vorliegenden Text mit vor wenigen Jahrzehnten verfaßten entsprechenden Texten, so wird denn auch insbesondere die Einbeziehung von pharmakologischen und toxikologischen, aber auch ökologischen und ökonomischen Aspekten auffallen.

Zeitgemäße Therapie muß sich auf eine umfassende Kenntnis der einschlägigen wissenschaftlichen Literatur stützen. Dies gilt für den Autor eines Lehrbuches gleichermaßen wie für den Leser. Die für den letzteren besonders relevante Literatur speziell in Form von Monographien und Übersichtsarbeiten wird im umfassenden Literaturverzeichnis angeführt.

Klinische Therapierichtlinien werden sich immer aber auch auf die Individualerfahrung des Einzelnen, der von seiner Umwelt geprägt ist, stützen müssen. In diesem Zusammenhang möchte sich der Autor insbesondere bedanken für die eingehenden Gespräche mit seinem akademischen Lehrer, Herrn Professor Dr. Dr. h.c. mult. O. Braun-Falco, sowie seinem Amtsnachfolger, Herrn Professor Dr. G. Plewig, Herrn Oberarzt Dr. B. Konz, der ihn in die Dermatotherapie eingeführt hat, sowie seiner langjährigen Stationsschwester, Schwester Justilla. Besonders befruchtet haben den Autor die Verhandlungen in der Apothekenkommission des Fachbereichs Medizin der Ludwig-Maximilians-Universität, genannt seien hier pars pro toto Herr Professor Dr. G. Paumgartner als deren langjähriger Vorsitzender, Herr Professor Dr. H. Kampffmeyer als Pharmakologe, Herr Professor Dr. Dr. D. Adam als Infektiologe und die leitenden Krankenhausapotheker Frau Dr. V. Mönch und Herr Dr. N. Simon. Große Bedeutung besitzen auch die im Zusammenhang mit klinischen Prüfungen gemachten Erfahrungen. Speziell gedankt sei Herrn Dr. W. Klövekorn, Hautarzt zu Gilching, als Leiter des wichtigsten externen Prüfzentrums im Rahmen multizentrischer Studien. Herrn Prof. Dr. H. Merk, Direktor der Hautklinik der RWTH, Aachen, Herausgeber der Zeitschrift „Skin Pharmacology", danke ich für die kritische Durchsicht der Texte. Schließlich gilt mein Dank Frau A. Senf, ohne deren stete Unterstützung das vorliegende Manuskript nie entstanden wäre.

Wie wohl die meisten Autoren freut sich auch dieser jetzt auf geneigte Leser. Da eine regelmäßige Aktualisierung geplant ist, freut er sich insbesondere auch auf rege Kritik aus dem Kreise der Benutzer.

Hans Christian Korting
München, im Oktober 1994

Inhaltsverzeichnis

1 Topische Dermatotherapie

Bei der Behandlung von Hauterkrankungen spielt die *örtliche Anwendung* von Arzneimitteln eine zentrale Rolle. Außer in der Dermatologie werden Arzneimittel in größerem Umfang *topisch* sonst nur in der Ophthalmologie und in gewissem Umfang in der Urologie eingesetzt. Als Alternative zur topischen Therapie kommt aber auch bei Hautkrankheiten eine *innerliche* oder *systemische* Therapie in Betracht. In vielen Fällen gilt es topische und systemische Therapie miteinander in sinnvoller Weise zu verbinden. In den letzten Jahren hat die systemische Therapie relativ zur topischen an Stellenwert gewonnen. Dies geht auf die Einführung bestimmter neuer Wirkstoffklassen zurück.

1.1 Dermatika und Kosmetika

Arzneimittel, die zur Anwendung bei Hautkrankheiten bestimmt sind, werden als *Dermatika* bezeichnet. Je nach dem Weg der Zufuhr ist dabei zwischen systemischen und topischen Dermatika zu unterscheiden. Systemische Dermatika werden in der Regel peroral zugeführt, topische unmittelbar auf die Hautveränderungen aufgetragen. Der Verkehr mit Arzneimitteln wird in der Bundesrepublik Deutschland durch das *Arzneimittelgesetz* (AMG) geregelt. Im Sinne dieses Gesetzes sind Dermatika Arzneimittel, die zur Behandlung von Hautkrankheiten bestimmt sind. Bei den topischen Dermatika gilt es eine Abgrenzung zu den *Kosmetika* vorzunehmen. Sowohl Dermatika wie Kosmetika werden an der menschlichen Haut äußerlich angewendet, man kann sie deshalb als Externa bezeichnen. Von der sprachlichen Grundlage her gilt dies auch für den in letzter Zeit häufiger verwendeten Begriff Topika, dieser wird aber überwiegend im Zusammenhang mit topischen Arzneimitteln gebraucht. Der Kosmetikaverkehr wird durch das Lebensmittel- und Bedarfsgegenstände-Gesetz (LMBG) geregelt, für seine praktische Anwendung ist zudem die mit dem Gesetz korrespondierende Kosmetik-Verordnung (Kosmetik-VO) wegweisend.

Bei den systemischen Dermatika stehen heute *Fertigarzneimittel* ganz im Vordergrund. Hierbei handelt es sich um Arzneimittel, die im industriellen Maßstab von pharmazeutischen Herstellern erzeugt und in Verkehr gebracht werden. Dem *Offizin-Apotheker* obliegt es hierbei, diese Arzneimittel soweit wie möglich vorzuhalten bzw. rasch zu beschaffen – in der Regel vom pharmazeutischen Großhandel – und abzugeben. Bei den topischen Dermatika ist in den letzten Jahrzehnten die Bedeutung der Fertigarzneimittel ebenfalls stark gewachsen. Die topische Dermatotherapie stellt aber auch heute noch eine Domäne der *Individualrezeptur* dar. Insofern kommt der Dermatotherapie in der Therapie allgemein eine Sonderstellung zu. Bei der Individualrezeptur verordnet der Arzt ein Medikament, das nach seinen Vorgaben vom Apotheker in seiner Offizin hergestellt und abgegeben wird. Im Falle von *Standardrezepturen* müssen Angaben zu Einzelbestandteilen und Herstellungsweise nicht gemacht werden. Sofern sich die Rezeptur im gültigen Arzneibuch findet, ist nach dessen Angaben zu verfahren. Derzeit besitzt in der Bundesrepublik Deutschland das *Deutsche Arzneibuch* 10 (DAB 10) Gültigkeit, das abgestimmt ist auf das in der Europäischen Union gültige *Europäische Arzneibuch* (Pharmacopoea Europaea). In manchen Fällen gibt es Unterschiede in der als wünschenswert zu erachtenden Zusammensetzung einer bestimmten Zubereitung über die Zeit, es kann also so sein, daß in einem früheren Arzneibuch andere Angaben gemacht wurden. Hält der verordnende

Arzt aus wichtigem Grund es für angezeigt, auf eine frühere Zusammensetzung zurückzugreifen, die in einem alten Arzneibuch beschrieben ist, so ist es möglich, eine eindeutige Verordnung zu treffen durch Angabe des entsprechenden Arzneibuches. Weil bestimmte Rezepturen sich im Arzneibuch nicht finden, in der Praxis aber häufig gewünscht werden, gibt es weitere Rezeptursammlungen. Insbesondere zu nennen ist das *Neue Rezeptur-Formularium* (NRF), das vom Zentrallaboratorium (ZL) der Deutschen Apothekerschaft in Eschborn herausgegeben wird, des weiteren die *Deutschen Rezeptformeln* (DRF). Rezepturen, die von Mitgliedern der Arzneibuchkommission, die das gültige Arzneibuch gestaltet haben, zum gegenwärtigen Zeitpunkt nicht für geeignet für das Arzneibuch, aber dennoch als sinnvoll erachtet worden sind, werden im *Deutschen Arznei-Codex* (DAC) zusammengestellt.

Wie bei Arzneimitteln allgemein üblich, können Dermatika entweder *rezeptpflichtig* oder zumindest *apothekenpflichtig* sein. Im ersteren Falle dürfen die Arzneimittel nur vom Apotheker abgegeben werden, und dies auch nur gegen Vorlage eines gültigen Rezeptes. Hierher gehören insbesondere alle topischen Glukokortikoide, aufgrund des vom Gesetzgeber angenommenen inhärenten Gefahrenpotentials. Die nicht rezeptpflichtigen Dermatika können vom Apotheker frei abgegeben werden, hierbei kommt seiner Beratungsfunktion große Bedeutung zu. Da diese Arzneimittel sozusagen über den Tisch abgegeben werden, spricht man mit einem angloamerikanischen Terminus auch von „*Over-the-counter*"- oder OTC-Arzneimitteln. Auf eigene Kosten kann sie jeder Patient erlangen, im Rahmen der Selbstmedikation. Sie gewinnt im Rahmen der Kostendämpfung im Gesundheitswesen derzeit an Bedeutung.

Der Apotheker bringt darüber hinaus in erheblichem Umfang auch Kosmetika in Verkehr, hierbei handelt es sich in aller Regel um Fertigpräparate. Diese werden darüber hinaus aber nicht selten auch in Drogerien, Parfümerien und Lebensmittelmärkten angeboten. Derartige Präparate werden als nicht apothekenexklusiv bezeichnet.

Zufolge dem LMBG sind *Kosmetika* bestimmt zur Vorbeugung von Hautkrankheitszuständen, zur Pflege der Haut bzw. zu ihrer Reinigung. Der Anspruch, daß Hautkrankheitszustände beeinflußt werden, darf grundsätzlich bei Kosmetika nicht erhoben werden.

Soll bei einem Präparat dieser Anspruch erhoben werden, so muß es als Arzneimittel in Verkehr gebracht werden. Eine Möglichkeit, Fertigarzneimittel in Verkehr zu bringen, besteht darin, eine *Zulassung vom Bundesgesundheitsamt* (BGA) zu erlangen. Dies setzt die klinische Prüfung des Präparates voraus, bei der der *Wirknachweis* zu führen und aufzuzeigen ist, daß Nutzen und Risiko in einem günstigen Verhältnis stehen. Werden bei einem Arzneimittel mehrere Stoffe als Wirkstoffe angesprochen, so ist im Grundsatz für jeden einzelnen Wirkstoff die Wirkung in dem sogenannten *Kombinationspräparat* zu belegen. Für jeden Wirkstoff gilt es zu zeigen, daß eine Überlegenheit gegenüber einem wirkstofffreien Kontrollpräparat, einem sogenannten *Placebo*, gegeben ist. Vom Grundsatz her ist bei Dermatika zur topischen Anwendung zu fordern, daß das wirkstoffhaltige Präparat sich gegenüber seiner eigenen Grundlage als überlegen erweist.

Bei der Ausbietung eines *Fertigpräparates* kann sich ein pharmazeutischer Hersteller aber auch an Vorgaben des Gesetzgebers orientieren, wenn es sich um bekannte und nicht mehr patentrechtlich geschützte Wirkstoffe handelt. Die Einzelheiten hierzu werden für jeden Wirkstoff in sogenannten Monographien beschrieben, die im Bundesanzeiger veröffentlicht werden. Für die Anwendung des Arzneimittelgesetzes im Rahmen der Regelung des Arzneimittelverkehrs ist das Institut für Arzneimittel des BGA zuständig. In seinem Namen wurden von sogenannten *Aufbereitungskommissionen* die Monographien für bekannte Wirkstoffe erstellt. Seit 1994 liegt die Zuständigkeit für Arzneimittel beim Bundesinstitut für Arzneimittel und Medizinprodukte (BfArM), das das Institut für Arzneimittel des BGA abgelöst hat. Arzneimittel, die sich an Monographien orientieren, werden auch als *Generika* bezeichnet. In den letzten Jahren werden sie im Rahmen der vom Gesetzgeber angestrebten Kostendämpfung in der gesetzlichen Krankenversicherung (GKV) verstärkt eingesetzt, da sie sich von patentgeschützten Fertigarzneimitteln oft durch ihren niedrigeren Preis unterscheiden.

Der für die gesetzliche Krankenversicherung tätige Arzt („*Kassenarzt*") muß grundsätzlich wirtschaftlich verordnen und auf sein Arzneimittelbudget achten. In der Regel können Dermatika zulasten der GKV bei Versicherten verordnet werden. Als nicht verordnungsfähig gelten Präparate, die auch kosmetischen Zwecken dienen. In der Praxis hat beispielsweise wiederholt die Verordnung von Präparaten zu Kontroversen bezüglich der Kostenerstattung Anlaß gegeben, die als Haarbodentherapeutika eingeführt sind, zugleich sich aber auch im Sinne eines Shampoos zur Kopfwäsche eignen.

Aufgrund der im Rahmen der Zulassung durchgeführten klinischen Prüfung ist bei systemischen Dermatika heute in vielen Indikationen wohl dokumentiert, ob und in welchem Maße erwünschte Wirkungen zu erwarten sind. Entsprechendes gilt im Grundsatz auch für topische Dermatika. Bislang wenig, wenn überhaupt, dokumentiert ist demgegenüber der Zusatznutzen durch den Einsatz von systemischen Dermatika bei gleichzeitiger topischer Dermatikatherapie und umgekehrt.

Bei allgemeiner Betrachtung lassen sich bestimmte *Vorteile* der systemischen bzw. der topischen Dermatotherapie herausarbeiten. Der Vorteil der *systemischen Dermatotherapie* liegt darin, daß mit vergleichsweise *geringen Wirkstoffmengen* die gesamte Haut erreicht werden kann. Dies kann bedeuten, daß die systemische Therapie vergleichsweise kostengünstig ist. Des weiteren kann es in bestimmten Lebensaltern und bei zusätzlichen Erkrankungen bzw. Leiden so sein, daß es dem Patienten schwer fällt, ein topisches Dermatikum in geeigneter Weise zu den notwendigen Zeitpunkten auf alle betroffenen Areale in geeigneter Weise aufzubringen. Bei großflächigen Hauterkrankungen ist mit der Applikation von topischen Dermatika ein großer Zeitaufwand verbunden. Dies kann die adäquate Mitwirkung des Patienten in Frage stellen, im Sinne einer partiellen oder totalen „*non-compliance*". Zu ihr beitragen kann auch die unter Umständen nur subjektiv empfundene oder objektiv gegebene ästhetische Beeinträchtigung bei Externagebrauch, insbesondere wenn er mit dem Einsatz von Hilfsmitteln wie Verbänden verbunden ist. Ein wesentlicher Nachteil der systemischen Therapie besteht darin, daß der Wirkstoff nicht nur das Hautorgan, sondern auch andere Organe erreicht. Hier kann es unter Umständen zu schwerwiegenden unerwünschten Arzneimittelwirkungen kommen. Bei einer topischen Therapie sind solche Fernwirkungen zwar nicht grundsätzlich ausgeschlossen, da immer auch mit einer Aufnahme des Medikamentes in den Körper gerechnet werden muß, in der Praxis spielt dieses Bedenken aber keine große Rolle.

1.2 Dermatopharmakologie

Wie die Pharmakologie im allgemeinen befaßt sich die Dermatopharmakologie mit der Verteilung von Wirkstoffen im Organismus und ihrem Abbau (*Dermatopharmakokinetik*) und mit den erwünschten und unerwünschten Wirkungen (*Dermatopharmakodynamik*).

Soll ein topisches Dermatikum wirken, so muß zunächst einmal der Wirkstoff freigesetzt werden. Das Ausmaß dieser Freisetzung oder *Liberation* stellt einen wesentlichen Parameter in der Bewertung von Topika dar. Mit Hilfe geeigneter Geräte lassen sich in vitro vergleichende Untersuchungen hierzu durchführen. Freisetzung des Wirkstoffes aus der Grundlage stellt eine notwendige Voraussetzung, aber keine hinreichende Bedingung für Wirksamkeit dar. Grundsätzlich erscheint es möglich, daß der Wirkstoff nach Freisetzung nur an oberflächliche Hautstrukturen angelagert wird (*Adsorption*), ohne daß es zu einem Vordringen in tiefere Hautschichten (*Absorption* oder *Resorption*) kommt. Dem Willen des Gesetzgebers nach sollen Wirkstoffe in Kosmetika so vorhanden nur bis zu den äußersten Hautstrukturen vordringen. Die Wirkstoffe in Topika demgegenüber dürfen, ja sollen tiefer in die Haut permeieren. Das wünschenswerte Ausmaß dieser Permeation richtet sich dabei nach dem Ziel, also dem Ort des Krankheitsgeschehens. Bei den meisten – darunter auch den häufigen – Hauterkrankungen ist dieser noch nicht hinreichend charakterisiert. In der Regel erscheint aber notwendig, daß der Wirkstoff zumindest bis in die lebende Epidermis bzw. in den Bereich der Epidermiskoriumgrenze oder den oberen Koriumsbereich vordringt. Dies gilt in Sonderheit für die häufigen Hauterkrankungen Psoriasis vulgaris und atopisches Ekzem. Die häufige Hautkrankheit Dermatophytose stellt insofern eine Ausnahme dar, als die Erreger sich hier in dem Bereich des Stratum corneum befinden, so daß ein tieferes Vordringen der Wirkstoffe wohl nicht notwendig ist.

Da die menschliche Haut eine wesentliche Aufgabe in der Fernhaltung von womöglich schädlichen Fremdstoffen (sog. *Xenobiotika*) vom Makroorganismus besitzt, stellt es in vielen Fällen ein großes Problem dar, Wirkstoffe in die Haut einzubringen. Bei gesunder Haut stellt das *Stratum corneum* das entscheidende Hindernis, die sogenannte *Penetrationsbarriere*, dar. Bei wichtigen entzündlichen Hauterkrankungen gilt diese Barriere als geschädigt, ohne daß diese Schädigung heute bereits qualitativ oder quantitativ hinreichend charakterisiert wäre.

Aus der experimentellen Dermatopharmakologie sind aber die folgenden Grundtatbestände bekannt:

1. Die Abtragung des Stratum corneum durch wiederholte Aufbringung von Transparentklebeband (Tesafilm-Abriß) führt zu einer wesentlichen Steigerung der Aufnahme von Wirkstoffen.
2. Wirkstoffe durchdringen ex vivo Haut etwa in gleichem Umfang wie Stratum corneum allein.
3. In bezug auf die Arzneistoffpenetration entspricht menschliche Haut ex vivo derjenigen in vivo.

Zufolge der „brick and mortar hypothesis" („Ziegel- und Mörtelhypothese") von Elias läßt sich das Stratum corneum als Ziegelwand interpretieren. Die Ziegeln entsprechen dabei den kernlosen umgewandelten Keratinozyten, den sogenannten Korneozyten. Sie finden sich in etwa 5- bis 25facher Zahl versetzt übereinander angeordnet. Dem Mörtel zwischen den Ziegeln entspricht *Lipid* im Interzellularraum. Hier kommt lamellär geschichteten Lipiden zentrale Bedeutung zu, einen Hauptbestandteil bilden die Ceramide. Sie werden freigesetzt aus den Keratinozyten in Form von lamellär strukturierten kugeligen Gebilden, den *„membrane coating granules"* oder *„Odland bodies"*. In vielen Fällen gelangen Arzneistoffe aus konventionellen Grundlagen überhaupt nicht in die Haut. Immer dann erscheint es angezeigt, den Einsatz von Arzneistoffträgersystemen zu erwägen. Bislang werden hierbei insbesondere kugelige lamelläre Gebilde, die sich aus ein oder mehreren Lipid- und Wasserphasen zusammensetzen, diskutiert, sogenannte *Liposomen*. Ihr Aufbau entspricht unter strukturellen Aspekten dem der „membrane coating granules". Treffen solche Liposomen, die mit Wirkstoffen beladen werden und etwa in einer Gelmatrix auf die Haut aufgebracht werden können, auf ein intaktes Stratum corneum, so zerfallen sie und bilden großflächige Elementarmembranen aus, die mit den Korneozyten interagieren.

Von zentraler Bedeutung zur Beschreibung des Transportes eines Arzneistoffes in die Haut ist die *Diffusionskonstante*. In bezug auf das Stratum corneum als wesentlicher Penetrationsbarriere ist sie umgekehrt proportional zur Molekülgröße und zur Viskosität der Zellen. Angesichts der hohen Viskosität des Stratum corneum ist die Diffusionskonstante bei vielen Wirkstoffen klein, bei topischen Glukokortikoiden wird von $10^{12} - 10^{13}$ cm $\cdot$ s^{-1} gesprochen. Im allgemeinen permeieren lipophile Substanzen besonders gut durch das Stratum corneum. Wichtig ist in diesem Zusammenhang als Parameter der Lipid-Wasser-Koeffizient, insbesondere die *Octanol-Wasser-Verteilung*. Großen Einfluß auf die Durchgängigkeit der Hornschicht nimmt der *Hydratationszustand*. Bei höherem Wassergehalt ist die Aufnahme insbesondere von mehr wasserlöslichen Substanzen gesteigert, zu nennen ist hier z. B. Salizylsäure. Die vermehrte Hydratation ist auch der wesentliche Grund für die Steigerung der Aufnahme von Arzneistoffen bei *Okklusion*, also bei Abdeckung der Hautoberfläche durch haushaltsübliche durchsichtige Kunststoffolien, etwa solche aus *Polyethylen*. Hier kann die Aufnahme von Arzneistoffen um eine Zehnerpotenz vergrößert werden, insbesondere auch bei topischen Glukokortikoiden. Auch beim Einsatz von Topika kann die Beeinflussung der Hydratation eine wesentliche Rolle spielen. Verwendet man okklusiv wirkende Grundlagen wie etwa *Vaseline*, so kommt es zu einer gesteigerten Wirkstoffaufnahme. Bei Anwendung von Fett-Wasser-Gemischen kommt für die Wirkstoffaufnahme in die Haut dem Verteilungskoeffizienten zwischen der vorherrschenden Phase der Emulsion und dem Stratum corneum Bedeutung zu. Die Anlagerung von Wirkstoff an das Stratum corneum verhindert nicht nur in zumindest gewissem Umfang die Aufnahme des Wirkstoffes in die Haut. Es kommt auch zu einem längeren Verweilen des Wirkstoffes. Es bildet sich dann also ein *Arzneistoff-Depot* aus. Der resultierende Effekt ist dann als Depot-Effekt zu bezeichnen. Große Bedeutung besitzt er bei der Anwendung von topischen Glukokortikoiden. Es hat sich beispielsweise gezeigt, daß in vielen Fällen eine mehrfach tägliche Applikation eines Glukokortikoid-Externums der einmaligen nicht überlegen ist. Die Bedeutung der Depotbildung in der Hornschicht wird auch ersichtlich bei der *Kurzzeit-* oder *Minutentherapie* der Psoriasis vulgaris mit Cignolin.

Wirkstoffe aus Externa dringen unter Umständen nicht nur durch die Hornschicht an der freien Haut in tiefere Hautschichten ein. Auch die *Hautanhangsgebilde* und hier insbesondere das Haar-Talgdrüsen-Infundibulum verdienen Beachtung. Dem steht nicht entgegen, daß der Anteil der Haarfollikel an der Hautoberfläche unter 1% liegt.

Die Menge des am Wirkort in der Haut verfügbaren Wirkstoffes hängt nicht nur von der Absorption ab. Wichtig ist auch die Umwandlung des Stoffes in der Haut durch hauteigene Enzyme (*Arzneistoff-Metabolismus*) und die *Elimination*. Für die Entfernung von Wirkstoffen und ihren Metaboliten aus der Haut kommt dem Gefäßplexus im Bereich des Koriums große Bedeutung zu, des weiteren erfolgt eine Diffusion zur Umgebung hin. In die Haut eingebrachte Fremdstoffe und hier insbesondere auch Arzneistoffe werden initial häufig durch Cytochrom-P450-abhängige Enzyme verstoffwechselt. Dabei können hochreaktive Metaboliten, etwa Epoxide auftreten. Diese reaktiven Zwischenprodukte werden dann durch weitere Enzyme wie Epoxidhydrasen, Transferasen oder die NAD(P)H-Chinonreduktase weiter verstoffwechselt, etwa zu organischen Säuren, die dann über Nieren oder Leber ausgeschieden werden können. Bedeutung besitzt Cytochrom-P450 insbesondere auch bei der Entgiftung von in Teerprodukten enthaltenem Benz(a)pyren. Die NADPH-Chinonreduktase ist in der Epidermis größenordnungsmäßig so aktiv wie in der Leber. Heute versucht man, sich den Arzneistoff-Metabolismus in der Haut gezielt zunutze zu machen. So hat man im Rahmen der Entwicklung nicht atrophisierender topischer Glukokortikoide *nicht halogenierte Doppelester* entwickelt, wie etwa das Prednicarbat. Die doppelte Veresterung trägt anscheinend wesentlich zur guten Absorption in die Haut bei. Hier kommt es dann durch die Einwirkung von Esterasen zur Stoffumwandlung, wobei für kurze Zeit ein Glukokortikoidkörper mit hoher Glukokortikoidrezeptoraffinität bereitgestellt wird, der dann rasch weiter umgewandelt und so unwirksam gemacht (*„detoxifiziert"*) wird.

Die *Absorption* von Wirkstoffen in die menschliche Haut hängt von einer Reihe gut charakterisierter Einflußgrößen ab. Neben dem oben genannten gilt es insbesondere Alter und Lokalisation zu berücksichtigen. Insbesondere im Kindesalter können vergleichsweise sehr große Mengen von Fremdstoffen über die Haut ins System aufgenommen werden, was eine erhöhte *Systemtoxizität* bedingen kann. So hat man früher eine Schädigung des zentralen Nervensystems bei Säuglingen mit der vermehrten Aufnahme von Hexachlorophen aus Badezusätzen in Zusammenhang bringen können. Beachtlich ist in diesem Zusammenhang die relativ größere Körperoberfläche. Sie ist bei einem Neugeborenen, verglichen mit einem Erwachsenen, mehr als doppelt so groß. Die unterschiedliche Aufnahme von Wirkstoffen in die Haut in unterschiedlichen Arealen des menschlichen Körpers ist insbesondere am Beispiel von radioaktiv markiertem Hydrocortison untersucht worden. Nach Feldman und Maibach ist beispielsweise die Aufnahme von Hydrocortison im Bereich der Skrotalhaut 42mal so groß wie am Vorderarm.

1.3 Grundlagen und ihre Wirkungen: Indifferente Behandlung

1.3.1 Wirkprinzipien

Anders als bei Arzneimitteln, die zur systemischen Anwendung bestimmt sind, spielt bei den Topika die *Grundlage* eine wesentliche Rolle, was die erzielten Wirkungen anbetrifft. Dies gilt insbesondere für erwünschte, daneben aber auch für unerwünschte Wirkungen. Bei der Auswahl eines geeigneten Therapeutikums gilt es deshalb stets nicht nur den oder die Wirkstoffe zu finden, die als im gegebenen Zusammenhang optimal gelten dürfen, sondern auch die geeignete Grundlage. Als geeignet ist eine Grundlage insbesondere dann anzusehen, wenn sie zwei Eigenschaften aufweist:

1. Die Grundlage setzt im größtmöglichen Umfang den inkorporierten Wirkstoff bzw. die Wirkstoffe frei. Grundsätzlich erscheint eine *vollständige Absorption* des eingesetzten Wirkstoffs wünschenswert. In diesem Falle können die Schwankungen von Patient zu Patient als am geringsten erachtet werden. Anders ausgedrückt, bei der Absorption nur eines geringen Teiles des Wirkstoffes, wie es etwa bei den topischen Glukokortikoidpräparaten mit einer Größenordnung im Prozentbereich der Fall ist, muß befürchtet werden, daß bei unterschiedlichen Patienten der Wirkstoff in sehr unterschiedlichem Umfang aufgenommen wird.
2. Die Grundlage, die in diesem Sinne dann nicht nur Vehikel ist, *beeinflußt selbst den Hautkrankheitszustand günstig*. Dies ist bei manchen Präparaten in erheblichem Umfang der Fall. So kann es denn sein, daß ein Zusatznutzen eines eingearbeiteten Wirkstoffes experimentell bei bestimmten Entzündungszuständen gar nicht nachweisbar ist.

Nicht nur vom Wirkstoff selbst, sondern auch von der Grundlage des Dermatikums können unerwünschte Wirkungen ausgehen. Grundsätzlich kann es zu allergischen wie auch toxischen oder irritativen Reaktionen kommen. Bei irritativer Wirkung der Grundlage kann es sein, daß ein beigefügter Wirkstoff diese unerwünschte Wirkung überdeckt bzw. maskiert. Dies konnte z.B. bei einem mittelstarken Glukokortikoidexternum gezeigt werden. Hiermit kann aber nicht regelmäßig gerechnet werden, insbesondere wenn es sich um nur schwach wirksame antiinflammatorische Substanzen handelt. In jedem Falle muß sich, wer ein Externum verordnet bzw. empfiehlt, über seine Zusammensetzung vollständig im Klaren sein.

Stets gilt es, den *aktuellen Hautzustand* zu berücksichtigen. Bei einer nässenden Dermatose mit Bläschen und Blasen ist es beispielsweise kontraindiziert, durch Anwendung einer Fettsalbe über die damit verbundene Okklusion den Feuchtigkeitsgehalt der Haut weiter zu steigern. Darüber hinaus gilt es stets zu klären, ob bei dem Patienten bereits eine *Kontaktallergie* auf mögliche Inhaltsstoffe des erwogenen Externums vorliegt. Dabei muß die Zusammensetzung des Externums mit dem aktuellen Allergiepaß des Patienten abgeglichen werden. Gegebenenfalls ist eine baldestmögliche *Epikutantestung* unter Einbeziehung eines *Standard-* bzw. *Salbengrundlagenblocks* angezeigt. Dies gilt in Sonderheit bei der Behandlung von Unterschenkelgeschwüren, da hier erfahrungsgemäß die Kontaktsensibilisierungsrate auf Externabestandteile besonders hoch ist. Die Zusammensetzung erwogener Fertigpräparate kann in der Regel der aktuellen „*Roten Liste*" des Bundesverbandes der Pharmazeutischen Industrie, Frankfurt, entnommen werden. Alternativ kann auch auf die Liste *Inhaltsstoffe* des Optima-Verlages, Gröbenzell, zurückgegriffen werden. In Zweifelsfällen gilt es mit dem pharmazeutischen Hersteller direkt in Verbindung zu treten. Bei der Auswahl von Kosmetika sind solche zu bevorzugen, bei denen die Packung Angaben über die Inhaltsstoffe in standardisierter Weise enthält. Üblicherweise werden die Angaben nach den Regularien der „Cosmetic, Fragrance and Toiletry Association" (CTFA) der USA gemacht. Dabei werden die Inhaltsstoffe mit fest vereinbarten englischen Bezeichnungen benannt. Die Reihenfolge orientiert sich am Anteil der einzelnen Stoffe. Dabei wird in absteigender Reihe angeordnet, die erstgenannte Substanz ist in dem jeweiligen Produkt im größten Umfang enthalten.

Bei der Auswahl der Grundlage muß bedacht werden, daß unter Therapie der Hautzustand sich wandeln kann. So ist bei einem initial dyshidrosiformen Ekzem unter adäquater Therapie damit zu rechnen, daß konsekutiv sich ein hyperkeratotisch-rhagadiformer Zustand ausbilden kann. Unter *Wirtschaftlichkeitsgesichtspunkten* sollten deshalb zu Beginn der Behandlung keine allzu großen Mengen verordnet werden. Häufig muß nach relativ kurzer Zeit eine andersartige Grundlage gewählt werden, auch dann, wenn der eingesetzte Wirkstoff weiterhin indiziert erscheint. Viele Fertigarzneimittel zur äußeren Anwendung, insbesondere Glukokortikoidexterna, werden deshalb in mehreren Grundlagen angeboten. Um der Eindeutigkeit der Therapiefestlegung willen muß dann darauf geachtet werden, daß stets nicht nur der Handelsname des Präparates bzw. Freiname des Wirkstoffes („*trade*" bzw. „*generic name*") angegeben wird, sondern auch die Grundlage oder Form.

Grundlagenbestandteile untereinander bzw. Grundlagen können nicht in beliebiger Weise miteinander zusammengebracht werden. Entsprechendes gilt für die Inkorporierung von Wirkstoffen. Stets ist darauf zu achten, daß alle Komponenten eines Externums miteinander kurz- wie langfristig harmonieren. Es gilt also, eine Inkompatibilität in bezug auf jeden einzelnen Stoff, bezogen auf die geplante Gesamtzubereitung, auszuschließen. Bei *Fertigtopika* kann man davon ausgehen, daß sie initial in geeigneter Weise aufgebaut und so auch über 3 Jahre stabil sind. Ist dies nicht der Fall, so muß der pharmazeutische Hersteller ein früheres *Verfallsdatum* angeben. Nach diesem Verfallsdatum kann die Anwendung eines Dermatikums wie jedes Arzneimittels nicht mehr in Betracht kommen. Um die Stabilität von Rezepturarzneimitteln zu gewährleisten, soll man auf *Standardrezepturen* zurückgreifen. Bei der Inkorporierung von Wirkstoffen nach eigenen Vorstellungen muß in bezug auf Art und Menge gewährleistet sein, daß eine *Inkompatibilität* nicht gegeben ist. Dies läßt sich durch Rückgriff auf Angaben des pharmazeutischen Herstellers bei Einbeziehung von Fertigarzneimitteln bzw. von industriell gefertigten Grundlagen in die Rezeptur klären. Ansonsten sind die Angaben der Autoren des *Neuen Rezept-Formulariums* hilfreich.

Grundlagen spielen heute nicht zuletzt eine wesentliche Rolle bei der Behandlung von entzündlichen Dermatosen mit Glukokortikoid-Externa. Um ihre Menge unter Verträglichkeits-, aber auch Preisgesichtspunkten zu minimieren, kann an den zusätzlichen Einsatz von korrespondierenden Grundlagen gedacht werden. So kann man bei einem atopischen Ekzem morgens eine Glukokortikoid-Salbe einsetzen, abends die korrespondierende Grundlage („*Tandem-Therapie*"). Diese ist bei einer Reihe von Glukokortikoid-Externa, die in mehreren Formen vorliegen, ebenfalls im Verkehr. Diese Zubereitungen werden häufig als Basiszubereitungen („*Basis-Salben*" etc.) bezeichnet. Im Rahmen der GKV sind derartige Basiszubereitungen im gegebenen Zusammenhang regelmäßig verordnungsfähig. In vielen Fällen sind die Basistherapeutika allein aber nicht verordnungsfähig.

Neben dem ständigen Wechsel von wirkstoffhaltigem und wirkstofffreiem Präparat kommt auch ein konsekutiver Einsatz in wöchentlichem Abstand in Betracht; derart, daß zunächst für eine Woche das wirkstoffhaltige und dann wiederum das wirkstofffreie Externum eingesetzt wird. Dies kann dann bei entsprechender Notwendigkeit noch länger fortgeführt werden. Diese Art von Therapie hat man auch als *Intervalltherapie* bezeichnet (Pflugshaupt).

1.3.2 Prinzipien des Aufbaus von Externa

Für die topische Therapie werden entweder allein oder in Kombination *drei Arten von Stoffen* eingesetzt. Es handelt sich dabei um flüssige Stoffe, feste Stoffe und fette bzw. salbenartige Stoffe. Prototypisch für die drei genannten Arten von Stoffen stehen *Wasser, Zinkoxid* und *Vaseline*. Während flüssige und feste Grundstoffe als von der physikalischen Chemie wohl definiert angesehen werden können, gilt dies für die fetten bzw. salbenartigen Stoffe nicht. Trotz intensiver Bemühungen hat sich eine endgültig anerkannte Definition bislang nicht erarbeiten lassen. Pragmatisch betrachtet kommt am ehesten eine extensionale Definition in Betracht im Sinne einer Benennung aller Stoffe, die aus dermatologischer Sicht hierher gehören.

In vielen Fällen wird in der externen Therapie auf eine Mischung von Stoffen unterschiedlicher Art zurückgegriffen. Besonders häufig sind dabei Kombinationen von fetten und flüssigen Grundstoffen, wie sie von Wasser-in-Öl- bzw. Öl-in-Wasser-Emulsionen repräsentiert werden.

Ausgehend von flüssigen und festen Grundstoffen, die man unschwer auch als Phasen bezeichnen kann, spricht man von *ein-* bzw. *mehrphasigen Systemen*. Grundsätzlich kann eine Grundlage ein bis zu dreiphasiges System darstellen, wenn man fette bzw. salbenartige Grundlagen ebenfalls als eigenständige Phase ansehen will. Prototyp ist dabei die in der Praxis kaum bedeutsame *Kühlpaste*.

1.3.3 Arten von Grundlagen
sowie deren Kombinationen und ihre Wirkungen

Flüssige Grundlagen

Wasser

Wasser wird insbesondere im Zusammenhang mit *feuchten Umschlägen* eingesetzt. Dabei wird das wirksame Wasser von außen zugeführt. Als Träger für das Wasser dient Verbandmull, dieser wird wiederum mit Mullbinden auf der Haut fixiert. Um einer optimalen Wirkung willen muß der Mull in kurzen Abständen wiederholt getränkt werden, etwa alle 15 min sind feuchte Umschläge insbesondere bei nässenden, etwa bullösen Dermatosen indiziert. Die Anwendung von feuchten Umschlägen wird subjektiv als angenehm empfunden, weil die im Rahmen der Abdunstung entzogene Wärmeenergie zu einer Abkühlung führt (*Verdunstungskälte*). Darüber hinaus wird dem eingesetzten Mull eine Dochtwirkung zugemessen, derart, daß körpereigenes Wasser nach außen abgeleitet wird. Das von außen zugeführte Wasser wirkt (nach initialer Quellung) entquellend und austrocknend. Dabei dürfte der Auswaschung von Feuchthaltesubstanzen große Bedeutung zukommen. Dem feuchten Umschlag kommt damit eine entzündungshemmende Wirkung zu, subjektiv wird die damit verbundene Linderung des Juckreizes als angenehm empfunden. Bei mehrtägiger Anwendung droht eine überschießende Austrocknung der Haut. Bei feuchten Umschlägen wird in der Regel gereinigtes Wasser (Aqua purificata) eingesetzt. Alternativ kommt physiologische Kochsalzlösung in Betracht:

Rp.	Natr. chlorat.	0,9
	Aq. purificat.	ad 100,0
	S.: Äußerlich! Für feuchte Umschläge.	

Nicht selten werden Wirkstoffe beigefügt, in Betracht kommen insbesondere desinfizierende, adstringierende und entzündungshemmende Substanzen.

Zur Behandlung der Haut in der Regel nicht indiziert ist der geschlossene feuchte Verband oder *Dunstverband*. Hierbei wird über einen feuchten Mullverband eine wasserundurchlässige Schicht in Form einer Folie oder von Guttapercha gelegt. Dies führt zu einer Vermehrung des Feuchtigkeitsgehaltes der Hautoberfläche im Sinne einer Quellung. Die gleichzeitig eintretende Erhöhung der Hauttemperatur soll über viszerokutane Reflexe tieferliegende entzündliche Erkrankungen günstig beeinflussen, etwa Lungen- und Gelenkerkrankungen. Bei wiederholter Anwendung kann es zu einer übermäßigen Aufquellung der Haut im Sinne einer Mazeration kommen.

Feuchte Umschläge werden häufig in Form eines *fett-feuchten Verbandes* eingesetzt. Hierbei wird zunächst eine Salbe auf das zu behandelnde Hautareal aufgetragen und anschließend der feuchte Verband appliziert. Die Anwendung der salbenartigen Zubereitung wirkt einer zu raschen Austrocknung entgegen, zudem werden Krusten wie Schuppen besser abgelöst. Häufig werden in die Salbenform entzündungshemmende Wirkstoffe, speziell Glukokortikoide, inkorporiert. Die Indikationen sind weitgehend deckungsgleich mit denen des feuchten Verbandes. Bevorzugt wird der fett-feuchte Verband insbesondere bei stark durch Schuppen bzw. Krusten oder

Schuppenkrusten charakterisierten Hauterscheinungen, etwa beim superinfizierten atopischen Ekzem.

Auf eine Wirkung von Wasser, allerdings körpereigenem Wasser, beruht auch der *Okklusivverband*. Auch ohne zusätzlichen Wirkstoff soll ein Okklusiv-Folien-Verband insbesondere bei durch Hyperkeratose charakterisierten Hautveränderungen von Nutzen sein, etwa bei chronisch stationären Herden einer Psoriasis vulgaris. Untersucht wurde insbesondere Varihesive®-E (Bristol-Myers-Squibb, München), bestehend aus Pektin-Gelatine-Carboxymethylcellulose sowie Polyurethan-Schaum und -Film. Des weiteren wird der Einsatz einer Folie bei hypertrophen Narben empfohlen. Hierfür steht eine Silikongel-Folie zur Verfügung (EPI-DERM™-Gel-Folie, Inamed, Düsseldorf).

Speziell bei der Psoriasis vulgaris und bei hypertrophen Narben bzw. Keloiden werden auch glukokortikoidhaltige Externa unterlegt. Durch die vermehrte Hydratation der Hornschicht kommt es zu einer besseren Aufnahme des Wirkstoffes. Zunächst wird ein Klasse-III- oder -IV-Glukokortikoid-Externum in einer Salbenform aufgetragen. Danach wird beispielsweise eine Polyurethan-Folie mit Carboxymethylcellulose-Partikeln (Contreet®, Coloplast, Hamburg) aufgelegt und für bis zu 1 Woche belassen. Handelsüblich ist zudem die bereits mit dem Wirkstoff Fludroxycortid imprägnierte Folie Sermaka®-Folie. Okklusive Glukokortikoid-Salbenverbände kann man aber auch herstellen, indem man das geeignet erscheinende Glukokortikoidexternum auf die Läsion aufträgt und eine Klarsichtfolie darüberlegt, wie sie im Haushalt für das Einfrieren von Lebensmitteln verwendet wird (Polyethylen-Folie). Diese muß an den Rändern des Applikationsareals in geeigneter Weise fixiert werden. Speziell an den Händen kommt auch die Anwendung von Einmalhandschuhen aus Polyethylen bzw. Teilen davon in Betracht.

Zumindest teilweise unter dem Aspekt der *Wasserwirkung* ist auch die Anwendung von *Hydrokolloidverbänden* bei Ulcera cruris, speziell venös bedingten, zu sehen. Durch die spezielle Struktur dieser Verbände wird einerseits überschießender Gewebssaft aufgesaugt, andererseits eine Austrocknung verhindert. Dies fördert Granulation und Epithelisierung. Cutinova® hydro (Beiersdorf [BDF], Hamburg) besteht aus einem Polyurethan-Gel, abgedeckt von einem transparenten Polyurethan-Film. Alternativ kommt speziell auch für großflächige Operationswunden wie Transplatatentnahmestellen eine Schaumstoff-Gelfolie in Betracht, die aus einer unteren Schicht aus thermisch komprimiertem Polyurethanschaum und einer oberen aus Polyvinylalkohol-Hydrogel, stabilisiert durch ein feinmaschiges Polyesternetz (Cutinova® plus, BDF), besteht.

Bäder

Wasser wird der Haut bei Dermatosen häufig auch bei *Bädern* zugeführt. Unterschieden werden warme (31 – 35 °C) und heiße (36 – 40 °C) Bäder. Bäder können als Vollbäder im Sinne eines Wannenbades (Wasservolumen 150 l) oder Teilbades angeboten werden. In der Praxis besonders häufige Teilbäder sind Sitzbäder in der Sitzbadewanne bei perianalen Dermatosen sowie Hand- und Fußbäder.

Bei dermatologisch indizierten Bädern wird Wasser selten allein eingesetzt. Bei den *Reinigungsbädern*, die insbesondere bei Auflagerungen wie Schuppen, Krusten sowie Salbenresten angezeigt sind zu deren Erweichung und Ablösung, wird häufig auf Gemische waschaktiver Substanzen zurückgegriffen. Häufig werden hierzu Gemische unterschiedlicher oberflächenaktiver Stoffe, sogenannte *Tenside*, gewählt. Handelsüblich ist z. B. das Sebamed®-Dusch- und Schaumbad. Neben der erwünschten Wirkung im Sinne der Hautreinigung ist grundsätzlich auch mit unerwünschten zu rechnen, insbesondere Austrocknung durch Herauslösen der wasserbindenden Stoffe der Haut. Auf initiale Quellung kann Austrocknung folgen. Das Ausmaß hängt insbesondere ab von Temperatur, Einwirkungsdauer und Konzentration des Tensidgemisches.

Früher wurden auch *Langzeitbäder* mit Wasser eingesetzt, speziell bei Hauterkrankungen, bei denen es zu einer großflächigen Ablösung oberer Hautschichten gekommen ist, wie bullösen Dermatosen oder Verbrennungen. Dieses Wasserbett nach Hebra ist heute verlassen.

In letzter Zeit werden Bäder verstärkt eingesetzt, um *Wirkstoffe* auf bzw. in die Haut zu bringen. Bei der Psoriasis vulgaris werden konzentrierte *Kochsalzbäder* verordnet, etwa in Form von Starksolebädern. Diese Sole kann in bestimmten Badeorten aus dem Boden gewonnen werden (u. a. Bad Bentheim). Diskutiert wird auch, Salz, wie es etwa im Toten Meer zu finden ist, dem Badewasser beizufügen. Dabei gilt es aber, mögliche korrosive Wirkungen auf die Sanitärinstallation zu beachten. Die Kochsalzbäder sollen insbesondere die psoriatische Schuppung günstig beeinflussen, die hemmend wirkt auf physikalische Einwirkungen (UV-Licht) und chemische Einwirkungen (Arzneiwirkstoffe). In der Regel schließt sich an die Anwendung des hochkonzentrierten Kochsalzbades eine Ultraviolett-Phototherapie an. Im Rahmen der selektiven Ultraviolett-Phototherapie wird dabei UVB eingesetzt. Eine Rolle spielen Bäder heute auch bei der Anwendung von *Lichtsensibilisatoren* vor UVA-Phototherapie. Der in Deutschland übliche Lichtsensibilisator 8-Methoxy-psoralen wird dabei nicht peroral über das System, sondern von außen an den Wirkort herangebracht. Die eingesetzten Dosen entsprechen dabei größenordnungsmäßig denen bei der systemischen Therapie. Die *PUVA-Bad-Therapie* soll unerwünschte Wirkungen der systemischen Zufuhr vermeiden, insbesondere im Gastrointestinaltrakt (Übelkeit) sowie am Auge (Katarakt-Auslösung).

Alkohole

Wasser zur Anwendung in Form von *feuchten Umschlägen* wird häufig mit bestimmten Alkoholen versetzt, insbesondere *Ethanol* sowie *Isopropanol*. Obwohl früher durchaus höhere Konzentrationen in Betracht gezogen wurden, sollte der Anteil des Alkohols in der Zubereitung 30% nicht übersteigen:

Rp.	Alcohol. isopropylic.	30,0
	Aq. purificat.	ad 100,0
	S.: Äußerlich! Für feuchte Umschläge.	

Aufgrund der höheren *Flüchtigkeit* des Alkohols haben Alkohol-Wasser-Gemische einen stärkeren *Kühleffekt* als Wasser allein. Durch die vermehrte Lösung von Feuchthaltesubstanzen der Haut kann es rascher als bei Wasseranwendung allein aber auch zu Austrocknung kommen.

Häufig werden Wasser-Alkohol-Gemische für die Herstellung von wirkstoffhaltigen Zubereitungen eingesetzt. Man spricht in diesem Zusammenhang von *Tinkturen*. Eingesetzt werden sie insbesondere als Gesichts- und Haarwässer. Je größer der Alkoholanteil in der Zubereitung, desto stärker wirkt diese austrocknend und entfettend. Als Indikationen gelten insbesondere seborrhoische Erscheinungen im Gesicht und am Haarboden. Als höchste sinnvolle Alkoholkonzentration ist 70% anzusehen. Insbesondere wenn es durch trockene Haut charakterisierte Dermatosen zu behandeln gilt, etwa ein atopisches Minimalekzem des Haarbodens, ist es sinnvoll, den Alkoholgehalt möglichst niedrig zu wählen. Dies gilt in Sonderheit für Glukokortikosteroid-Externa, bei denen der Alkohol nicht wegen seiner biologischen Eigenwirkung, sondern als *Lösungsvermittler* fungiert. Einen besonders niedrigen Alkoholanteil weist mit 20% Dermatop®-Lösung auf. Tinkturen werden insbesondere für Einreibungen herangezogen, bei Applikation am Haarboden empfiehlt sich der Einsatz eines Behältnisses mit langer, spitz zulaufender Tülle (Applikator). In anderem Zusammenhang werden Alkohol-Wasser-Gemische auch mit dem Pinsel auf die Haut aufgetragen, dies gilt insbesondere für Zubereitungen mit antimikrobiellen Wirkstoffen, etwa Triphenylmethan-Verbindungen (Farbstoffe) bei Dermatomykosen.

Firnisse

Ein Firnis stellt eine *alkoholische Zubereitung* dar, die nach Eintrocknen einen *Film* bildet. Die Zubereitung kann mit einem Pinsel gezielt auf das befallene Hautareal aufgetragen werden, nach Verdunstung des Lösungsmittels kommt es dann zu einem festhaftenden Hautüberzug. Eine klassische Zubereitung stellt *Collodium elasticum* dar. Dabei handelt es sich um eine Lösung von Kollodiumwolle in Ethanol und Ether mit 3% Rizinusöl. Eingesetzt wird Collodium elasticum mit Keratolytika bei mit Hyperkeratose einhergehenden Hauterkrankungen wie Clavi und Verrucae vulgares. Hühneraugenfirnis kann so verordnet werden:

Rp.	Acid. salicylic.	1,0 – 2,0
	Acid. lactic.	1,0
	Collod. elastic.	10,0
	M.D.S. Hühneraugen-Firnis	

Eine handelsübliche Lösung mit der Grundlage Kollodium-Lösung enthält als Wirkstoffe Salizylsäure und Milchsäure: Duofilm®; dieses Präparat wird bei vulgären Warzen angewendet, wobei es in nicht zu großen Zeitabständen aufzutragen ist, bis zu 4mal täglich. Ebenfalls Salizylsäure und Milchsäure als Wirkstoffe sowie zusätzlich Polidocanol enthält Collomack®-Lösung, deren Grundlage sich aus Phthalsäuredibutylester, Ethylcellulose und Aceton zusammensetzt. Indikationen stellen Hyperkeratosen, Hühneraugen, Schwielen und Warzen dar.

Das Virustatikum Fluororuracil findet sich neben Salizylsäure und Dimethylsulfoxid in der Verrumal®-Lösung, die als Grundlagenbestandteile Ethanol, Ethylacetat, Pyroxylin, Kopolymerisat aus Methacrylsäurebutyl- und -methylester enthält. Indikationen stellen vulgäre Warzen, plane juvenile Warzen und Dornwarzen dar. Die

Auftragung erfolgt 2- bis 3mal täglich über 6 Wochen. Vor erneuter Applikation ist der noch vorhandene Lackfilm abzuziehen.

In neuester Zeit hat es sich gezeigt, daß Firnisse oder Lacke sich besonders eignen, um Wirkstoffe im Rahmen der topischen Therapie von Onychomykosen an den Einsatzort heranzubringen. Nagel-Batrafen®-Lösung enthält neben dem Wirkstoff Ciclopirox als Hilfsstoffe Poly(butylhydrogenmaleat, methoxy-ethylen) (1 : 1), Ethylacetat, 2-Propanol. Die Anwendung erfolgt in dünner Schicht über einen Zeitraum von bis zu 6 Monaten, im 1. Monat jeden zweiten Tag, im 2. Monat 2 mal wöchentlich, später 1 mal wöchentlich. Amorolfin in einer andersartigen Grundlage enthält Loceryl®-Nagellack Roche-Lösung.

Feste Grundlagen

Puder

Puder sind fein partikuläre und damit *pulverförmige Formen* aus ein oder mehreren Stoffen. Als Puder im engeren Sinne sind die *Streupuder* aufzufassen, die aus der Streudose dispensiert werden. Beim *Kompaktpuder* sind die eigentlichen Puderbestandteile in eine halbfeste Grundlage inkorporiert, aufgebracht auf die Haut werden die Puderbestandteile durch Abrieb.

Puder gelten als *entzündungshemmend* und *austrocknend*. An ihrer großen Oberfläche können sie Sekret aufnehmen. Des weiteren wird ihnen eine Kühlwirkung zugesprochen. Schließlich läßt die feine Verteilung eines Puders auf der freien Haut oder der Nagelplatte diese besonders glatt erscheinen (*Poliereffekt*). Unter ästhetischen Gesichtspunkten kann auch die abdeckende Wirkung gefragt sein: Bei bestimmten Pudern lassen sich darunterliegende Hautveränderungen wie etwa Teleangiektasien im Gesicht nicht mehr erkennen, man spricht dann von „*Camouflage*".

Bei längerfristiger Anwendung wirken Puder exsikkierend. Bei stark nässenden Dermatosen besteht die Gefahr der *Okklusion* mit sekundärer bakterieller Infektion. Empfohlen werden Puder insbesondere bei akuten makulösen Exanthemen, des weiteren zur Nachbehandlung. Gerade bei unveränderter Haut stellt sich aber das Problem, daß Puder nur schlecht haften. In der Praxis eingesetzt werden Puder, wenn überhaupt, vor allem bei entzündlichen Erkrankungen in intertriginösen Räumen.

Die typischen Bestandteile von Pudern stellen entweder anorganische (*mineralische*) oder organische (*vegetabilische*) Stoffe dar. Häufig werden mineralische und vegetabilische Komponenten bei in der Praxis eingesetzten Zubereitungen gemischt. Unter den mineralischen Pudern stehen *Zinkoxid* und *Titandioxid* im Vordergrund. Zinkoxid wirkt adstringierend bzw. antiinflammatorisch und auch antibakteriell. Titandioxid wirkt besonders gut abdeckend. Zu nennen ist weiters *Talkum* oder Speckstein. Dabei handelt es sich um einen geruch- und geschmacklosen Stoff, der fettig imponiert. Chemisch betrachtet handelt es sich um wasserhaltiges Magnesium-Silikat. Auf *Wunden* darf Talkum nicht gebracht werden, es drohen *Silikat-Granulome*. Unter diesem Aspekt sollte Talkum auch nicht mehr eingesetzt werden, um die Innenseiten von Operationshandschuhen gleitfähiger zu machen. Erhöhen läßt sich die austrocknende Wirkung von Pudern durch Beimengung von dem weißen Aluminium-Silikat, Bolus alba. Soll ein Puder unter ästhetischen Gesichtspunkten Hautfarbe aufweisen, so kann man Eisenoxid (Ferrum oxidatum purissimum) in etwa 1%iger Stärke zumischen. Bei den vegetabilischen Pudern handelt es sich im wesentlichen um Weizenstärke (Amylum tritici) und Reisstärke (Amylum oryzae). Die Gefahr von Gärungsvorgängen speziell in intertriginösen Räumen schränkt die Anwendung in der Praxis ein.

Den Pudern zuzurechnen sind auch in Pulverform vorliegende Zucker, etwa *Laktose*, wie sie bei der Therapie des Ulcus cruris venosum zur Granulationsförderung eingesetzt werden. Diese Zucker stellen insofern eine Besonderheit unter den Pudern dar, als sie sich selbst auflösen. Dies ist bei einem anderen Präparat nicht der Fall, das auch als Puder aufzufassen ist: Seesand, wie er ebenfalls zur Granulationsförderung bei Ulcus cruris venosum eingesetzt wird.

Eine spezielle Form der Anwendung von Pudern stellt das *Puderbett* dar. Hierbei wird das Bettuch ganz mit Puder bestreut und der Patient dann darin gewälzt.

Eine spezielle Darreichungsform stellt der *Puderspray* dar. Hierbei wird freilich der Puder zusammen mit einem salbenartigen Bestandteil appliziert. Handelsüblich ist die antibiotikumhaltige Zubereitung Nebacetin®-Puder-Spray. Sie enthält nicht nur als Wirkstoffe je ml 1.081,3 I.E. Neomycinsulfat und 83,8 I.E. Bacitracin, sondern auch als Hauptgrundlagenbestandteil hochdisperses Siliziumdioxid. Dazu kommt Phosphatidylcholin, des weiteren N-Pentan und als Treibgasgemisch Propan/Butan. Durch die Wahl dieses Treibgases ist es möglich, auf herkömmliche Treibmittel mit Fluorchlorkohlenwasserstoffen zu verzichten (Umweltbelastung).

Im Rahmen der Rezeptur werden Pudern nicht selten adstringierende Zusätze beigefügt.

Talkum-Streupuder kann so rezeptiert werden:

Rp.	Talc.		
	Zinc. oxidat.	aa ad	50,0
	S.: Äußerlich! Streupuder.		

Bei handelsüblichen Pudern sind in der Regel als Wirkstoffe Antiinfektiva inkorporiert.

Schüttelmixturen

Schüttelmixturen sind *Suspensionen* von festen Stoffen in Wasser bzw. Ethanol-Wasser-Gemischen. Es handelt sich also um *Zweiphasen-Systeme*. Man spricht auch von flüssigen Pudern. Bei Aufbewahrung ist eine hinreichende Stabilität der Phasenverteilung nicht gegeben. Vor Anwendung muß deshalb die Zubereitung geschüttelt werden: Schüttelmixtur. Da die Zubereitung nach Applikation rasch trocknet und so nur der feste Anteil auf der Haut verbleibt, spricht man auch von Trockenpinselung, wird doch zur Applikation ein Pinsel (penicillum) eingesetzt. Schüttelmixturen lassen sich von der Haut mit Wasser abwaschen. Um die Haftfähigkeit zu erhöhen, fügt man in der Regel eine salbenartige Substanz wie Glycerol, Schleim (etwa Traganth) oder Wollwachsalkohole bei. Derartige Beimengungen verleihen der Schüttelmixtur eine visköse Konsistenz. Die klassischen Schüttelmixturen, wie sie im Deutschen Rezeptformularium (DRF) beschrieben sind, umfassen *Lotio alba aquosa*:

Rp.	Zinc. oxidat.		
	Talc.		
	Glycerin.		
	Aq. purificat.	aa ad	100,0
	S.: Äußerlich! „Schüttelmixtur, mit dem Pinsel aufzutragen."		

sowie *Lotio alba spirituosa*:

Rp.	Zinc. oxidat.		20,0
	Talc.		20,0
	Glycerin.		30,0
	Spirit. dilut.		
	Aq. dest.	aa ad	100,0

Aufgrund des Alkoholgehaltes wirkt die Lotio alba spirituosa stärker austrocknend. Beim Ausstellen des Rezeptes kann der Pinsel durch den Zusatz „Da cum penicillo" mitverordnet werden. Häufig werden in Schüttelmixturen als Wirkstoffe Desinfizientien, juckreizstillende und entzündungshemmende Stoffe eingearbeitet.

Streng zu differenzieren ist sprachlich zwischen der *Lotio* bzw. den Lotiones und der *Lotion* und den Lotions. Das erstere Begriffspaar repräsentiert die herkömmlichen Schüttelmixturen. Das letztere steht englischem Sprachgebrauch folgend für Mehrphasensysteme aus flüssigen und salbenförmigen Bestandteilen.

Schüttelmixturen wirken kühlend, adstringierend und allgemein entzündungshemmend sowie austrocknend. Schüttelmixturen sind indiziert bei akuten entzündlichen Hautkrankheitszuständen, sofern diese nicht nässen. Anders als bei Pudern stellt initiale Blasenbildung aber keine Kontraindikation dar. Gerne werden Schüttelmixturen speziell in intertriginösen Räumen eingesetzt. Die großflächige Anwendung erfolgt in der Praxis insbesondere bei Urtikaria. Bei großflächiger Anwendung insbesondere bei älteren Menschen ist eine übermäßige Auskühlung zu vermeiden.

Verbreitet ist eine durch einen *Emulgator* stabilisierte Schüttelmixtur, die aufgrund der Gewichtsanteile wichtiger Bestandteile auch *„18er Lotio"* genannt wird:

Rp.	Lanette N		3,0
	Zink. oxidat.		
	Talc.		
	Glycerol. 85%		
	Spirit. dilut.	aa	18,0
	Aq. purificat.	ad	100,0
	S.: Äußerlich! Schüttelmixtur.		
	Mit dem Pinsel aufzutragen.		

Zinkleim

Zinkoxid wird in sehr unterschiedlichen Zubereitungen zur äußeren Anwendung eingesetzt. Fügt man nicht nur Glycerol, sondern auch den *Gelbildner* Gelatine neben Wasser hinzu, so erhält man *Zinkleim*. Nach DAB 9 setzt sich Zinkleim wie folgt zusammen:

Rp.	Zinkoxid	10,0
	Glycerol 85%	40,0
	Gelatine	15,0
	Wasser	35,0
	S.: Zinkleim! Für halbstarre Verbände.	

Zinkleim wird eingesetzt, um Verbände mit elastischen Binden halbstarr zu machen. Will man selbst einen derartigen Zinkleimverband herstellen, so muß man den Zinkleim im warmen Wasser verflüssigen, nach Aufstreichen auf die Binde kommt es dann zur Erstarrung bei Zimmertemperatur. In der Praxis werden heute vorgefertigte Zinkleimbinden eingesetzt. Bei ihnen bietet eine Aluminiumfolie Schutz vor vorzeitigem Aushärten.

Indiziert sind derartige halbstarre Verbände bei chronischer *Veneninsuffizienz*, zur Unterstützung der Therapie bei Phlebothrombose und im Abheilungsstadium bei Ulcus cruris venosum. Der elastische Verband weist einen sehr niedrigen Ruhedruck auf, bei Bewegung setzt er der Muskulatur großen Widerstand entgegen und entfaltet so einen großen Arbeitsdruck, der den venösen Rückstrom fördert. So kommt es zu Entstauung, auch bei hartnäckigen Ödemen. Bei dem handelsüblichen Gelocast® (BDF) stellen die wesentlichen Komponenten eine Mullbinde sowie Zinkoxid und Zellulose dar. Bei Gelocast® Elastic besteht das Trägermaterial in einer längselastischen Kreppbinde. Besonders leicht läßt sich Gelostretch® anlegen, hier besteht das Trägermaterial in Baumwolle (24%) und Viskose (6%). Dieses Trägermaterial läßt sich ohne Rückstelltendenz in Längs- und Querrichtung dehnen, was das Anlegen des Verbandes insbesondere in anatomisch ungünstigen Bereichen erleichtert.

Außer im phlebologischen Zusammenhang kommen Okklusiv-Verbände auf Zinkleimbasis auch bei *Artefakten* in Betracht.

Wirkstofffreie Pflaster

Unter Pflastern oder *Emplastra* sind knetbare Massen zu verstehen, die auf der Haut von selbst kleben. Zu ihrer Zubereitung werden traditionell fettsaure Bleisalze herangezogen, zusammen mit Fetten, Ölen bzw. Wachsen. Nach DAB 6 wird Bleipflaster oder Emplastrum lithargyri aus Bleioxid, Erdnußöl und Schweineschmalz hergestellt, zufolge dem DAC nimmt man Olivenöl, Bleioxid und Wasser. Üblicherweise wird Bleipflaster als Bestandteil einer Salbe, nämlich Unguentum diachylon Hebra DAB 6 oder *Bleipflastersalbe*, eingesetzt, meist mit Zusatz des Keratolytikums *Salizylsäure*:

Rp.   Acid. salicylic.   5,0 – 10,0 – 20,0
       Ungt. diachylon DAB 6   ad   100,0
       S.: Zur äußeren Anwendung!
       Salicyl-Bleipflastersalbe.

Wirksam ist diese Zubereitung insbesondere bei *hyperkeratotischen* Zuständen an Handinnenflächen und Fußsohlen, etwa beim hyperkeratotisch-rhagadiformen Hand- und Fußekzem bei Atopie. Der Einsatz gilt als bedenklich, aber nicht obsolet. Große Bedenken werden dem Inhaltsstoff *Bleioxid* gegenüber geäußert. Dies gilt für die Gefahr der Vergiftung bei dem zu behandelnden Patienten ebenso wie für die Belastung der menschlichen Umwelt. Freilich kann die unstrittige Wirksamkeit bei gegenüber anderen Therapieformen unzugänglichen Hautkrankheitszuständen durch den somit begründeten großen Nutzen die Nutzen-Risiko-Relation akzeptabel erscheinen lassen.

Große Bedeutung in der Praxis besitzen Pflaster in Form von *Verbandpflastern*. Bei ihnen handelt es sich um Kombinationen eines Gewebes bzw. einer Folie mit einer hautverträglichen Klebemasse und einer Wundauflage aus Mull, Zellstoff o.ä. In der Praxis werden in der Regel Fertigpräparate eingesetzt, die als wesentliche Bestandteile Zinkoxid, Harze, Wollfett und Kautschuk enthalten. Man spricht deshalb auch von Kautschukpflastern oder *Collemplastra*. Für die Entwicklung dieser Pflaster hat Paul Gerson Unna wesentliche Anstöße gegeben. Eingesetzt werden Pflaster zur Versorgung akzidenteller Wunden. Hierbei besteht das Ziel insbesondere in der Gewährleistung der *Non-Kontamination*. Darüber hinaus werden entsprechend aufgebaute Pflaster aber auch eingesetzt, um *Wirkstoffe in die Haut einzubringen*. Schließlich werden Pflaster auch zur *Fixierung* von Verbänden eingesetzt.

Ein klassisches Präparat für akzidentelle Wunden stellt Hansaplast® (BDF) dar, dabei dient im einfachsten Fall Zellwollgewebe als Trägermaterial (Hansaplast® Standard). Eine höhere Querelastizität, wie man sie an stark bewegten Körperstellen benötigt, bietet das Trägermaterial Polyamid-Garn (Hansaplast® elastisch). Legt man auf Wasser- und Keimdichte besonderen Wert, so empfiehlt sich ein Präparat, das von oben nach unten aus einer hauchdünnen Polyurethan-Folie, Polyacrylat-Kleber und Zellwoll-Polyester-Vlies besteht (Cutifilm® plus, BDF). Ein derartiges Pflaster erlaubt es, ohne Bedenken zu duschen oder zu baden. Zudem kann es zur Versorgung von kleinen Operationswunden (nach Probeexzision) bei Patienten dienen, die einer Bädertherapie zugeführt werden sollen.

Nicht wenige Menschen vertragen Pflaster schlecht („*Pflasterreizung*"), insbesondere gilt dies natürlich für Menschen mit Hautkrankheitszuständen. Im Rahmen der Wundversorgung kommt hier ein Polyester-Vlies-Polyacrylat-Zellwoll-System in Betracht, bei dem eine Schicht aus Copolyester das Verkleben mit der Wunde verhindert (Cutiplast® steril, BDF). Will man bei pflasterempfindlichen Menschen etwas auf der Haut fixieren, etwa Elektroden oder Testkammern für den Epikutantest, so bietet sich ein Präparat aus weißem, weichem, anschmiegsamem und durchlässigem Vlies an (Leukopor®, BDF).

Wirkstoffhaltige Pflaster

Gilt es, *hyperkeratotische Hautareale* zu behandeln, so empfiehlt sich ein Pflaster mit einem hohem Anteil an Salicylsäure. Guttaplast® (BDF) besteht aus weißer, imprägnierter und lackierter Zellwolle als Trägermaterial, auf das eine Klebemasse aus Zinkoxid-Kautschuk mit einem Anteil von 60% Salizylsäure aufgebracht ist. Ein Pflaster mit der Fläche von 6 · 9 cm enthält 1,39 g Salizylsäure. Vor Anwendung ist die umgebende Haut zu ihrem Schutz abzudecken. Die Applikationsdauer beträgt üblicherweise 3 bis 4 Tage. Zur Abdeckung der Umgebung wie auch zur Fixierung des salizylsäurehaltigen Pflasters selbst eignet sich ein hautfarbenes Verbandpflaster mit Klebmasse auf Zinkoxid-Kautschuk-Basis (Leukoplast®, BDF).

Unter den weiteren *wirkstoffhaltigen Pflastern* stehen in der Praxis Präparate im Vordergrund, die Erkrankungen unterhalb der Haut beeinflussen sollen. Bei Rücken- bzw. Muskel- und Gelenkschmerzen etwa im Rahmen von Zerrungen und Ischias wird für bis zu 48 h z. B. ein Pflaster eingesetzt, das auf einer Fläche von 14 · 22 cm 55 mg Arnikablütenextrakt, 72 mg Cayennepfefferextrakt und 1,4 g Cayennepfeffer enthält (ABC Wärme-Pflaster®, BDF). Aus dermatologischer Sicht ist auf das hohe *Kontaktsensibilisierungspotential* von Arnikazubereitungen hinzuweisen. Die korrespondierende Kontaktdermatitis geht freilich in der Regel auf die Anwendung von Tinkturen zurück.

In den letzten Jahren haben Pflaster große Bedeutung erlangt in der *perkutanen Therapie*. Hierbei geht es darum, aus pflasterartigen Trägersystemen Arzneistoffe durch die Haut ins System einzuschleusen. Das 1992 in Deutschland am meisten verordnete Präparat diesen Typs ist ein estrogenhaltiges transdermales therapeutisches System (Estraderm TTS®). Es wurde mehr als 2,2 Mio. mal verordnet und gehörte damit zu den 50 am häufigsten verordneten Fertigarzneimitteln in der gesetzlichen Krankenversicherung (Arzneiverordnungsreport [AVR] 93). Außer Hormone werden mit derartigen Arzneistoffträgersystemen unter anderem Nitrate zur Anwendung am Herzen und Hochdruckmittel wie Clonidin transportiert. Immer wieder kommt es dabei an der Haut zu *Unverträglichkeitsreaktionen*, toxischen wie *allergischen* Typs.

Gele

Gele im engeren Sinne sind streichfähige Externa, die aus wenigstens einer *makromolekularen* Verbindung bestehen, die in größerem Umfang eine *Flüssigkeit* gebunden hat. Dieser Definition genügen *Hydrogele*, die auch als Gele im engeren Sinne aufgefaßt werden. Sie sind frei von Fetten bzw. salbenartigen Bestandteilen und weisen als Flüssigkeit in der Regel Wasser, unter Umständen aber auch bestimmte Alkohole auf.

Zufolge einer etwas breiteren Definition sind Gele ganz allgemein *streichfähige transparente Zubereitungen* zur äußeren Anwendung. Hierzu gehören neben den Hydrogelen Lipogele im Sinne von wasserfreien Zubereitungen aus Fetten bzw. fettartigen Grundstoffen und Emulsionsgele im Sinne von wasserhaltigen Zubereitungen mit Fetten oder fettartigen Stoffen sowie Emulgatoren.

In einem noch weiteren Sinne kann die Mehrzahl der Externa den Gelen zugerechnet werden, nämlich die sogenannten halbfesten Systeme oder halbfesten Arzneiformen im Sinne von Darreichungsformen, die im Temperaturbereich zwischen Raum- und Hauttemperatur streichfähig sind. Bei diesen Zubereitungen handelt es sich durchweg um kolloidale Systeme, die auf den Gelzustand zurückgeführt werden können. Mit Münzel kann man somit halbfeste Darreichungsformen als plastische Gele zur kutanen Applikation verstehen. Dies schließt also unter anderem auch Salben ein. Charakteristisch für die halbfesten Systeme ist die *Fließgrenze*. Bei Nichteinwirkung einer Scherkraft sind sie stabil, bei deren Einwirken aber beginnen sie zu fließen, was man auch als Streichfähigkeit bezeichnet.

Unter dem physikochemischen Blickwinkel Ostwalds sind Gele schließlich ganz allgemein als *disperse Systeme* aufzufassen, die aus wenigstens zwei Komponenten aufgebaut sind. In diesem Sinne handelt es sich bei den halbfesten Arzneiformen zur äußeren Anwendung um aus zwei Komponenten aufgebaute Lyogele, wobei ein fester Stoff bzw. ein Gemisch solcher ein dreidimensionales Gerüst oder Matrix ausbildet, in das eine Flüssigkeit eingebunden ist. Dem stehen in der physikalischen Chemie die Xerogele gegenüber, Zweiphasensysteme aus den Komponenten Feststoff und Gas. Lyogele und Xerogele kann man bildhaft mit einem angefeuchteten bzw. trockenen Schwamm vergleichen.

Weiterhin lassen sich *Hauptvalenz-* und *Nebenvalenzgele* differenzieren. Den ersteren liegen kovalente Bindungen zugrunde, so daß flüssige und feste Phase chemisch miteinander verbunden sind. Repräsentanten sind die *Elastomere*, von denen einzig der Kautschuk bei den Verbandpflastern Bedeutung im Rahmen der Dermatotherapie besitzt. Bei den Nebenvalenzgelen liegt eine chemische Verbindung zwischen der flüssigen und der festen Komponente nicht vor, für die Bindung sind *van-der-Waals-Kräfte* und *Wasserstoff-Brücken-Bindungen* entscheidend. Die halbfesten Arzneiformen sind in diesem Sinne durchweg Nebenvalenzgele.

Bei den Hydrogelen werden als Matrixkomponente organische Makromoleküle eingesetzt, die der Natur oder der chemischen Synthese entstammen. Das Arzneibuch kennt Zubereitungen mit unterschiedlichen Arten von Zellulose, die zur ersteren Gruppe zur rechnen sind, sowie auch einen Vertreter der letzteren, Polyacrylat. Zur Charakterisierung von Makromolekülen wird insbesondere außer auf die chemische Zusammensetzung auf das *Molekulargewicht* abgehoben, was bei der Rezeptur unter Umständen Berücksichtigung finden muß:

Rp.	Carboxymethylcellulose 600	5,0
	Glycerol 85%	10,0
	Wasser	85,0
	S.: *Carboxymethylcellulose-Gel* zur äußeren Anwendung.	

Rp.	Hydroxyethylcellulose 30.000	2,5
	Glycerol 85%	10,0
	Wasser	87,5
	S.: *Hydroxyethylcellulose-Gel* zur äußeren Anwendung.	

Rp.	Polyacrylsäure	0,5
	Natriumhydroxid-Lösung 5%ig	3,0
	Wasser	96,5

S.: *Wasserhaltiges Polyacrylat-Gel* zur äußeren Anwendung.

Rp.	Polyacrylsäure	0,5
	Natriumhydroxid-Lösung 5%ig	1,0
	Isopropylalkohol	25,0
	Wasser	73,5

S.: *Isopropylalkoholhaltiges Polyacrylat-Gel.*

Die zuletzt genannten beiden Zubereitungen repräsentieren das Hydrogel im engsten Sinne. Im ersteren Falle besteht die Flüssigphase ausschließlich aus Wasser, im letzteren aus Wasser gemischt mit einem Alkohol, nämlich Isopropanol.

Hydrogele wirken *kühlend* und *juckreizstillend*, im weiteren Sinne auch mäßig *entzündungshemmend*. Die Wirkung ist relativ oberflächlich. Eingesetzt werden Hydrogele insbesondere bei Insektenstichreaktionen, Sonnenbrand und erythematösen sowie urtikariellen Exanthemen. Zu beachten ist die stark austrocknende Wirkung, sofern die Applikation über längere Zeit erfolgt. Insbesondere ist dies bei Patienten mit Neigung zu trockener Haut zu beachten. In bestimmten Lokalisationen werden Hydrogele auch im anderen Zusammenhang verwendet, insbesondere gilt dies für den Haarboden. Ein wesentlicher Grund hierfür liegt in der fehlenden Fettung der Haare, die von vielen Patienten in der heutigen Zeit als unangenehm empfunden wird. Entsprechendes gilt auch für die freie Haut. Hydrogele ziehen gut ein und werden deshalb in besonderem Maße vom Patienten akzeptiert. Sie gelten deshalb als moderne Arzneiformen, denen klassische wie die Schüttelmixturen gegenüberstehen.

Wegen der Gefahr der *Hautirritation* werden Hydrogele bislang nur zurückhaltend von Dermatologen verordnet, Haarbodentherapeutika stellen in gewissem Umfang hier eine Ausnahme dar (vgl. Syracort®-GT-Gel mit *Fluocortolon*).

In der Praxis kaum relevant sind die sogenannten *Oleogele*, bei ihnen werden salbenartige Grundlagen wie flüssiges Paraffin mit Polyethylen oder fette Öle mit Aluminium- bzw. Zinkseifen oder kolloidalem Siliciumdioxid geliert.

Neuerdings werden mit dem Begriff *Lipogel* auch Zubereitungen belegt, bei denen in eine Hydrogel-Grundlage Liposomen eingearbeitet sind. Bei den Liposomen handelt es sich um aus Lipid und Wasser zusammengesetzte kugelige Gebilde. Als Flüssigkeit wird in der Regel Wasser gewählt, als Lipid insbesondere aus Soja oder Ei gewonnenes Lecithin. Im chemischen Sinne stellt Lecithin im wesentlichen Phosphatidylcholin dar. Dabei handelt es sich um eine gleichzeitig lipophile wie hydrophile Substanz, die es ermöglicht, Wasser- und Lipidphase miteinander in eine stabile Beziehung zu bringen. Solch eine Substanz bezeichnet man auch als *Emulgator*. Liposomen können uni- bis multilamellar sein, ihr Durchmesser kann sehr unterschiedlich sein. Derzeit werden für arzneiliche Zwecke insbesondere Durchmesser im *Nanometer*bereich angestrebt. Die einzelne Lamelle eines Liposoms entspricht in ihrem Aufbau dem biologischer Membranen, wie sie auch bei den Keratinozyten zu finden sind. Im Rahmen der Herstellung von liposomenhaltigen Externa können Wirkstoffe beigemischt werden. Das erste zugelassene – u. a. in der Schweiz – Arzneimittel dieser Art stellt Pevaryl®-Lipogel dar, ein Econazol-haltiges Antiinfektivum. Liposomenhaltige Hydrogele ziehen ebenfalls in die Haut gut ein und werden deshalb vom Patienten unter ästhetischen Aspekten geschätzt.

Pasten

Inkorporiert man puderförmige, also feste Grundlagen in Bildner plastischer Gele im weiteren Sinne, so erhält man eine zweiphasige Verbindung, die *Paste* genannt wird. Neben der Pulverkomponente wird dabei eine salbenartige Komponente eingesetzt. Ist diese flüssig, so kann auch die Paste flüssig sein. Der bekannteste Vertreter ist das *Zinköl* (DRF):

Rp.	Zinc. oxidat.	
	Ol. oliv. aa	ad 100,0
	S.: Zinköl. Äußerlich.	

Zinköl wird im Rahmen seiner praktischen Anwendung rasch in die Hauptbestandteile zerlegt. Der Ölanteil wird dabei häufig nicht nur in die Haut aufgenommen, sondern auch von der Umgebung, etwa Leibwäsche, Bettwäsche oder Verbandmaterial. Zurück bleibt dann auf der Haut der Puderanteil. Dies bedingt, daß längerfristig wie bei Pudern generell mit einer Austrocknung zu rechnen ist. Wie bei den Pudern stellen auch bei Flüssigpasten nässende Dermatosen und stark behaarte Areale eine Kontraindikation dar. Eingesetzt wird Zinköl insbesondere in intertriginösen Räumen, etwa bei der Windeldermatis. In Betracht kommen dabei antimikrobielle Zusätze. Geschätzt wird Zinköl auch zum Abweichen von Schuppenkrusten. Wesentlich häufiger als flüssige werden aber feste Pasten eingesetzt. Der klassische Vertreter einer festen Paste ist die *Zinkpaste* (DAB 9):

Rp.	Zinkoxid	25,0
	Weizenstärke	25,0
	Weißes Vaselin	50,0
	S.: Zinkpaste.	

Eine derartige Paste ist mit dem *Holzspatel* auf befallene Stellen aufzutragen und anschließend unter Einsatz von *Plastikhandschuhen* zu verstreichen. Geschätzt wird die Zinkpaste insbesondere bei entzündlichen Dermatosen in intertriginösen Räumen, zum einen, weil der Pulverbestandteil Flüssigkeit aufnimmt, zum anderen weil übereinander liegende Hautschichten separiert werden. Die Zinkpaste hat eine große Deck- oder *Schutzwirkung*. Dies macht man sich unter anderem auch zunutze, wenn die Haut im Randbereich von Ulzerationen geschützt werden soll, etwa gegen im Zentrum der Veränderung aufgebrachte abdauende Präparate. Feste Pasten können aber auch als *Wirkstoffvermittler* dienen. Dies gilt insbesondere für Antiinfektiva und antiinflammatorische Substanzen.

An der freien Haut bei chronisch entzündlichen Dermatosen mit ausgeprägt hyperkeratischer Komponente sowie zum Teil auch bei Erscheinungen im intertriginösen Raum, die mit Sebostase einhergehen, bevorzugt man oft weichere Zubereitungen. In Betracht kommt insbesondere die *weiche Zinkpaste* (DAB 9):

Rp.	Zinkoxid	30,0
	Mittelkettige Triglyceride	20,0
	Wollwachsalkoholsalbe	50,0
	S.: Weiche Zinkpaste.	

Im Regelfall ist eine Paste *nicht abwaschbar*. Wünscht man sich dies, so kann man wie folgt rezeptieren:

Rp.	Zinkoxid		
	Talkum		
	Macrogol 1500	aa	13,0
	Weiße Vaseline	ad	100,0
	S.: *Abwaschbare Zinkpaste.*		

Bei Macrogol 1500 handelt es sich um ein höhermolekulares Polyglykol. Derartige Polyglykole können unter Umständen die Wirkstoffaufnahme in die Haut hemmen. Des weiteren können sie irritierend wirken.

Will man mit einer Paste besonders stark austrocknen, etwa bei der dyshidrosiformen Variante des Hand- und Fußekzems, so kommt die folgende Zubereitung in Betracht:

Rp.	Bismut. subgallic.		10,0
	Zink. oxidat.		
	Talc.	aa	25,0
	Lin. ol.		20,0
	Ungt. alcohol. lanae	ad	100,0
	S.: *Austrocknende Paste.*		

Diese Pasta exsiccans DRF enthält basisches *Wismutgallat*, also ein Schwermetallsalz. Bei der *Nutzen-Risiko-Abwägung* darf nicht nur die gute Wirkung bei unter Umständen sonst kaum zu behandelnden Hautzuständen Beachtung finden, es gilt vielmehr auch die Belastung der menschlichen Umwelt wie des Patienten selbst durch das Schwermetall zu bedenken.

Ebenfalls kritisch unter diesem Aspekt ist eine nahe verwandte Zubereitung zu sehen:

Rp.	Ichthyol.		0,6
	Zink. oxidat.		
	Bismut. subgallic.	aa	1,5
	Ungt. lanette		
	Ungt. cerei DAB 6 aa	ad	30,0
	S.: *Rosazea-Paste.*		

Pasten können eine Komponente einer *Doppelschichtbehandlung* darstellen. Bei dieser Therapiemodalität werden allgemein zwei Externa übereinander aufgetragen. Im speziellen Falle wird etwa beim atopischen Ekzem zunächst eine glukokortikoidhaltige Creme und dann eine weiche Paste aufgetragen.

Salbenartige Formen

Allgemeines

Die größte Bedeutung kommt in der externen Dermatotherapie den *salbenartigen Formen* zu. In der Regel sind sie *halbfest*, zum Teil aber auch *flüssig*.

Flüssige Formen

Den Prototyp der flüssigen Form stellt das *Badeöl* dar. Dieses wird heute überwiegend als Badezusatz eingesetzt, wobei insbesondere der Einsatz im Rahmen eines Wannenbades zu empfehlen ist. Dabei bleibt nach dem Aufstehen aus der Wanne idealerweise ein Lipidfilm auf der gesamten Körperoberfläche, die exponiert war (in der Regel nicht der behaarte Kopf), zurück. In Betracht kommt aber auch, das Badeöl nach dem Bad auf der Haut zu verteilen. Ein Problem stellt aber dabei die geringe *Haftfähigkeit* dar. Wegen seiner zugleich emulgierenden und hautpflegenden Eigenschaft wird häufig Sojabohnenöl mit seinem wesentlichen Bestandteil Lecithin eingesetzt. Das 1992 meist verordnete mittelstark fettende Präparat in der GKV in Deutschland ist Balneum Hermal (360.000 Verordnungen). 100 g der Zubereitung enthalten 84,75 g Sojabohnenöl. Als Hilfsstoffe kommen hinzu: Butylhydroxytoluol, Propylenglykol, Polidocanol, Duftstoff, L-(+)-6-O-Palmitoylascorbinsäure, Ölsäurediethanolamid, Zitronensäure. Noch häufiger wurde ein stärker fettendes Präparat verordnet, Balneum Hermal F (486.000 mal, AVR). Balneum Hermal F besteht aus dem emulgierend wirkenden Erdnußöl sowie dem mit Wasser allein nicht mischbaren dünnflüssigen Paraffin (in 100 g 46,45, resp. 47 g). Die Hilfsstoffe sind dieselben wie bei Balneum Hermal, hinzu kommt Pflanzenlecithin. Derartige Badeöle sind insbesondere angezeigt bei Hauterkrankungen, die mit Sebostase einhergehen, speziell beim atopischen Ekzem. Die wesentliche Wirkung besteht in einer Fettung der Haut: die salbenartigen Bestandteile des Badeöls sollen auf die Haut aufziehen und so den Hautzustand verbessern. Da mit jeder Wasseranwendung auch ein Verlust von hauteigenen Lipiden verbunden ist, spricht man auch von *Rückfettung*. Das hierfür notwendige Aufziehen von Fetten aus einem Externum auf die Haut ist heute experimentell gesichert, des gleichen die Besserung des Hautzustandes beim atopischen Ekzem, die sich klinisch erfassen läßt.

Badeöle können auch als Grundlage zur Einbringung von *Wirkstoffen* in die Haut dienen. Handelsüblich sind insbesondere juckreizstillende und entzündungshemmende sowie antimikrobielle Zusätze. Als Grundlage werden in der Regel gut mit Wasser mischbare Grundlagen bevorzugt (Balneum Hermal plus mit dem Wirkstoff Polidocanol, Balneum Hermal mit Teer, Balneum Hermal mit Schwefel).

Bei dem Einsatz von Badeölen mit schwer emulgierbaren Fetten wie Paraffin muß beachtet werden, daß am Wannenrand Ablagerungen entstehen können. Dies kann als wahrnehmbare Verschmutzung vom Patienten als unangenehm empfunden werden, weiterhin kann eine erhöhte Rutschgefahr in der Badewanne nicht ausgeschlossen werden.

Halbfeste Formen

Unter den halbfesten salbenartigen Formen gibt es solche, die salbenartige Grundlagen allein, das heißt ohne wesentliche Wasseranteile enthalten. Einer gängigen Einteilung folgend kann man solche Formen als *Fettsalben* bezeichnen. Als Salbe ist dann eine halbfeste Form zu verstehen, bei der außen eine salbenartige Phase und innen eine wasserartige Phase vorliegt. Es handelt sich also um eine besondere Form eines Lipid-Wasser-Gemisches, derart, daß die *Lipidphase* überwiegt. Man kann somit auch von einer *Wasser-in-Öl-Emulsion* sprechen.

Überwiegt demgegenüber die *Wasserphase* in einem derartigen Zweiphasensystem, so spricht man von einer *Öl-in-Wasser-Emulsion*. Diese kann auch als *Creme* bezeichnet werden. Nach einer anderen Einteilung der salbenartigen Formen bezeichnet man die wasserfreien als Salbe, die wasserhaltigen als Creme, wobei man je nach Emulsionstyp wieder lipophile (Fettcremes) und hydrophile Cremes unterscheiden kann. Wenn man bildhaft eine Öl-in-Wasser-Emulsion und eine Wasser-in-Öl-Emulsion beschreiben will, so kann man auf Zubereitungen aus dem Bereich der Lebensmittel zurückgreifen, nämlich Milch und Butter. Speziell für besonders stark wasserhaltige Öl-in-Wasser-Emulsionen wird auch tatsächlich der Begriff *Milch* gelegentlich verwendet (vgl. Ultralan®-Milch, mit den Glukokortikoiden Fluocortolon und Fluocortolon-21-hexanoat als Wirkstoffen). Derartige Zubereitungen werden im übrigen auch häufig als *Lotion* bezeichnet (vgl. Topisolon®-Lotio mit Desoximetason).

In vielen Fällen müssen spezielle Stoffe der Zubereitung bei Salben und Cremes zugesetzt werden, um die physiko-chemische Stabilität zu gewährleisten: *Emulgatoren*. Ihre Verwendung darf nicht unkritisch gesehen werden. Sind Emulgatoren zum Teil doch nicht ganz selten Kontaktallergene. Des weiteren wird ihnen eine mögliche Beeinträchtigung der Barrierefunktion der Haut zugesprochen. Deren Ausmaß bzw. Relevanz gilt es im Einzelfall zu berücksichtigen.

Grundstoffe

Für die Herstellung von salbenartigen Externa werden *mineralische, tierische, pflanzliche* und *synthetische Grundlagen* verwendet. Ganz überwiegend handelt es sich um Verbindungen des *Kohlenstoffs*. Wenn nicht, so tritt an seine Stelle in der Regel *Silicium*. Auch die mineralischen Stoffe sind keineswegs als im Regelfall anorganisch zu betrachten, desweiteren stellen sie auch keine unveränderten Stoffe aus der Natur dar. Vielmehr handelt es sich um *Derivate* von *Erdölbestandteilen*, welche selbst fossilen Ursprungs sind.

Mineralische salbenartige Stoffe

Vaseline

Einen Hauptvertreter stellt das *weiße Vaselin* (Vaselinum album) dar. Diese weißliche, fast geruchlose, im Tageslicht in der Regel schwach fluoreszierende Masse von salbenartigem Aspekt (vgl. Abb. 1) stellt eine Mischung aus gereinigten und gebleichten gesättigten Kohlenwasserstoffen dar. Das sogenannte Naturvaselin gewinnt man aus den dunklen halbfesten Rückständen der Erdöldestillation. Als einzelne Komponenten sind N-Paraffine, verzweigt-kettige Isoparaffine und aromatische Kohlenwasserstoffverbindungen zu nennen. Die Einzelbestandteile bilden ein mikroskopisch wahrnehmbares netziges Kristallgerüst. Dieses erklärt zum guten Teil die wichtigen stofflichen Eigenschaften: *Homogenität, Transparenz* und *zügige Konsistenz.* Vaselin wurde als Salbengrundlage erstmals 1871 von Chesebrough eingesetzt. Seitdem hat es einen großen Stellenwert als Grundlage bzw. Grundlagenkomponente erlangt. Die Gründe dafür sind mannigfaltig: Gute *Hautverträglichkeit* im Sinne der seltenen Auslösung von Kontaktallergie, hohe *Stabilität* aufgrund der physikalischen wie chemischen Indifferenz, hohe *Kompatibilität* mit den üblichen Wirkstoffen, niedriger *Preis.* Zudem läßt sich weißes Vaselin auch gut auf die Hautoberfläche auftragen. Sie erhält dadurch freilich ein fettiges Äußeres. Des weiteren wird die Wasserabgabe der Haut gehemmt. Dies kann bei hyperkeratotischen Hautzuständen etwa im Rahmen eines chronischen atopischen Ekzems wünschenswert sein. Bei nässenden Dermatosen ist der Effekt demgegenüber nicht wünschenswert. Ob der Okklusiveffekt im Rahmen der Pflege normaler Haut wünschenswert ist, wird zunehmend negativ diskutiert. Aus toxikologischer Sicht ist die mögliche Anwesenheit von polyzyklischen Aromaten nicht unbedenklich, des weiteren die zur Herstellung notwendige Bleichung. Früher war auch die korrespondierende ungebleichte Zubereitung in großem Umfang im Verkehr: *Gelbes Vaselin* (DAB 7). Hier liegt der Anteil an polyzyklischen Aromaten aber noch höher, deshalb sollte unter dem Aspekt des möglichen höheren Krebsrisikos auf die Anwendung soweit wie möglich verzichtet werden. Gelbes Vaselin stellt einen Hauptbestandteil von *Unguentum molle* nach DAB 6 dar:

> Rp.   Lanolin
>   Gelbes Vaselin   aa ad   100,0
>   S.: Weiche Salbe.

Paraffine

Ebenfalls durch fraktionierte Destillation von *Rohöl* werden die *Paraffine* gewonnen, die einen Hauptbestandteil desselben darstellen. Nach dem Aggregatzustand lassen sich feste und flüssige Paraffine unterscheiden. Zu den ersteren, die oberhalb von 330 °C sieden, zählen Hartparaffin (Paraffinum solidum) und Weichparaffin (Paraffinum molle), zu den flüssigen Paraffinen dickflüssiges Paraffin (Paraffinum subliquidum) und dünnflüssiges Paraffin (Paraffinum perliquidum) (nach DAB 8). Aus *Paraffinum liquidum* und *Paraffinum solidum* läßt sich eine *Fettsalbe* herstellen:

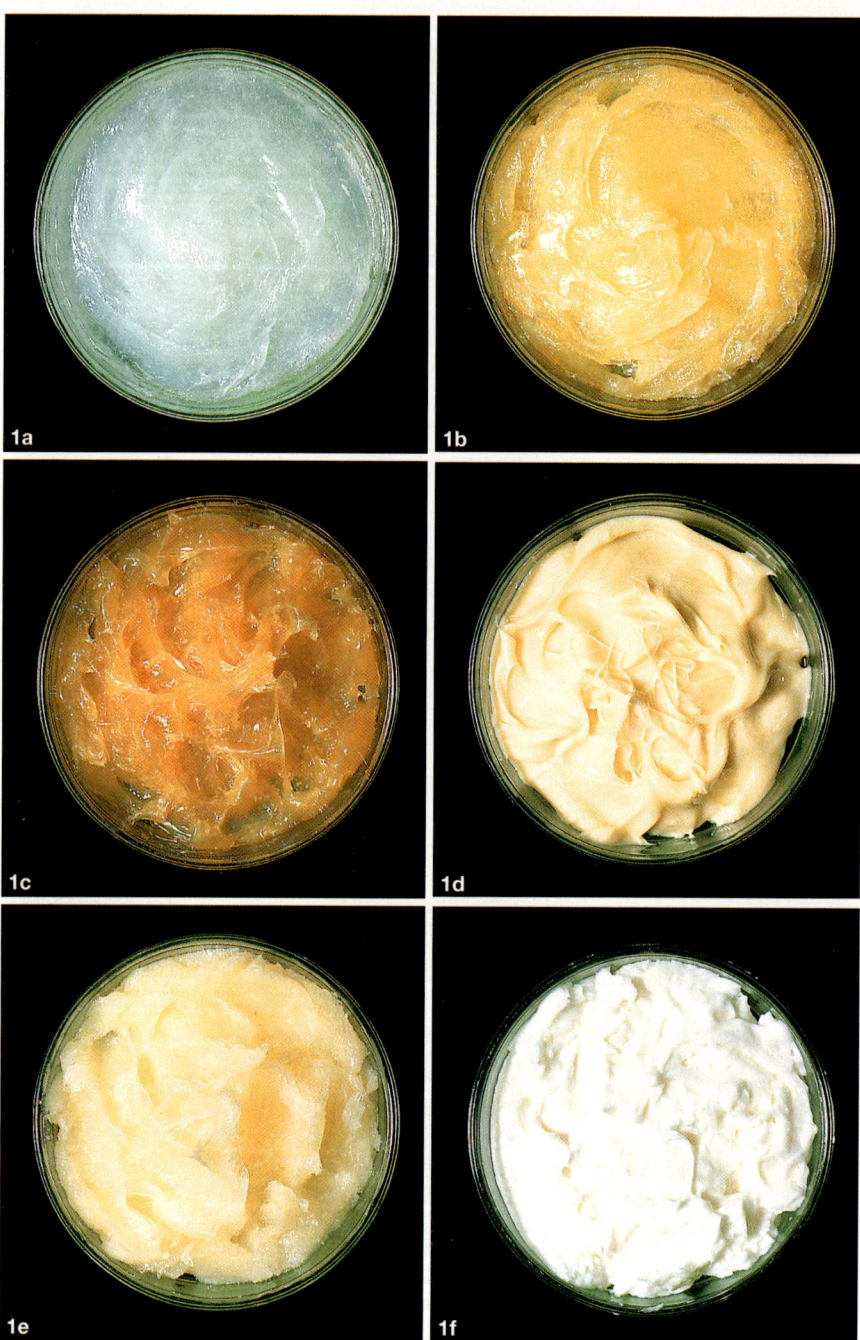

Abb. 1a–l. Salbenartige Stoffe für Externa bzw. Gemische. **a** weißes Vaselin, **b** gelbes Vaselin, **c** Wollwachs, **d** Lanolin, **e** Wollwachsalkohole, **f** wasserhaltige Wollwachsalkoholsalbe (für die Überlassung sei der Firma Basotherm, Biberach, gedankt).

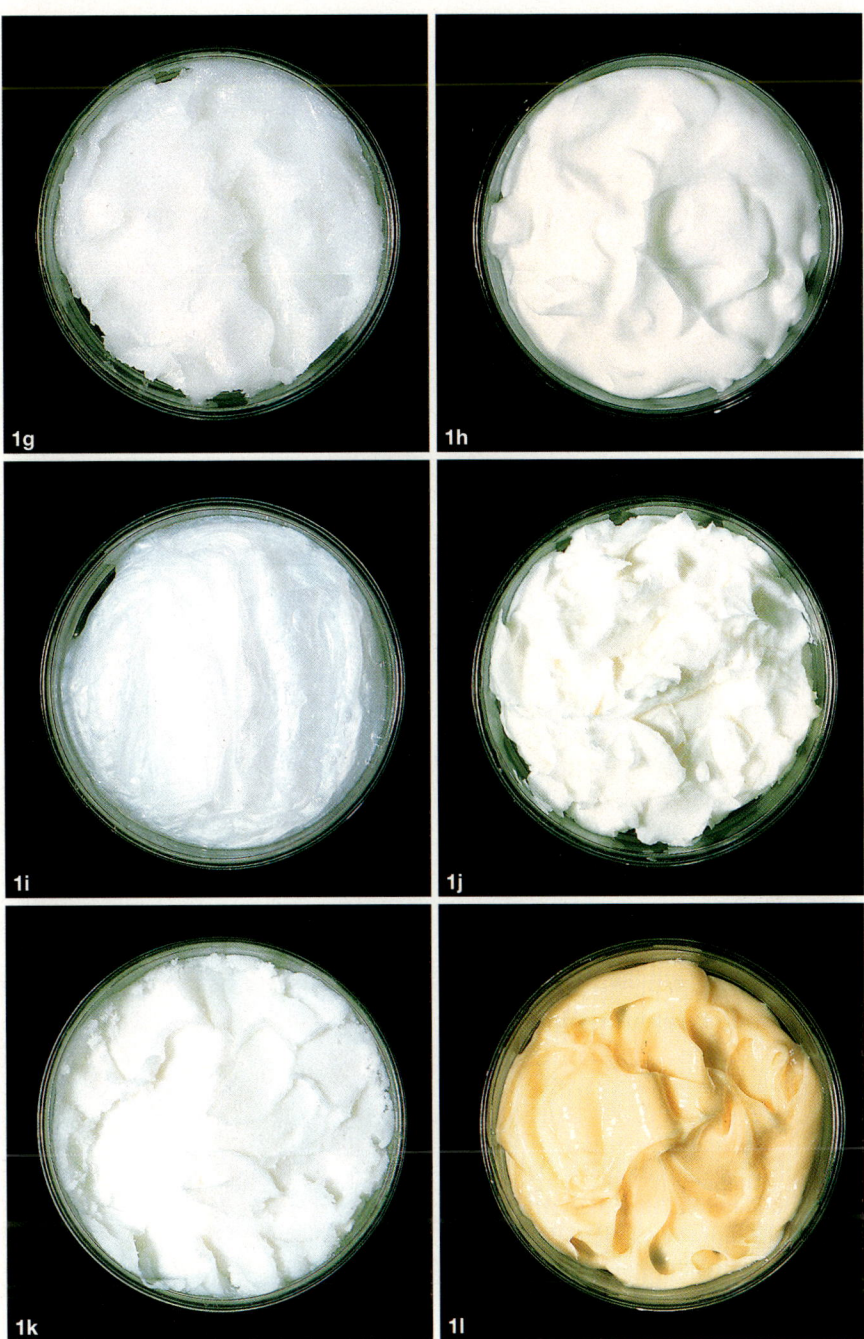

g hydrophile Salbe, **h** wasserhaltige hydrophile Salbe, **i** Polyethylenglykolsalbe, **j** Kühlsalbe, **k** Schweineschmalz, **l** weiche Salbe

Rp.   Paraffin. liquid.
       Paraffin. solid.   aa ad   100,0
       S.: Fettsalbe.

Häufig werden Vaselin und Paraffin als Kombinationspartner für Salben eingesetzt. Dabei werden Vaselin und Paraffin nicht selten zusammen verwendet, so bei der *hydrophilen Salbe* DAB 9:

Rp.   Emulgierender Cetylstearylalkohol   30,0
       Dickflüssiges Paraffin   35,0
       Weißes Vaselin   35,0
       S.: Hydrophile Salbe.

Diese *Unguentum emulsificans* genannte Zubereitung kann in erheblichem Umfang Wasser aufnehmen und in dieser Form ebenfalls eingesetzt werden, als wasserhaltige hydrophile Salbe DAB 9 oder *Unguentum emulsificans aquosum*:

Rp.   Hydrophile Salbe   30,0
       Wasser   70,0
       S.: Wasserhaltige hydrophile Salbe.

Weißes Vaselin enthält auch die *nicht-ionische hydrophile Creme* DAB 9:

Rp.   Polysorbat 60   5,0
       Cetylstearylalkohol   10,0
       Glycerol 85%   10,0
       Weißes Vaselin   25,0
       Wasser   50,0
       S.: Nichtionische hydrophile Creme.

Entsprechendes gilt für die *Basiscreme* DAC 1986, die auch als *ambiphile Creme* oder *Cremor basalis* bezeichnet wird:

Rp.   Glycerolmonostearat   4,0
       Cetylalcohol   6,0
       Mittelkettige Triglyceride   7,5
       Weißes Vaselin   25,5
       Polyoxyethylenglycerolmonostearat   7,0
       Propylenglycol   10,0
       Wasser   40,0
       S.: Basiscreme.

Im industriellen Rahmen wird dickflüssiges Paraffin mit Polyethylen gemischt. Die *Plastibase* genannte Grundlage enthält 25, resp. 5 Teile von diesen Stoffen. Plastibase zusammen mit Gelatine, Pektin und Carmellose-Natrium bildet die Grundlage eines speziell zur Anwendung im Schleimhautbereich bestimmten Glukokortikoid-Externums (Volon®-A-Haftsalbe, mit *Triamcinolonacetonid*).

Wollwachs

Unter den salbenartigen Stoffen tierischen Ursprungs kommt dem *Wollwachs* zentrale Bedeutung zu. Seine Verbreitung im arzneilichen wie im kosmetischen Zusammenhang geht nicht zuletzt auf das Wirken von Paul Gerson Unna zurück. Aufgrund seiner Eigenschaften kann Wollwachs sowohl als *Grundlagenbestandteil* im engeren Sinne wie als *Emulgator* Verwendung finden. Die unter der Bezeichnung Wollwachs in Verkehr gebrachten Produkte unterscheiden sich erheblich, insbesondere auch, was ihre *Verträglichkeit* anbetrifft. Häufig werden relativ unscharfe Begriffe verwendet, was die Diskussion erschwert. Im anglo-amerikanischen Sprachraum werden Wollwachsprodukte pauschal als „*lanolin*" bzw. „*lanolins*" bezeichnet, differenziert wird dabei nur zwischen einer wasserfreien Form, „*anhydrous lanolin*", die dem Wollwachs sensu strictiori entspricht, und „*hydrous lanolin*", das heißt Wollwachs mit einem Wasseranteil von 25–30%. Das DAB 10 differenziert zwischen Wollwachs, Adeps lanae, als Ausgangsprodukt und dem davon abzuleitenden Produkt *Lanolin*, *Lanolinum*. Auch im Deutschen wird nicht selten im Rahmen der Diskussion von Überempfindlichkeitsreaktionen von *Lanolinallergie* gesprochen, obwohl gar nicht Lanolin im offizinellen Sinne sondern Wollwachs und andere Stoffe in Rede stehen. Dies erklärt die in der Praxis große Diskrepanz zwischen in Allergiepässen dokumentierten positiven Reaktionen und der tatsächlichen Verträglichkeit von optimierten wollwachshaltigen Externa im Anwendungstest.

Wollwachs, eine hellgelb bis bräunlich-gelbe zähe Masse von charakteristischem, freilich schwachen Geruch entsteht durch die Aufbereitung von Schafwolle, es handelt sich also um einen *nachwachsenden Rohstoff*. Unter Einsatz von Tensiden wird die Schafwolle nach der Schur von Fremdstoffen wie Wollschweiß und wasserlöslichen anorganischen Salzen sowie groben Verunreinigungen befreit, das rohe Wollwachs erhält man dann durch Zentrifugieren der Waschflotten. Durch *Bleichen* etwa mit Aktivkohle und Desodorierung erhält man dann schließlich *gereinigtes Wollwachs*. Seine wesentlichen Komponenten sind in Tabelle 1 niedergelegt.

Das offizinelle Lanolinum erhält man durch Beifügung von Wasser und dickflüssigem Paraffin (in Anteilen von 65/20/15).

Tabelle 1. Hauptbestandteile von gereinigtem Wollwachs

Inhalt	Anteile [%]
Kohlenwasserstoff und freie Säuren	2
Freie Alkohole	3
Alkoholester	95
davon: aliphatische Alkohole	20
Cholesterol-Derivate	30
Lanostan-Derivate	27
Nicht identifiziert	18

Durch *Hydrolyse* kann man aus Wollwachs Wollwachssäuren, Sterole und aliphatische Alkohole abspalten, diese Alkohole werden als Wollwachsalkohole bezeichnet, Alcoholes adipis lanae DAB 10. In unterschiedlichen Anteilen finden sich diese Wollwachsalkohole bereits im Ausgangsprodukt Wollwachs, daneben im Lanolin.

Wollwachs vermag in erheblichem Umfang *Wasser* zu *binden*, gereinigtes Wollwachs nimmt bis zum Doppelten seines eigenen Gewichts an Wasser auf. Als Grundlagenbestandteil eines Externums wird Wollwachs zum einen wegen seiner guten Mischbarkeit mit Wasser und anderen Substanzen sowie seinem *Wasserbindungsvermögen* geschätzt, des weiteren wegen seiner hohen Haftfähigkeit auf menschlicher Haut. Wollwachsalkohole in einer Konzentration von 6% (Eucerit®) werden zusammen mit weißer Vaseline (93,5%) und Cetylstearylalkohol (0,5%) als Eucerinum® anhydricum-Grundlage in Verkehr gebracht. Obwohl es sich um das warenzeichenrechtlich geschützte Produkt eines Herstellers (BDF) handelt, wird in der Literatur aber auch der Begriff Eucerin bzw. auch Eucerinum anhydricum uneinheitlich, das heißt für unterschiedliche Zubereitungen, verwendet. Mischt man Eucerinum® anhydricum zu gleichen Teilen mit Wasser (50 : 50 resp. 1 : 1), so erhält man Eucerinum® cum aqua. Diese Zubereitung entspricht der wasserhaltigen *Wollwachsalkoholsalbe* DAB 10. Ein handelsübliches Präparat mit *Wollwachsalkoholen* stellt pH-5-Eucerin® Salbe dar. Diese Zubereitung befindet sich als Arzneimittel im Verkehr, prinzipiell ähnlich zusammengesetzte Zubereitungen als Kosmetika.

Eine verbreitete kosmetische *Wasser-in-Öl-Emulsion* auf Wollwachsbasis stellt die Nivea Creme® dar. Sie bildet den Ausgangspunkt für die meist verwendete Körperpflege-Produktserie der Welt. Unter dermatologischen Gesichtspunkten interessant erscheint, daß diese Zubereitung im Tiegel abgegeben wird und dennoch frei von Konservierungsstoffen ist. Die besondere Widerstandsfähigkeit gegenüber *Kontamination* wird auf die spezielle Gerüststruktur zurückgeführt.

Beim Einsatz von Wollwachsalkohol bzw. Wollwachs gilt es grundsätzlich an die Möglichkeit einer vorbestehenden *Sensibilisierung* zu denken. Im Münchner Krankengut stellen diese beiden Zubereitungen die häufigsten Kontaktallergene unter den geprüften Grundlagenbestandteilen dar. Nähere Angaben finden sich in der beigefügten Tabelle 2.

Die Häufigkeit der nachgewiesenen *Kontaktallergie* auf Wollwachs bzw. Wollwachsalkohole ist vor dem Hintergrund der großen Verbreitung dieser Stoffe zu sehen. Insgesamt stellt die *Sensibilisierung* wohl ein *seltenes* Vorkommnis dar. Sofern nicht bereits eine Kontaktallergie besteht oder zu vermuten ist, können hochqualitative Wollwachs- bzw. Wollwachsalkoholzubereitungen nicht nur bei Gesunden, sondern auch bei Hautkranken eingesetzt werden. Unter allgemeinen Gesichtspunkten sollte dabei aber erwogen werden, im Zusammenhang mit Hautkrankheiten, bei denen es besonders häufig zur Sensibilisierung kommt, speziell Ulcus cruris venosum, auf die Anwendung zu verzichten. Dies gilt in Sonderheit für Wollwachsalkoholzubereitungen.

Tabelle 2. Häufigkeit positiver Reaktionen im Epikutantest mit der Standardreihe bei 12.026 Münchner Patienten. (Nach Enders et al. 1988)

Stoff	Häufigkeit positiver Reaktionen [%]		
	Gesamt	Männer	Frauen
Nickelsulfat	9,2	2,6	13,7**
Duftstoffmischung	8,9	8,8	9,0
Perubalsam	6,3	5,7	6,8
Kobaltchlorid	4,7	3,0	5,9**
Kaliumdichromat	4,3	5,1	3,7**
Lanolinalkohole	4,2	3,6	4,7**
Cainemix	4,2	4,4	4,1
p-Phenylendiamin	4,1	4,3	3,9
Formaldehyd	3,2	3,0	3,4
Benzocain	3,0	3,3	2,8
Kolophonium	2,7	2,5	2,9
Eucerin anhydr.	2,6	2,2	2,9
Vioform	2,6	2,9	2,4
Thiurammix	2,6	2,4	2,7
Mafenid	2,1	2,4	1,8
Parabene	2,0	1,5	2,3*
Gentamycinsulfat	1,4	1,4	1,4
PPD-Mix	1,3	1,9	0,9**
Sublimat	1,3	1,0	1,4
Terpentinperoxid	1,0	1,1	0,9
Epoxidharze	0,9	1,4	0,6**
Phenylmercuriborat	0,7	0,7	0,6
Mercaptomix	0,6	0,7	0,5
Ethylendiamin	0,5	0,6	0,4
Vaselin	0,3	0,2	0,3
Naphthylmix	0,2	0,3	0,2

*/** Unterschied in der Reaktionsfrequenz zwischen den Geschlechtern:
* $p = 0,01$; ** $p = 0,001$.

Sonstige tierische salbenartige Stoffe

Aus dem *Pottwal*, speziell seinen Schädelhöhlen und den Hohlräumen seines Rückgrates, läßt sich durch Reinigung und Abkühlung ein transparenter weißlich glänzender, sich fettig anfühlender Stoff von eigenartigem, allerdings schwachem Geruch gewinnen. Dieser *Walrat* kann Wasser aufnehmen und ergibt so ein Externum, dem gute Pflegeeigenschaften zugesprochen wurden. Er ist ein wesentlicher Bestandteil der *Kühlsalbe* nach DAB 8, *Unguentum leniens*:

Rp.	Gelbes Wachs	7,0
	Walrat	8,0
	Erdnußöl	60,0
	Wasser	25,0
	S.: Kühlsalbe.	

Diese bei Raumtemperatur gelblich-weiße weiche Salbe gibt bei Auftragen auf die Haut Wasser frei, was die Kühlwirkung bedingt. Unter Tierschutzgesichtspunkten erscheint der Einsatz von Walrat heute obsolet. Unter pharmazeutischen Gesichtspunkten läßt sich Cetaceum durch Cetylpalmitat ersetzen. Kühlsalben kommt aber heute in der externen Dermatotherapie ohnehin keine große Rolle mehr zu. Ist die Kühlwirkung doch im Ausmaß gering und unter therapeutischen Gesichtspunkten nicht von entscheidender Bedeutung.

Spült man die entleerten Waben der Honigbiene (Apis mellifera) mit heißem Wasser, so erhält man in Wasser nicht lösliches *gelbes Wachs*, *Cera flava*, durch Bleichen desselben *Cera alba*. Diese beiden Wachse sind in Wasser nicht löslich, gut mischbar aber mit fetten Ölen. Verwendung fand gelbes Wachs unter anderem bei der Kühlsalbe nach DAB 8.

Ebenfalls dem DAB 8 noch geläufig ist der *Schweineschmalz, Adeps suillus*. Für arzneiliche Zwecke wird Schweineschmalz durch Ausschmelzen des Fettanteiles des Fettgewebes von Netz und Nierenlager des Schweines bei 75 bis 100 °C gewonnen. Es handelt sich um eine weiße, weiche und somit gut streichbare fettige Masse ohne Geruch und von mildem Geschmack. Das Hauptproblem bei der praktischen Anwendung stellt das rasche Ranzigwerden dar. Unter diesem Aspekt wurde es früher insbesondere in konservierter Form verwendet, *Benzoe-Schmalz* DAB 6:

Rp.	Schweineschmalz	50,0
	Benzoe	1,0
	Getrocknetes Natriumsulfat	3,0
	S.: Benzoe-Schmalz. Zur äußeren Anwendung.	

Die Möglichkeit einer Kontaktallergie auf Benzoesäure ist zu beachten.

Pflanzliche salbenartige Stoffe

In den letzten Jahren besinnt man sich zunehmend der pflegenden Eigenschaften bestimmter pflanzlicher salbenartiger Stoffe. Dabei handelt es sich insbesondere um Öle. Zu nennen ist unter anderem das bereits angeführte *Olivenöl*, Olivae oleum. Es handelt sich dabei um das durch Kaltpressung von frischen Früchten der Oliva europaea gewonnene klare gelbe Öl von charakteristischem Geruch und Geschmack. Zu nennen ist weiter das *Erdnußöl*, Arachidis oleum, das Glyceride von Ölsäure, Linolsäure und Palmitinsäure enthält und speziell für *Badeöle* Verwendung findet. Weiters wird *Rizinusöl* eingesetzt, speziell für Haarboden-Therapeutika. Zur Behandlung und Pflege der freien Haut wird gerne *Mandelöl*, Amygdalae oleum, eingesetzt, das durch Kaltpressung der reifen Samen von Prunus dulcis erhalten wird.

Synthetische salbenartige Stoffe

Durch Umsetzung von *Ethylenoxid* mit Wasser in unterschiedlichen Mengen erhält man *Polyethylenalkohole* mit unterschiedlichem Polymerisationsgrad und somit Molekulargewicht. Letzteres wird näherungsweise stets mit dem eingesetzten Produkt angegeben, um dieses näher zu charakterisieren. Die allgemeine Formel lautet $HO-CH_2-(CHO_2-O-CH_2)_n-CH_2OH$. Dabei liegt der Wert für *n* zwischen 3 und 200. Polyethylenglykole mit Molekulargewichten bis 600 liegen in der Regel bei Raumtemperatur als farblose Flüssigkeit von schwachem Geruch vor. Bei einem Molekulargewicht zwischen 1.000 und 6.000 handelt es sich um eine weiße geruchlose Masse von wachsartigem Aussehen. Polyethylenglykol ist eine hydrophile und damit abwaschbare Grundlage. Das DAB 8 kennt eine *Polyethylenglykol-Salbe*:

Rp.   Polyethylenglycol. 300
       Polyethylenglycol. 1500   aa ad   100,0
       S.: Polyethylenglycol-Salbe.

Viele Wirkstoffe lösen sich hervorragend in Polyethylenglykol-Salben. Dies kann aber zur Folge haben, daß sich ein *ungünstiger Verteilungskoeffizient* in Richtung auf die Haut ergibt. Darüber hinaus ist mit *Irritation* zu rechnen.

Emulgatoren

In vielen Fällen erscheint es wünschenswert, Externa aus einer Wasser- und einer Lipidphase einzusetzen. Derartige Emulsionssysteme können von allein stabil sein, wenn zumindest eine Lipidkompomente selbst Emulgatoreigenschaften hat. Der Fall ist dies insbesondere bei Wollwachs bzw. bei Wollwachsalkoholen sowie dem darin enthaltenen *Stearylalkohol* bzw. *Cholesterol*. Das mehr oder minder farb- und geruchlose, gut fettlösliche Cholesterol eignet sich als Wasser-in-Öl-Emulgator. Er wird insbesondere auch in Produkten zur Haut- und Haarpflege eingesetzt. Einen weiteren möglichen Emulgator stellt der Ethylenoxidaddukt *Polyethylenglykol-(PEG-) Sorbitanfettsäureester* dar, auch als *Polysorbat* bekannt. Polysorbat gilt als besonders gut verträglicher und damit verhältnismäßig sicherer Öl-in-Wasser-Emulgator.

Große praktische Bedeutung kommt dem *Cetylstearylalkohol* DAB 9 (*Lanette O*) zu. Es handelt sich um ein wachsartiges gelbliches Stoffgemisch aus Cetylalkohol und Stearylalkohol. Cetylalkohol ($C_{16}H_{34}O$) und Stearylalkohol ($C_{18}H_{38}O$) wird durch katalytische Reduktion der korrespondierenden freien Fettsäuren bzw. ihrer Ester gewonnen. Speziell zur Gewinnung von Salben eignet sich emulgierender *Cetylstearylalkohol* (*Lanette N*). Ihn erhält man durch Beimengung von Cetylstearylschwefelsaurem Natrium und Wasser zu Stearylalkohol. Mit emulgierendem Cetylstearylalkohol läßt sich die bereits erwähnte *hydrophile Salbe* DAB 8 herstellen, auch Unguentum emulsificans genannt. Diese Zubereitung wird auch als Komplexemulgatorsalbe bezeichnet, sie kann große Mengen an Wasser binden. Gut wasserlösliche Wirkstoffe liegen in der hydrophilen Salbe in echter wäßriger Lösung vor, was der Penetration in die Haut dienlich ist.

Durch Beimengung von 70 Teilen Wasser zu 30 Teilen hydrophiler Salbe erhält man die wasserhaltige hydrophile Salbe DAB 8, *Unguentum emulsificans aquosum*. Diese Öl-in-Wasser-Emulsion läßt sich beliebig verdünnen und somit auch gut abwaschen. Sie zieht gut in die Haut ein und läßt sie so nicht fettig erscheinen. Desweiteren gibt es keinen Okklusionseffekt, der sich insbesondere im Bereich von Öffnungen der Hautanhangsgebilde ungünstig auswirken könnte. Besonders geeignet ist die wasserhaltige hydrophile Salbe zur Anwendung am Haarboden. Führt sie doch wesentlich weniger als andere Zubereitungen zu einem Fettglanz der Haarschäfte und läßt sich doch im Rahmen der Haarwäsche gut entfernen. Wie auch aus der hydrophilen Salbe werden wasserlösliche Wirkstoffe hervorragend freigesetzt und können so gut in die Haut penetrieren. Aufgrund der hohen Wasserverdunstung wirkt Unguentum emulsificans aquosum kühlend und entquellend, insgesamt merklich entzündungshemmend. Besonders geeignet ist die Zubereitung bei atopischen Ekzemen, nachdem ein initial nässender Hautzustand bereits erfolgreich nach dem Prinzip fett-feucht angegangen worden ist und ehe man auf eine reine Salbentherapie überwechselt.

Emulgatoren stellen nicht nur wesentliche Bestandteile vieler *Dermatika*, sondern auch von Kosmetika dar. Nicht ganz selten kommt es zu der Ausbildung eines *allergischen Kontaktekzems*. Unter den insbesondere in Kosmetika gebräuchlichen Emulgatoren steht dabei Triethanolamin im Vordergrund, unter denen, die auch bei Dermatika eine große Rolle spielen, Cetylstearylalkohol. Bei etwa einem Zehntel der Patienten mit Verdacht auf durch Kosmetika oder Dermatika bedingtes allergisches Kontaktekzem kann man wenigstens einen Emulgator als Allergen identifizieren. Dabei sind neben den genannten die folgenden Emulgatoren beachtlich: Sorbitansesquioleat, Polyoxyethylensorbitan-Monopalmitat, Polyoxyethylensorbitan-Monooleat und Amerchol L101 (nach Tosti et al. 1990).

Konservierungsstoffe

Bei vielen Externa stellt sich die Frage der Gefährdung der Zubereitung durch *mikrobielle Kontamination*. Dem kann man durch Einarbeitung von *Konservierungsstoffen* begegnen. Allerdings sind Konservierungsstoffe relativ häufige *Kontaktallergene*. Deshalb muß man stets versuchen, ohne Konservierungsmittel auszukommen. Dies gilt insbesondere für Fertigarzneimittel, die in *Tuben* abgegeben werden. Keine wesentliche Notwendigkeit der Konservierung besteht bei ausschließlich aus salbenartigen Stoffen aufgebauten Systemen, d. h. Fettsalben. Bei Salben sollte es zumindest in vielen Fällen ebenfalls möglich sein, durch geeignete Vorkehrungen wie etwa *Sterilabfüllung* auf Konservierungsstoffe zu verzichten. Eine konservierungsstofffreie handelsübliche Zubereitung, die auch zur Rezeptur Verwendung finden kann, stellt die Dermatop®-Basissalbe dar. Bei Cremes hingegen wird heute noch durchweg konserviert. Generell aber gilt, daß sowohl in der Kosmetik wie in der Pharmazeutik unter Verträglichkeitsgesichtspunkten zunehmend versucht wird, Konservierungsstoffe einzusparen.

Große Bedeutung in der Praxis haben die *Parabene*. Im Münchner Krankengut fanden sich bei 2% der untersuchten Patienten mit Verdacht auf Kontaktallergie positive Reaktionen. Dies ist aber vor dem Hintergrund des breiten Einsatzes zu sehen. Während man bis vor einiger Zeit dazu tendierte, auf Parabene zur Konservierung – soweit möglich – zu verzichten, wird jetzt nach zunehmender Erfahrung mit den Alternativen vermehrt auf sie wieder zurückgegriffen. Insgesamt ist das *Gefährdungspotential* als vergleichsweise *gering* zu erachten. Im Rahmen der Rezeptur gilt es stets, das Risiko einer Kontaktallergie gegen das der mikrobiellen Kontamination abzuwägen.

Kann eine längere Aufbewahrung oder ein unvorsichtiger Umgang mit der Zubereitung nicht ausgeschlossen werden, so empfiehlt sich in Übereinstimmung mit dem Arzneibuch insbesondere der Einsatz von Parabenen, speziell *Nipagin* und *Nipasol*. Ihre Einsatzkonzentration beträgt im Regelfall 0,06, respektive 0,04%. Nach DAB 9 können Öl-in-Wasser-Emulsionen auch mit 0,1% *Sorbinsäure* versetzt werden. Für Hydrogele empfiehlt sich ein Gemisch von Sorbinsäure 0,1% und Kaliumsorbat 0,1%. In Betracht kommen desweiteren Chlorbutanol und Chlorhexidinacetat in Konzentrationen von 0,5, respektive 0,1%. Erwägt man den Einsatz von Parabenen, so empfiehlt sich unter Wirksamkeitsgesichtspunkten die Kombination von *Methyl-* und *Propylparaben*. Gebräuchliche Konzentrationen sind bis zu 0,1 bzw. 0,04%. Die Parahydroxybenzoe-Säure- oder PHB-Ester erfassen gleichermaßen Bakterien und Pilze.

Ein Problem unter *Wirksamkeitsgesichtspunkten* stellen *Pseudomonaden* dar. Sie werden insbesondere von Formaldehydabspaltern erfaßt, die wiederum ein spezielles allergologisches Risiko beinhalten. Zu nennen ist Imidazolinyl-Harnstoff (Germall 115). Eingesetzt wird Germall 115 in Kosmetika, häufig zusammen mit PHB-Estern. In seinen erwünschten Eigenschaften ähnlich ist Quaternium 15.

Unter dem Aspekt der Vermeidung von Parabenen hat man bei der Formulierung von Kosmetika in den letzten Jahren verstärkt auf ein Gemisch von *5-Chloro-2-methyl-4-isothiazolin-3-on* und *2-Methyl-4-iso-thiazolin-3-on* zurückgegriffen (Kathon CG®). Hierunter ist es aber zur raschen Sensibilisierung gekommen. In Europa wird die Sensibilisierungsrate bei mit dem Epikutantest untersuchten Patienten im Rahmen der ICDRG mit 0,58% beziffert, für Deutschland werden Quoten von 3,4–4,7% genannt. Die Zahlen für die USA liegen bei 0,4–3,6%. Die dortige Vergleichszahl für Parabenester liegt bei 3,5% (nach Schöpf u. Baumgartner 1990).

1.3.4 Gezielter Einsatz von unterschiedlichen Grundlagen im Rahmen der Dermatotherapie

Anwendung in Abhängigkeit vom Hautzustand

Bei der Auswahl eines topischen Dermatikums spielt die *Grundlage* eine wesentliche Rolle. Insbesondere kann bei wichtigen Hautkrankheiten aus der Diagnose allein nicht auf die richtige Arzneiform geschlossen werden. Vielmehr gilt es den *Hautzustand* zum gegebenen Zeitpunkt zur Grundlage der Auswahl zu machen. Desweiteren ist die *Lokalisation* der Veränderungen von wesentlicher Bedeutung. Eine wesentliche Rolle bei der Auswahl der Grundlage spielt auch der *Hauttyp*, also ob die Neigung zu trockener oder fettiger Haut vorliegt. Der *Eigenwirkung* der Grundlage wird insbesondere bei akuten Dermatosen große Bedeutung zugemessen. Zu nennen ist der Einsatz eines feuchten Umschlages bei akut nässendem atopischem Ekzem. Die polare Situation stellen exquisit chronische Dermatosen dar, etwa die Prurigo simplex subacuta, bei denen die alleinige Anwendung eines Wirkstoffs wie etwa Teer in Betracht kommt.

Regelhaft gilt insbesondere beim atopischen Ekzem, daß im Laufe der Behandlung der Flüssigkeitsgehalt der Externa sich parallel zu dem sich verändernden Hautzustand verringern soll, der Fettanteil vergrößern. Prototypisch soll mit dem *akut näs-senden* Zustand der *feuchte Umschlag* korrespondieren, mit dem *akuten* Zustand die *Schüttelmixtur*, mit dem *subakuten* die *Emulsion*, zunächst vom Typ Öl-in-Wasser, dann Wasser-in-Öl, dem *chronischen* die *Paste* bzw. *Fettsalbe*. Dabei gilt es die zum Teil geringe Akzeptanz dieser Anwendungen zu berücksichtigen, insbesondere bei ambulanter Behandlung. Hier können alternativ zunächst Lotionen, dann Öl-in-Wasser-Emulsionen, Wasser-in-Öl-Emulsionen und Hydro- bzw. Lipogele erwogen werden. Dabei darf nicht übersehen werden, daß diese sogenannten modernen Grundlagen zum Teil eine geringere Eigenwirkung haben. Desweiteren ist das Risiko der Behandlung eher größer, etwa aufgrund der häufig beigefügten Konservierungs-stoffe.

Bei Neigung zu fettiger Haut, *Seborrhoe*, sind generell hydrophobe Zubereitungen wie Fettsalben, wenn überhaupt, mit größter Vorsicht einzusetzen. Hier sind leicht Fett aufnehmende und austrocknende Zubereitungen zu bevorzugen, etwa stark was-serhaltige Öl-in-Wasser-Emulsionen. Das Gegenteil gilt für die trockene Haut, die *Sebostase*. Hier sind insbesondere Fettsalben indiziert, daneben aber auch Wasser-in-Öl-Emulsionen. Letztere sind hier insbesondere dann zu bevorzugen, wenn die Nei-gung zur Follikulitis besteht.

Bei Erkrankungen des *seborrhoischen Formenkreises* sind neben feuchten Umschlägen und Schüttelmixturen unter Umständen Pasten, desweiteren in Sonder-heit Öl-in-Wasser-Emulsionen zu erwägen. Bei mit Sebostase einhergehenden Erkrankungen sind insbesondere Wasser-in-Öl-Emulsionen, aber auch Fettsalben angezeigt.

Zu berücksichtigen gilt es, daß in unterschiedlichen *Lokalisationen* bei einem Individuum beide Zustände gleichzeitig vorkommen können. So können der Mittel-gesichtsbereich sowie der Rumpf in seiner Mitte seborrhoisch und gleichzeitig die Extremitäten sebostatisch sein. Hier ist dann bei einem Individuum zu einem Zeit-punkt in unterschiedlichen Lokalisationen unterschiedlich zu verfahren.

Besonderer Überlegungen bedürfen das *Kapillitium* und andere behaarte Körper-areale. Unter ästhetischen Gesichtspunkten kommt insbesondere die Anwendung von flüssigen Externa in Betracht. Dies reicht allerdings nicht immer aus. Dann müs-sen fetthaltige, aber dennoch leicht auswaschbare Grundlagen angewendet werden. Insbesondere sind Öl-in-Wasser-Emulsionen zu nennen, etwa wasserhaltige Poly-ethylenglykol-Salbe.

In *intertriginösen Räumen* muß speziell bei mazerativen Erkrankungen die Grundlage austrocknend wirken und gleichzeitig den direkten Hautkontakt unter-binden. Hier eignen sich Zubereitungen mit festen Bestandteilen wie Puder und Schüttelmixturen, speziell aber Pasten.

Nicht nur wegen der im Gesichtsbereich so häufigen Neigung zur Seborrhoe, son-dern auch unter dem Aspekt des mit der Anwendung zu fetter Zubereitungen verbun-denen Glanzes muß hier verstärkt auf Öl-in-Wasser-Emulsionen zurückgegriffen werden.

Bei den Händen gilt es häufig unter therapeutischen Aspekten zwischen Handrük-ken und Hohlhand zu differenzieren. Während beim atopischen Ekzem am Hand-rücken unter Umständen aufgrund der Exsikkation eine Fettsalbe indiziert sein kann, kann gleichzeitig im Fingerbeerenbereich wegen dyshidrosiformer Erscheinungen die Notwendigkeit zur Anwendung von Öl-in-Wasser-Emulsionen oder gar feuchten Umschlägen gegeben sein. Entsprechendes gilt für die Füße.

Verordnung von wirkstofffreien Dermatika und Hautschutzmitteln in der gesetzlichen Krankenversicherung

Im Jahr 1992 wurden 112 Mio. definierte Tagesdosen von wirkstofffreien Dermatika und Hautschutzmitteln im Sinne des Arzneiverordnungsreports verordnet. Dabei gilt es zu berücksichtigen, daß hierunter zum Teil auch wirkstoffhaltige Externa subsumiert werden, insbesondere entzündungshemmende Externa ohne Glukokortikoid. Immerhin liegen diese Dermatika damit an zweiter Stelle nach den Kortikosteroiden. Zudem wies diese Gruppe von Dermatika gegenüber dem vorigen Berichtszeitraum den größten Zuwachs auf. Am häufigsten eingesetzt wurde Linola®, ein *linolsäurehaltiges Externum*, das sich in Form von einer Öl-in-Wasser-Emulsion und einer Wasser-in-Öl-Emulsion in Verkehr befindet. Angesichts des Linolsäureanteiles gilt es zu diskutieren, ob es sich um ein wirkstoffhaltiges Dermatikum handelt. Es kann aber gegenwärtig sicherlich auch als *Grundlage* angesehen werden, zumal der Hersteller es auch für die *Rezeptur* empfiehlt. Als eindeutig frei von Wirkstoffen anzusehen ist Asche-Basis-Creme/Salbe, entsprechendes gilt für die Dermatop®-Basis-Zubereitungen. Die Zahlen für die verordneten Tagesdosen 1992 lauten 57 Mio. bzw. 6,8 und 5,2 Mio.

Rezeptur

Im Rahmen der individuellen *Rezeptur* kann auf Zubereitungen aus den Arzneibüchern bzw. Rezeptformel-Sammlungen zurückgegriffen werden. Desweiteren kann man handelsübliche Basiszubereitungen einsetzen. Da bei Patienten mit Kontaktallergie im Einzelfall eine bestimmte Grundlage kontraindiziert sein kann, ist es sinnvoll, über hinreichend viele Alternativen zu verfügen. Stets muß man auch beachten, daß die Wirkstoffe in den entsprechenden Grundlagen in der gewünschten Menge eingearbeitet werden können, insbesondere, daß während des *Anwendungszeitraumes* Stabilität gewährleistet ist, resp. zumindest für *4 Wochen* (vgl. Tabellen 3–5). Länger sollte eine offizinelle Zubereitung nicht eingesetzt werden. Um hierbei sicherzugehen, kann man auf die im folgenden wiedergegebenen Tabellen zurückgreifen. Vor der Auswahl der Grundlage muß man eine Kontaktallergie auf Grundlagenbestandteile ausschließen. Deshalb finden sich in den Übersichten zur Zusammensetzung wichtiger Grundlagen aus der Gruppe der Fertigarzneimittel entsprechende Angaben (s. S. 43–44).

Tabelle 3. Maximale Inkorporierbarkeit von Wirkstoffen in fertige Grundlagen: Linola-Emulsion und Linola-Fettemulsion. (Nach Herstellerangaben)

Wirkstoffe	Linola-Emulsion[%]	Linola-Fettemulsion [%]
Allantoin	2	2
Bufexamac	5	5
Chlortetracylin HCl	2	2
Clotrimazol	1	–
Erythromycin	2	2
Estriol	–	0,1
Harnstoff	20	10
Hydrocortison	1	1
Lidocain HCl	4	4
Menthol	5	5
Metronidazol	2	2
Pheniraminhydrogenmaleat	2	2
Salicylsäure	5	5
Schwefel	10	10
Testosteronpropionat	–	2
Triamcinolonacetonid	0,1	0,1
Vitamin-A-Säure	0,05	–

Tabelle 4. Maximale Inkorporierbarkeit von Wirkstoffen in fertige Grundlagen: Dermatop-Basiscreme, Dermatop-Basissalbe und Dermatop-Basisfettsalbe. (Nach Herstellerangaben)

Wirkstoffe	Dermatop-Basiscreme [%]	Dermatop-Basissalbe [%]	Dermatop-Basisfettsalbe [%]
Ammoniumbituminosulfonat	5	–	5
Chloramphenicol	2	2	2
Clioquinol	10	10	10
Dithranol	2	2	2
Erythromycin	2	–	2
Harnstoff, gelöst	10	10	10
Harnstoff, gepulvert	20	20	20
8-Hydroxychinolin	10	10	10
Isopropanol 70%	5	5	5
Liquor carbonis detergens	5	–	5
Pix lithanthracis	10	10	10
Polidocanol	4	–	–
Salicylsäure	10	10	10
Schwefel	10	10	10
Tetracyclin-HCl	6	3	3

Tabelle 5. Maximale Inkorporierbarkeit von Wirkstoffen in fertige Grundlagen: Eucerinum anhydricum und Eucerinum cum aqua. (Nach Herstellerangaben)

Wirkstoffe	Eucerinum anhydricum [%]	Eucerinum cum aqua [%]
Allantoin	–	2,0
Aluminiumacetat-tartrat-Lösung	–	10,0
Aluminium chloratum	–	10,0
Ammoniumbituminosulfonat	–	20,0
Aqua calcariae DAB 6	50,0	60,0
Benzalkoniumchlorid	–	2,0
Chlorhexidingluconat	–	1,0
Clioquinol	–	5,0
Clotrimazol	–	1,5
Dexamethason	0,05	0,05
Dithranol	1,0	1,0
Erythromycin	–	1,5
Harnstoff	–	7,5
Hydrocortison	2,0	2,0
Hydrocortisonacetat	2,0	2,0
Lebertran	5,0	–
Neomycinsulfat	–	0,5
Nystatin	–	2,0
Pix lithanthracis	–	10,0
Prednisolon	1,0	1,0
Prednisolonacetat	–	1,0
Salicylsäure	–	10,0
Steinkohlenteer	10,0	10,0
Triamcinolonacetonid	–	0,1
Vitamin-A-Säure	–	0,05

Bestandteile für die Rezeptur geeigneter Fertiggrundlagen: Linola-Emulsion und Linola-Fettemulsion (nach Herstellerangaben).

Linola-Emulsion:
- Bienenwachs,
- Decyloleat,
- Fettalkoholpolyglycolether,
- ungesättigte Fettsäuren,
- Glycerolmonostearat,
- Phenoxyethanol,
- Stearinpalmitinsäure,
- Wasser.

Linola-Fettemulsion:
- Aluminiumstearat,
- Betacaroten,
- Bienenwachs,
- Cetylstearylalkohol,
- Decyloleat,
- hydr. u. raff. Erdnußöl,
- Fettsäuregemisch,
- Hartfett,
- Paraffine,
- Sorbitanstearat,
- DL-α-Tocopherolacetat,
- Vaseline,
- Wollwachs,
- Wollwachsalkohole,
- Wasser,
- Magnesiumstearat,
- Geruchsstoff.

Bestandteile für die Rezeptur geeigneter Fertiggrundlagen: Dermatop-Basiscreme, Basissalbe und Basisfettsalbe (nach Herstellerangaben)

Dermatop-Basiscreme:
- Benzylalkohol,
- Editinsäure,
- Fettalkohole (1-Octadecanol=Stea-rylakohol, 1-Hexadecanol=Cetylal-kohol, 1-Tetradecanol=Myristylal-kohol),
- 2-Octyldodecanol,
- dünnflüssiges Paraffin,
- Polysorbat 60,
- Sorbitanmonostearat,
- gereinigtes Wasser.

Dermatop Basissalbe:
- Editinsäure,
- Glycerinmonooleat,
- Magnesiumsulfat,
- 2-Octyldodecanol,
- gereinigtes Wasser

Dermatop-Basisfettsalbe:
- Glycerolmonooleat,
- 2-Octyldodecanol,
- weiße Vaseline.

Benötigte Mengen

Bei Ganzkörperanwendung benötigt man für die einmalige regelrechte Auftragung einer Salbe oder Creme etwa 30–60 g. Bei Glukokortikoid-Externa stellt dies einen erheblichen Kostenfaktor dar, was Berücksichtigung finden muß, wenn es über die Frage der systemischen oder topischen Therapie zu befinden gilt. Für die einmalige Behandlung von Händen, Gesicht, Kopf oder Anogenitalbereich benötigt man jeweils etwa 2 g. Die entsprechenden Zahlen für die obere Extremität, Vorder- und Rücken-fläche des Rumpfes betragen 3 g und eine untere Extremität 4 g. Grundsätzlich ist der Patient von vornherein auf die Notwendigkeit, hinreichend große Mengen aufzutra-gen, hinzuweisen, um nicht von vornherein den Therapieerfolg zu gefährden. Selbst-verständlich müssen die erforderlichen Mengen auch bei der Verschreibung Beach-tung finden, wenn es um die Wahl der Packungsgröße geht. Die Packungsgröße gilt es insbesondere auch unter Kostengesichtspunkten adäquat zu wählen. Eine zu große verordnete Menge führt zu unwirtschaftlicher Verordnung, da ein Teil des verordne-ten Präparates letztlich weggeworfen werden muß. Andererseits führt die Verord-nung von großen Packungsgrößen bei entsprechendem Bedarf zu einer erheblichen Verkleinerung der Kostenbelastung. Auch bei Dermatika zur äußeren Anwendung gibt es heute in der Regel die Unterteilung der Packungsgrößen in N1 bis N3. N1 stellt häufig eine sehr kleine Menge dar, bei Dermatop® Salbe z. B. 10 g, bei der korrespon-dierenden Basissalbe 50 g. N3 bedeutet demgegenüber 100, respektive 500 g. Für den Klinikbereich stehen sogar Packungen von 1000 bzw. 900 g zur Verfügung. Bei der Rezeptur mit Fertiggrundlagen sind deren Mengen stets etwas geringer zu wählen als die korrespondierende handelsübliche Abgabemenge, da der Apotheker die Behält-nisse wie etwa Tuben nicht unbedingt vollständig entleeren kann.

1.4 Wirkstoffhaltige Zubereitungen zur örtlichen Anwendung und ihre Wirkungen: Differente Behandlung

Wirkstoffhaltige Präparate zur örtlichen Anwendung an der Haut werden noch wesentlich häufiger als Grundlagen verordnet. Nach Analgetika, Antitussiva/Expectorantia, Magen-Darm-Mitteln und Psychopharmaka werden Dermatika generell am meisten verordnet. Unter den 2.000 am meisten verordneten Fertigarzneimitteln finden sich 1992 139 dermatologische Präparate. Diese Präparate machen 81,6% im Marktsegment aus. Dies spiegelt den relativ geringen Anteil der einzelnen Präparate wider, respektive die relativ große Bedeutung weiterer Präparate. Betrachtet nach Tagesdosen, stellen Hautärzte nach Allgemeinmedizinern, Internisten, Augenärzten, Kinderärzten und Gynäkologen die wichtigste Verordnergruppe dar. Auf eine Verordnung eines Hautarztes entfielen 23 definierte Tagesdosen, der Durchschnittswert der Verordnung lag bei DM 27, –. Insgesamt werden Dermatika nicht vorwiegend von Hautärzten verordnet, vielmehr insbesondere von Allgemeinmedizinern. Der Anteil der Hautärzte an den Verordnungen der Indikationsgruppe beläuft sich nur ungefähr auf ein Viertel. Dies macht deutlich, daß jeder Arzt eine umfassende Kenntnis der Dermatotherapie besitzen muß.

Unter den Dermatika stehen die *Kortikosteroide* ganz im Vordergrund. Mit weitem Abstand folgen Antiphlogistika/Antipruriginosa, wirkstofffreie Dermatika und Hautschutzmittel, Aknemittel, Antiinfektiva. Medizinische Kopfwaschmittel, Keratoplastika und Psoriasismittel treten dagegen in der Zahl der Verordnungen weit in den Hintergrund. Unter den zehn am häufigsten verordneten Fertigpräparaten liegt ein Basispräparat an der Spitze (Linola®). Vier der zehn am häufigsten verordneten Präparate sind Antiinfektiva, zwei davon antivirale und zwei antibakterielle, drei repräsentieren Glukokortikoid-Präparate, darunter an erster Stelle Dermatop®, zwei nichtsteroidale Entzündungshemmer.

1.4.1 Glukokortikoide

Allgemeines

Glukokortikoide zur örtlichen Anwendung wurden 1952 von Sulzberger und Witten in die Therapie von Hautkrankheiten eingeführt. Dies bedeutete eine Revolution in der topischen Dermatotherapie. Hautkrankheiten wie das atopische Ekzem, die zuvor unter Umständen einer vielwöchigen stationären Behandlung bedurften, konnten in wenigen Wochen erfolgreich behandelt werden, unter Umständen sogar unter Verzicht auf eine stationäre Behandlung. Nach Kligman unterscheidet man denn auch zwei Zeitalter der Dermatotherapie, nämlich die *vor* und *nach* Einführung des *Hydrocortisons*. Von Anfang an war klar, daß Hydrocortison zwar einen wesentlichen Fortschritt brachte, aber doch nicht stark genug war, um andere entzündliche Hauterkrankungen als das atopische Ekzem erfolgreich zu behandeln. Deshalb wurde das Glukokortikoidgerüst weiter abgewandelt, um so zu stärker wirksamen verwandten Substanzen zu kommen. Dabei wurden im wesentlichen zwei Prinzipien berücksichtigt. Zum einen galt es die *Bioverfügbarkeit* der Steroidkörper zu verbessern, dies gelang insbesondere über die Einfügung von Seitenketten, die eine stärkere Hydrophilie bewirkten. Insbesondere erwies sich die Veresterung als bedeutsam. Zum zweiten galt es die *Aktivität* zu steigern, hierbei griff man zunächst vor allem auf die Halogenierung zurück, die Einfügung insbesondere von Fluoratomen, daneben aber auch Chloratomen. Einen wesentlichen Durchbruch stellte Anfang der 60er Jahre die Einführung des fluorierten Glukokortikoids *Triamcinolonacetonid* dar. Damit ließ sich auch die andere, nichterregerbedingte häufige entzündliche Hautkrankheit, nämlich die *Psoriasis vulgaris*, erfolgreich behandeln. Allerdings zeigte sich rasch, daß mit der Verstärkung der erwünschten Wirkung auch unerwünschte Wirkungen verbunden waren, die man bei Hydrocortison nicht gesehen hatte. Bereits 1963 beschrieben die Brüder Epstein sogenannte *atrophische Striae* als Ausdruck einer permanenten *Hautatrophie*. Zudem wurde man sich der Möglichkeit bewußt, daß bei großflächiger Anwendung stärkerer topischer Glukokortikoide auch eine *Unterdrückung* der *Hypophysen-Nebennierenrinden-Achse* möglich war, wie sie von der systemischen Glukokortikoidtherapie bereits bekannt war. Zunächst war das Ziel der Weiterentwicklung der topischen Glukokortikoide aber noch auf eine weitere Verstärkung der erwünschten Wirkung ausgerichtet. Ihren Höhepunkt fand diese Entwicklung mit dem *Clobetasolpropionat*, das bis heute das stärkste topische Glukokortikoid bleiben sollte. Hier sind in den Glukokortikoidgrundkörper zwei Chlor- und ein Fluor-Atom eingefügt. Fortan richtete sich das Augenmerk mehr auf die Erlangung eines topischen Glukokortikoids, das gleichermaßen wirkstark wie nebenwirkungsarm war. Den ersten Vertreter einer neuen Generation von Glukokortikoiden, die dieser Anforderung entsprachen, stellt das Prednicarbat (Abb. 2) dar. In der Folgezeit wurden weitere entwickelt, unter anderem das Hydrocortisonaceponat.

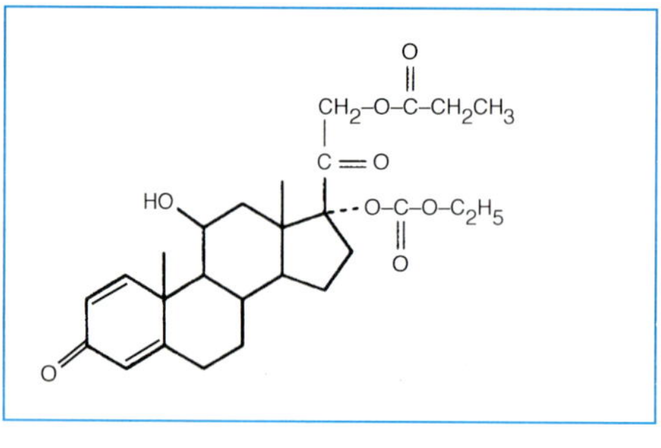

Abb. 2. Strukturformel von Prednicarbat

Diese Substanzen lassen sich chemisch verstehen als nicht-halogenierte Doppelester. Durch Verzicht auf die Halogenierung konnte das Potential unerwünschter Arzneimittelwirkungen, insbesondere der Hautatrophie, wesentlich vermindert werden, durch die doppelte Veresterung in Position 17 und 21 konnte gleichzeitig eine mittlere Wirkstärke erhalten werden.

Chemie

Die topischen Glukokortikoide leiten sich vom Cyclopentanoperhydrophenanthren-Ring ab (näheres s. systemische Therapie). Das ursprünglich in die Therapie eingeführte und auch heute noch in erheblichem Umfang verwendete *Hydrocortison* ist nahe mit dem körpereigenen Glukokortikoid Cortisol verwandt. Einen anderen wichtigen Ausgangspunkt für die Entwicklung topischer Glukokortikoide bildete das *Prednison* bzw. Prednisolon (Abb. 3). Hierbei handelt es sich um diejenigen Glukokortikoide, die im Zusammenhang mit der systemischen Therapie als Leitsubstanzen angesehen werden. Im Rahmen der topischen Therapie muß Prednisolon freilich als schwach wirksam angesehen werden. Vom Prednisolon lassen sich aber mittelstarke topische Glukokortikoide ableiten, wie das Prednicarbat ausweist. Einen weiteren wichtigen Glukokortikoid-Grundkörper repräsentiert das Betamethason, das bei der systemischen Gabe wesentlich stärker ist als Prednisolon. Im Zusammenhang mit der topischen Therapie eignet es sich in veresterter Form. Einfach verestert wird es als *Betamethason-17-valerat* (Abb. 4) verwendet, eine Produktreihe mit diesem Wirkstoff war lange Zeit in Deutschland am stärksten verbreitet unter allen topischen Glukokortikoiden. Noch etwas stärkere Wirkung erzielt man durch doppelte Veresterung, auf diese Weise erhält man Betamethasondipropionat.

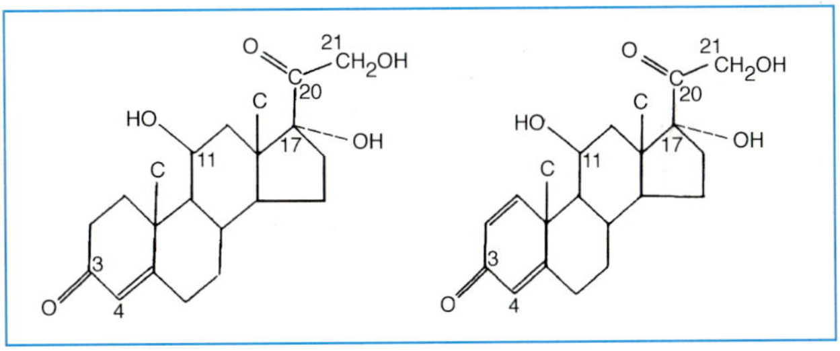

Abb. 3. Strukturformeln von Hydrocortison und Prednisolon

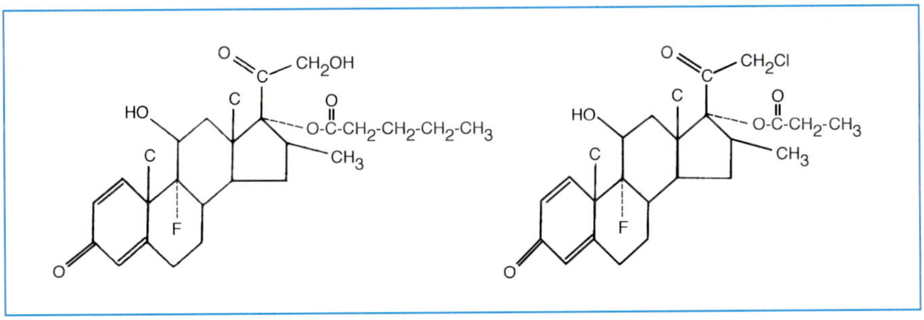

Abb. 4. Strukturformeln von Betamethason-17-valerat und Clobetasolpropionat

Wirkmechanismus

Die Glukokortikoide binden an *zytosolische Steroidrezeptoren*, wie sie nicht zuletzt in der menschlichen Haut vorkommen. Es entsteht auf diese Weise ein *Glukokortikoid-Hormonrezeptor-Komplex*. Dieser wird in den Zellkern transportiert und bindet dort an einen nukleären Rezeptor. Hierdurch kommt es zu einer Beeinflussung der Messenger-RNS-Synthese und konsekutiv bestimmter Proteine. Diese sind für die Beeinflussung des Zellstoffwechsels von entscheidender Bedeutung. Der im Zellkern befindliche Rezeptor wird durch ein bestimmtes Gen determiniert. Er gehört zu einer Rezeptor-Superfamilie, die auch für andere Wirkstoffe zuständig ist, insbesondere Vitamin A. Zentrale Bedeutung unter den regulierten Proteinen besitzen die *Lipocortine* (Lipocortin I – Lipocortin VIII), die unter anderem auch als Annexine bezeichnet werden. Unter funktionellen Gesichtspunkten kann man auch von Lipomodulin oder Makrocortin sprechen. Makrocortin beeinflußt die Phospholipase A2, die die Arachidonsäurebildung reguliert. Arachidonsäure wiederum stellt den Vorläufer von Prostaglandinen und Leukotrienen dar, die bei Entzündungsreaktionen der Haut von zentraler Bedeutung sind. Nach neueren Erkenntnissen moderieren die Glukokortikoide aber unabhängig von Makrocortin die Arachidonsäurebildung.

Glukokortikoide hemmen die Freisetzung *lysosomaler Enzyme*, insbesondere auch in der menschlichen Haut über einen *membranstabilisierenden Effekt*. Dies dürfte wesentlich sein für den *antiinflammatorischen Effekt*, wie er bei der Behandlung der Sonnenbrandreaktion oder eines Ekzems ausgenutzt wird. Ein weiterer im Rahmen der topischen Therapie relevant erscheinender Effekt ist die Beeinflussung der *mitotischen Aktivität* bzw. DNS-Synthese, insbesondere auch an der Haut. Dies dürfte eine wesentliche Rolle bei der Behandlung der Psoriasis vulgaris spielen, man spricht von einem *antiproliferativen Effekt*. Glukokortikoide hemmen allgemein die Proteinsynthese, speziell auf der Ebene der Fibroblasten, die Kollagen- und Glukosaminoglykan-Synthese. Hierin liegt die Ursache für den bei vielen topischen Glukokortikoiden zu beobachtenden *atrophisierenden Effekt*.

Bei topischer Applikation werden topische Glukokortikoide in sehr unterschiedlichem Umfang in die Haut aufgenommen. Eine wesentliche Rolle spielt dabei die Lokalisation. So wird radioaktiv markiertes Hydrocortison im Bereich der Skrotalhaut 42mal so stark resorbiert wie am Vorderarm. Die durchschnittliche absorbierte Menge aus einer topischen Zubereitung liegt größenordnungsmäßig nur bei 1%. Eine wesentliche Steigerung ist durch Okklusion möglich. Bereits in der Haut kommt es unter Umständen zur Verstoffwechslung. Insbesondere dürften hier Esterasen eine Rolle spielen. Die günstige *Wirkungs-/Nebenwirkungs-Relation* bei den nicht halogenierten Doppelestern wird mit der Stoffumwandlung in der Haut in Verbindung gebracht. Dies gilt gleichermaßen für die Reduktion von örtlichen unerwünschten Wirkungen wie von systemischen.

Zentrale Bedeutung im Zusammenhang mit der antiinflammatorischen Wirkung von Glukokortikoiden kommt der *vasokonstriktorischen Wirkung* zu. Sie läßt sich mit bloßem Auge nach Applikation eines Glukokortikoids auf normale Haut als Abblassung erkennen. Darauf beruht der *Abblassungstest* nach McKenzie und Stoughton. Dieser Test erlaubt es, eine Vielzahl unterschiedlicher topischer Glukokortikoide in bezug auf ihre erwünschte Wirkung zu untersuchen. Er dient damit zum einen als *Screening-Test* für neue Substanzen, zum anderen zur vergleichenden Ermittlung der Wirkstärke. Um aussagefähige Ergebnisse zu erhalten, müssen die inzwischen wohl definierten Versuchsbedingungen aber genau eingehalten werden.

Ein anderes wichtiges *Entzündungsmodell* zur Bewertung stellt der *UV-Erythemtest* dar. Hierbei wird die Beeinflussung eines induzierten und somit definierbaren UV-Erythems untersucht. Will man die antiproliferative Wirkung untersuchen, so bietet sich der *Psoriasis-Plaque-Test* an. Hierbei werden lange unverändert bestehende, große psoriatische Plaques mit mehreren zu vergleichenden Präparationen parallel behandelt. Die hautverdünnende Wirkung der topischen Glukokortikoide läßt sich am Gesunden unter wiederholter offener Applikation am Vorderarm in der Ellenbeuge durch hochfrequenten Ultraschall erfassen, mittels der 20-MHz-Sonographie.

Bewertet man den antiinflammatorischen Effekt in Entzündungsmodellen quantitativ, etwa durch Verwendung von „*Scores*" für die Stärke des Erythems (bei visueller Inspektion), und mißt man die Verdünnung des Epidermis-Korium-Kompartimentes der Haut, so erhält man Zahlenwerte, die man miteinander in Beziehung setzen kann. Dies erlaubt es, die *Nutzen-/Risiko-Relation* topischer Glukokortikoide zu quantifizieren.

Klassifikation

Angesichts der Vielzahl der heute verfügbaren topischen Glukokortikoide erscheint es notwendig, sie in *Gruppen* einzuteilen. Dabei sind unterschiedliche Prinzipien vorstellbar. In der Praxis teilt man unter dem Aspekt der *Wirkstärke* ein, da dies in besonderer Weise die Erwartungen des praktizierenden Arztes trifft. Zugrunde gelegt wird dabei im wesentlichen die relative antiinflammatorische Wirkung, wie sie sich im Abblassungstest erfassen läßt. Eigentlich wäre es angesichts der nur bedingten Korrelation zwischen Wirkung im Abblassungstest und Wirkung bei entzündlichen Dermatosen wie atopischem Ekzem und Psoriasis vulgaris wünschenswert, den Wirkstärkenvergleich bei den wichtigen Zielerkrankungen unmittelbar vorzunehmen. Dies läßt sich aber in einer biometrisch adäquaten Weise höchstens im Rahmen des direkten Vergleichs einzelner Wirkstoffe realisieren.

International bevorzugt werden Einteilungen in sieben bzw. vier Gruppen. In Deutschland üblich ist die Einteilung in *vier* Gruppen. Dabei umfaßt die mit I bezeichnete Gruppe die schwächsten, die mit IV bezeichnete Gruppe die stärksten topischen Glukokortikoide. Die Gruppen I bis IV präsentieren somit *schwach wirksame*, *mäßig wirksame*, *stark wirksame* und *sehr stark wirksame* Glukokortikoide. Die Einteilung in Deutschland bevorzugter Glukokortikoidpräparate nach Wirkstärke ist in Tabelle 6 wiedergegeben. Dabei ist beachtlich, daß Präparate einer Gruppe keineswegs notwendigerweise gleich wirksam sind. Im Gegenteil ist es so, daß insbesondere in den umfangreichen Gruppen II und III erhebliche Unterschiede in der Wirkstärke bestehen. Des weiteren gilt es unbedingt zu beachten, daß der Unterschied zwischen dem stärksten Präparat einer niedrigeren Gruppe zu dem schwächsten Präparat der nächst höheren Gruppe geringer sein kann als der Unterschied zwischen Präparaten

Tabelle 6. Klassifikation der topischen Glukokortikoide nach Wirkstärke. (In Anlehnung an Niedner u. Schöpf 1993)

Angeführt sind die 10 wichtigsten Fertigpräparate zufolge Verordnungshäufigkeit in Deutschland 1992 gemäß Arzneiverordnungsreport, unter Beifügung von einigen weiteren relevant erscheinenden Präparaten.

Klasse I Wirkstoff	Konzentra- tion [%]	Handelsname	Formen
Hydrocortison	0,5	Hydrocortison®-Wolff Lotio	Lotion
	0,5	Hydrocortison®-Wolff 0,5 Creme	Creme
	1,0	Hydrocortison®-Wolff 1,0 Creme	Creme
Hydrocortison-21-Acetat	1,0	Hydrocortison-Salbe Mago KG	Salbe
Prednisolon	0,4	Linola®-H-Creme N	Creme Ö/W
Prednisolon	0,4	Linola®-H-Fett-N	Creme W/Ö
Fluocortinbutylester	0,75	Vaspit®-Creme	Creme
		Vaspit®-Salbe	Salbe
		Vaspit®-Fettsalbe	Fettsalbe

Klasse II Wirkstoff	Konzentra- tion [%]	Handelsname	Formen
Hydrocortisonaceponat	0,1	Retef®-Creme	Creme
		Retef®-Salbe	Salbe
		Retef®-Fettsalbe	Fettsalbe
Triamcinolon-16-alpha- 17-alpha-acetonid (Triamcinolonacetonid)	0,022	Volonimat®-Spray	Spray
	0,025	Volonimat®-Creme (antibiotikafrei)	Creme
		Volonimat®-Salbe N	Salbe
Flupredniden-21-acetat	0,1	Decoderm®-Creme	Creme
		Decoderm®-Salbe	Salbe
		Decoderm®-Paste	Paste
	0,15	Decoderm®-Tinktur	Tinktur
Hydrocortisonbuteprat	0,1	Pandel®-Creme	Creme
		Pandel®-Salbe	Salbe
		Pandel®-CreSa	CreSa-Creme
Betamethason-17-valerat	0,05	Betnesol®-V crinalite	Tinktur
		Betnesol®-V mite Creme	Creme
		Betnesol®-V mite Salbe	Salbe
Triamcinolon-16-alpha- 17-alpha-acetonid	0,1	Volon®-A-Creme (antibiotikafrei)	Creme
		Volon®-A-Salbe (antibiotikafrei)	Salbe
		Volon®-A-Haftsalbe	Salbe

Klasse II (Fortsetzung) Wirkstoff	Konzentration [%]	Handelsname	Formen
Prednicarbat	0,25	Dermatop®-Creme	Creme
		Dermatop®-Salbe	Salbe
		Dermatop®-Fettsalbe	Fettsalbe
		Dermatop®-Lösung	Tinktur
Desoximetason	0,05	Topisolon® mite Salbe	Salbe

Klasse III Wirkstoff	Konzentration [%]	Handelsname	Formen
Betamethason-17-valerat	0,1	Betnesol®-V-crinale-Lösung	Tinktur
		Betnesol®-V-Lotio	Lotion
		Betnesol®-V-Creme	Creme
		Betnesol®-V-Salbe	Salbe
Betamethason-17,21-dipropionat	0,05	Diprosone®-Lösung	Tinktur
		Diprosone®-Creme	Creme
		Diprosone®-Salbe	Salbe
Diflucortolon-21-valerat	0,1	Nerisona®-Creme	Creme
		Nerisona®-Salbe	Salbe
		Nerisona®-Fettsalbe	Fettsalbe

Klasse IV Wirkstoff	Konzentration [%]	Handelsname	Formen
Diflucortolon-21-valerat	0,3	Nerisona® forte Fettsalbe	Fettsalbe
Clobetasol-17-propionat	0,05	Dermoxinale®-Lösung	Tinktur
	0,05	Dermoxin®-Creme	Creme
	0,05	Dermoxin®-Salbe	Salbe

einer Gruppe. Nicht berücksichtigt wird bei Klassifikationen nach Art der vorliegenden des weiteren, daß gewisse Unterschiede in der Wirkstärke allein aus der jeweiligen Form resultieren. Obwohl allgemeingültige Aussagen nicht möglich sind, ist im Regelfall davon auszugehen, daß die Salbenform etwas wirksamer ist als die Cremeform. Parallel dazu können Art und Häufigkeit unerwünschter Wirkungen sich je nach Form ebenfalls unterscheiden.

Im Rahmen der GKV wurden 1992 $273 \cdot 10^6$ definierte Tagesdosen von topischen Glukokortikoiden verordnet. Überwiegend handelte es sich dabei um mäßig, resp. stark wirksame Präparate. Das neuartige mittelstarke Glukokortikoid Prednicarbat wurde 875.000 mal verordnet; das herkömmliche mittelstarke Glukokortikoid Betamethasonvalerat als Betnesol V®-Zubereitung 751.000 mal. Die wichtigsten Fertigpräparate unter den schwach und den sehr stark wirksamen bildeten Linola H N, resp. Dermoxin® (Creme/Salbe) mit 616.000 resp. 372.000 Verordnungen.

Erwünschte Wirkungen

Nach Cornell und Maibach kann man Hauterkrankungen unter dem Aspekt ihres Ansprechens auf Glukokortikoidtherapie einteilen (s. Übersicht).

Einteilung wichtiger Hautkrankheiten unter dem Aspekt des Ansprechens auf Glukokortikoide (nach Cornell u. Maibach 1992)

Steroidresistente Dermatosen:
- Psoriasis (Plaque-Typ),
- Palmoplantare Psoriasis,
- Lichen simplex chronicus,
- Dyshidrotisches Ekzem,
- Lichen ruber planus,
- Granuloma anulare,
- Necrobiosis lipoidica diabeticorum,
- Sarkoidose.

Mäßig steroidresistente Dermatosen:
- Psoriasis (außer Plaque-Typ),
- Atopisches Ekzem (Erwachsene),
- Nummuläres Ekzem,
- Toxische Dermatitis,
- Allergische Kontaktdermatitis,
- Urticaria papulosa chronica,
- Diskoider Lupus erythematodes,
- Parapsoriasis.

Steroidempfindliche Dermatosen:
- Psoriasis, intertriginös,
- Atopisches Ekzem (Kinder),
- Seborrhoisches Ekzem,
- Sonnenbrand,
- Intertrigo,
- Pruritus – Vulva, Skrotum und Anus,
- Pityriasis rosea,
- Lichen sclerosus et atrophicus.

Unerwünschte Wirkungen

Systemische unerwünschte Wirkungen

Die topische Applikation stärkerer Glukokortikoidpräparate kann zu *systemischen Nebenwirkungen* Anlaß geben. Insbesondere kann es zu einer *Supprimierung* der *Hypophysen-Nebennierenrinden-Achse* kommen. Dies ist insbesondere dann zu erwarten, wenn große Flächen behandelt werden, Okklusion angewendet wird und hohe Konzentrationen des Wirkstoffs Anwendung finden, speziell beim Einsatz von Penetrationsförderern. Im gegebenen Zusammenhang beachtlich ist der Einsatz von Penetrationsverstärkern, insbesondere bei ohnehin potenten Glukokortikoiden. Exemplarisch zu nennen ist die Kombination von Propylenglykol als Penetrationsförderer und Betamethasondipropionat (Diprosis®-Gel/-Salbe). Eine penetrationsfördernde Wirkung ist auch dem manchen Glukokortikoid-Fertigpräparaten beigefügten Wirkstoff Salizylsäure zuzumessen (Diprosalic®-Creme). Kaum beachtlich im gegebenen Zusammenhang erscheint demgegenüber die Kombination von Harnstoff mit schwach wirksamen Glukokortikoiden wie Hydrocortison (Hydrodexan®-Creme/-Salbe/-Lösung). Vom maximal wirksamen topischen Glukokortikoid, Clobetasolpropionat, reichen 14 g Zubereitung pro Woche für eine Supprimierung, bei Betamethasondipropionat mit Propylenglykol bedarf es 49 g pro Woche (nach

Robertson u. Maibach 1992). Besteht bei einem Patienten der Verdacht auf Suppri-mierung der Hypophysen-Nebennierenrinden-Achse durch topische Glukokorti-koidtherapie und will man diesen Verdacht abklären, so kann man den ACTH-Test durchführen. Verabfolgt man 250 µg synthetisches alpha-1–24-ACTH als Bolus, so sollte nach 30 und 60 Min der Plasmacortisolspiegel über 18 µg/dl liegen. Grundsätz-lich kann auch bei der topischen Glukokortikoidtherapie ein *iatrogenes „Cushing"-Syndrom* hervorgerufen werden. Besonders groß ist die Gefahr der systemischen unerwünschten Arzneimittelwirkung bei Kindern. Hier kann es im Extremfall zu *Minderwuchs* kommen. Es darf aber nicht übersehen werden, daß Minderwuchs auch Folge der Hauptindikation für langfristige Glukokortikoidtherapie im Kindesalter sein kann, des atopischen Ekzems.

Örtliche unerwünschte Wirkungen

Unter den örtlichen unerwünschten Arzneimittelwirkungen steht die *Hautverdün-nung* ganz im Vordergrund. In den *ersten Wochen* der Anwendung ist sie fraglos *reversibel*. Bis heute ist der Zeitpunkt nicht hinreichend definiert, ab dem dauerhafte Veränderungen vorliegen. Klinisch geben sie sich insbesondere durch Verdünnung der Haut, Prominenz der kleinen Gefäße im Sinne von *Teleangiektasien* und *ver-mehrte Fältelbarkeit* (zigarettenpapierartig) zu erkennen. Diese Erscheinungen repräsentieren überwiegend die koriale Atrophie. Daneben gibt es insbesondere bei Anwendung von hochpotenten topischen Glukokortikoiden wie Clobetasolpropionat epidermale Atrophie, die sich unter dem Bilde des *Exsikkationsekzematids* („État cra-quelé") äußern kann. Dieses Krankheitsbild birgt die Gefahr der Verwechslung mit dem atopischen Ekzem, was unter Umständen ursprünglich zum Ansetzen der Glu-kokortikoid-Behandlung Anlaß gegeben hat.

Eine weitere wesentliche unerwünschte Arzneimittelwirkung am Ort der Applika-tion stellen insbesondere im Gesichtsbereich Hautkrankheitszustände dar, die als *periorale rosazeaartige Dermatitis* imponieren. Mit derartigen Nebenwirkungen muß – wenn auch selten – nicht nur bei herkömmlichen mittelstarken und starken, sondern auch bei neuartigen mittelstarken Glukokortikoiden gerechnet werden. Möglicherweise handelt es sich um den Folgezustand langfristiger Vasokonstriktion im Gesichtsbereich.

Glukokortikoide können ein *allergisches Kontaktekzem* hervorrufen. Dies gilt kei-neswegs nur für die Gesamtzubereitung, in dem Sinne, daß Grundlagenbestandteile als Allergen figurieren würden, sondern auch für den Wirkstoff selbst. Die Frequenz wird heute mit 2–5% aller Patienten mit Kontaktdermatitis beziffert. Besonders betroffen sind Patienten mit Stasis-Dermatitis, also Ekzemen im Unterschenkelbe-reich. Als Leitsubstanz für die Testung wird heute Tixocortolpivalat angesehen, ein Wirkstoff, der sich in Deutschland in Dermatika nicht findet. Die relative Häufigkeit der *Glukokortikoid-Allergie* bei den einzelnen topischen Glukokortikoiden ist vor dem Hintergrund der Anwendungshäufigkeit derzeit nicht zu beziffern. Möglicher-weise spielen Metabolite eine tragende Rolle, etwa *Steroidglyoxale* mit einer Aldehyd-gruppe in Position C21. Diese Substanzen binden sich kovalent an Arginin und bilden so ein stabiles Molekül, das als immunogen erachtet wird. *Kreuzreaktionen* zwischen unterschiedlichen Glukokortikoiden kommen vor. Unter diesem Aspekt kann man die Glukokortikoide in einen Hydrocortison-Typ, einen Triamcinolonacetonid-Typ, einen Betamethason-Typ und einen Hydrocortison-17-butyrat-Typ einteilen (Coopman et al. 1989).

Glukokortikoidanwendung äußerlich kann infektiöse Hauterkrankungen verschleiern. Insbesondere gilt dies für Tinea-Erkrankungen. In diesem Falle spricht man (dem anglo-amerikanischen Sprachgebrauch folgend, unter dem Aspekt der lateinischen Sprachregeln aber eigentlich falsch) von einer *Tinea incognito*.

Strategie der topischen Glukokortikoid-Therapie

Topische Glukokortikoide sind stets in der für den jeweiligen Hautzustand optimalen Form einzusetzen. Im Regelfall wird es möglich sein, durch Auswahl eines geeigneten Fertigarzneimittels oder über die Rezeptur den als sinnvoll erachteten Wirkstoff in der geeigneten Grundlage anbieten zu können.

Die Auswahl des Glukokortikoids unter dem Aspekt der *Wirkstärke* wird sich nach der Ansprechbarkeit der Zielerkrankung ausrichten. Je besser die Erkrankung auf externe Glukokortikoide anspricht, desto schwächere Präparate können Verwendung finden. Grundsätzlich mag es wünschenswert erscheinen, möglichst schwache Glukokortikoide einzusetzen, um unerwünschte Arzneimittelwirkungen zu vermeiden. Deren mangelnde Wirksamkeit, insbesondere wenn es sich nicht um ein atopisches Ekzem handelt, steht dem aber in der Praxis entgegen. Dies zeigt die relativ geringe Verordnungshäufigkeit derartiger Präparate. Im Regelfall wird man aber insbesondere beim atopischen Ekzem mit einem stärkeren Klasse-II-Glukokortikoid oder schwächeren Klasse-III-Glukokortikoid auskommen. Wenn man die Psoriasis vulgaris überhaupt mit externen Glukokortikoiden behandeln will, so wird man im Regelfall stärkere Präparate der Gruppe III oder gar solche der Gruppe IV einsetzen.

Bezüglich der *Anwendungshäufigkeit* gibt es unterschiedliche Auffassungen. Lange Zeit war die 2malige tägliche oder 3malige tägliche Anwendung von Glukokortikoid-Externa die Regel. Heute wird weithin die Einmalanwendung bevorzugt. Zumindest bei den Glukokortikoiden ab Klasse II hat sich soweit untersucht zeigen lassen, daß die erwünschte Wirkung bei einmaliger täglicher Applikation im wesentlichen der bei 2maliger entspricht. Ob so bei atrophisierenden topischen Glukokortikoiden die Sicherheit gesteigert werden kann, ist nicht hinreichend dokumentiert. In jedem Falle erhöht sich aber die Wirtschaftlichkeit der Glukokortikoid-Therapie.

In vielen Fällen wird man in der Praxis aber erwägen müssen, *alternierend* ein *Basispräparat* zu applizieren. Dies gilt insbesondere für Hautkrankheitszustände, bei denen der fettende Effekt von Grundlagen als günstig zu erachten ist. In diesem Falle kann man von einer *Tandem-Therapie* sprechen.

Um die Wirksamkeit einer topischen Glukokortikoid-Therapie adäquat beurteilen zu können, bedarf es der Applikation einer ausreichenden Menge. Diese wird vom Patienten nicht selten zu gering gewählt, zum Teil besteht auch auf seiten des Arztes die Vorstellung, mit sehr geringen Mengen zum Erfolg kommen zu können. Bei einer *Ganzkörperbehandlung* mit einer Glukokortikoid-Salbe muß man einen Bedarf von 20–30 g Zubereitung veranschlagen.

Um die Glukokortikoid-Therapie zu optimieren, hat man überlegt, ob in den

Behandlungsplan zu unterschiedlichen Zeiten bzw. beim Vorliegen *unterschiedlicher Stärken* der Erkrankung unterschiedlich starke Glukokortikoide eingebaut werden sollten. So wird empfohlen, *initial* ein *stark wirksames* Präparat und dann ein schwächeres einzusetzen. Dies orientiert sich an der Vorstellung, daß bei stärkerer Ausprägung eine entzündliche Hautkrankheit stärker unterdrückt werden muß und daß diese Notwendigkeit dann im Rahmen der zunehmenden Abheilung sich reduziert. Dem steht aber entgegen, daß es im Rahmen der Abheilung bei wichtigen entzündlichen Dermatosen wie dem atopischen Ekzem auch zu einer zunehmenden *Rekonstitution* der *epidermalen Barriere* kommt. Dies läßt erwarten, daß generell Glukokortikoide immer schlechter in die Haut eindringen können, so daß in dieser Situation ein schwächeres Glukokortikoid überhaupt nicht mehr wesentliche wünschenswerte Wirkungen entfalten kann. Außer an der Art der Zielerkrankung bzw. dem jeweiligen Hautzustand wird sich die Auswahl des Glukokortikoid-Externums nach Wirkstärke auch an der Lokalisation orientieren. Dies bedingt, daß bei ausgedehnten Hauterkrankungen unter Umständen in verschiedenen Lokalisationen nicht nur unterschiedliche Grundlagen, sondern auch unterschiedliche Wirkstoffe (bzw. keine) zu wählen sind. Angesichts der besonders guten Penetration von Glukokortikoiden im Bereich von Skrotum, Augenlidern und Gesicht wird man hier eher zu schwachen topischen Glukokortikoiden tendieren. Dies gilt um so mehr, als diese Lokalisationen Prädilektionsstellen sind für Hautatrophie bzw. perorale rosazea-artige Dermatitis. Ab einer 4wöchigen Anwendung ist im Augenbereich des weiteren grundsätzlich die Gefahr der Entwicklung eines Glaukoms gegeben. Bei Hand- und Fußrücken sowie insbesondere Hand- und Fußsohlen wird man wegen der vergleichsweise geringen Penetration häufig stärkere Glukokortikoide bevorzugen. In Sonderheit gilt dies für die Nagelorgane. Hier wird man in vielen Fällen sogar eine Okklusivbehandlung wählen.

Glukokortikoid-Generika

Neuartige Wirkstoffe können nur dann in die Arzneitherapie eingeführt werden, wenn ein pharmazeutischer Hersteller vor dem Hintergrund geeigneter, insbesondere *klinischer Untersuchungen* die Zulassung für wohldefinierte Anwendungen bei bestimmten Krankheitszuständen (*Indikationen*) erlangt. Bei topischen Dermatika gilt es in der Regel insbesondere, die Überlegenheit der wirkstoffhaltigen Zubereitung gegenüber der korrespondierenden Grundlage bei der gegebenen Zielerkrankung zu belegen. Ein derartiger *Wirknachweis* wird grundsätzlich für jede einzelne Arzneiform (Salbe, Creme etc.) gefordert. In der Regel wird ein pharmazeutischer Hersteller für sein neues Präparat Patentschutz suchen. Wird ein solches Patent erteilt, so zehrt die Prüfung des Arzneimittels in Zusammenhang mit der Erstellung der Zulassungsunterlagen bereits einen wesentlichen Teil der Schutzzeit auf. Nach Ablauf der Schutzzeit können andere pharmazeutische Hersteller Präparate mit dem Wirkstoff ebenfalls in Verkehr bringen, dabei können sie sich im Rahmen des Zulassungsverfahrens auf die Unterlagen des Originalherstellers beziehen (*bezugnehmende Zulassung*). Derartige pharmazeutische Hersteller werden auch als Nachahmer bezeichnet, die Arzneimittel als Nachahmerpräparate oder *Generika*. Bei besonders wichtigen Wirkstoffen wird von der Zulassungsbehörde in der Regel nach einiger Zeit eine *Monographie* erstellt, die im Bundesanzeiger veröffentlicht wird. Diese Monographie macht eine Reihe von pharmazeutischen Angaben und benennt erwünschte und unerwünschte Wirkungen beim Menschen. Generika können auch an derartigen Monographien orientiert in Verkehr gebracht werden. Bei Glukokortikoid-Externa können erhebliche Unterschiede bestehen, was die Wirksamkeit eines Handelspräparates relativ zum optimalen in Verkehr befindlichen Präparat, in der Regel dem Präparat des Originalanbieters, anbetrifft. Für die Bewertung kann es nicht als ausreichend erachtet werden, daß eine hinreichend erscheinende Freisetzung in vitro gezeigt werden kann (in-vitro-Liberation). Es ist vielmehr zu fordern, daß auch beim *Menschen gleichartige Wirkungen* in ähnlichem Umfang sich erzielen lassen, mithin *Bioäquivalenz* gegeben ist. Die Bioäquivalenz von topischen Glukokortikoiden wird insbesondere im Abblassungstest untersucht. Dieser kann freilich auch nur begrenzte Hinweise geben. Das am meisten verordnete Glukokortikoid-Generikum zur äußeren Anwendung im Jahr 1992 war Kortikoid ratiopharm, das 216.000mal verordnet wurde. Dieses Präparat enthält Triamcinolon-acetonid.

Glukokortikoid/Antiinfektivum-Kombinationen

Glukokortikoidempfindliche entzündliche Dermatosen weisen nicht selten eine stärkergradige *bakterielle Besiedlung* verglichen mit normaler Haut auf. In Sonderheit gilt dies für das atopische Ekzem. Auf nummulären Läsionen dieser Erkrankung können 10^6 koloniebildende Einheiten von Staphylococcus aureus und mehr gefunden werden. In derartigen Fällen hat sich Ende der 60er Jahre die kombinierte Behandlung mit einem mäßig starken Glukokortikoid und einem Antiinfektivum als sinnvoll erwiesen in dem Sinne, daß die Heilung bei Anwendung der Kombination rascher eintrat. Klassische Kombinationspartner sind dabei Triamcinolonacetonid und Gentamicin bzw. Neomycin (Volon®-A-Creme bzw. -Salbe). In der Folge wurden dann zum Teil sogar Kombinationen von einem Glukokortikoid mit mehr als einem Antiinfektivum entwickelt. Ein bekanntes Präparat in Deutschland enthielt Fluprednidan-21-acetat, Gentamicin und Cloxiquin (Decoderm® trivalent).

Derartige Präparate werden bis heute in großem Umfang verordnet. Aus dermatologischer Sicht ist zu fragen, ob sie wirklich immer indiziert sind. Keinesfalls darf sich der verordnende Arzt der Illusion hingeben, durch Auswahl von Glukokortikoid-Präparaten mit besonders vielen Wirkkomponenten auf eine exakte Diagnosestellung verzichten zu können. Der Nachweis der Wirksamkeit von mehr als zwei Wirkkomponenten in einem Topikum ist – wenn überhaupt – nur sehr schwer zu führen. Im Rahmen der Nachzulassung wurde denn auch von den pharmazeutischen Herstellern zum Teil auf über *zwei* hinausgehende *Komponenten* verzichtet. Decoderm® trivalent z.B. wird heute als *Kombination* von Fluprednidan-21-acetat und Miconazol ausgeboten (Decoderm® tri). In diesem Zusammenhang ist das breite antimikrobielle Spektrum von Azol-Antimykotika beachtlich, wirken sie doch nicht nur auf unterschiedliche Hautpilze, sondern auch auf *grampositive Kokken* wie Staphylokokken und Streptokokken. Glukokortikoid-Antimykotikum-Kombinationen können von zwei Seiten her betrachtet werden. Es kann sein, daß man bei einer für indiziert angesehenen

Glukokortikoid-Anwendung zusätzlich Mikroorganismen bekämpfen will, etwa beim mikrobiell belasteten bzw. atopischen Ekzem. Es kann aber auch sein, daß man in der ersten Phase einer antimykotischen Therapie, etwa bei einer exquisit entzündlichen Form einer Tinea, eine verstärkte antiinflammatorische Wirkung wünscht.

In vielen Fällen von mikrobiell belastetem atopischen Ekzem reicht der Einsatz eines mehr als nur schwach bzw. relativ mäßig wirksamen Glukokortikoids zur Behandlung aus. Wiederholt hat sich in Therapiestudien ein *Zusatznutzen* der Beifügung eines *Desinfiziens* nicht aufzeigen lassen. Dies gilt für das Glukokortikoid Prednicarbat im oberen Bereich der Klasse II ebenso wie für das Klasse-III-Glukokortikoid Diflucortolonvalerat. Dieses Glukokortikoid wird nicht selten kombiniert mit dem Desinfiziens Chlorquinaldol (Nerisona®-C-Creme) eingesetzt. Diese Kombination erfuhr aber kürzlich eine Negativbewertung durch das Bundesgesundheitsamt.

1.4.2 Antiphlogistika/Antipruriginosa

Am zweithäufigsten nach den Kortikosteroiden wurden im Rahmen der GKV 1992 Antiphlogistika/Antipruriginosa verordnet. Im pharmakologischen Sinne stellen selbstverständlich auch Glukokortikoid-Externa Antiphlogistika dar. Gemeint sind somit insbesondere nichtsteroidale antiinflammatorische Topika. Die hierunter zu verstehenden einzelnen Substanzgruppen wurden früher auch zum Teil in andere Gruppen eingeordnet, etwa Adstringentia, Antipruriginosa, Teerpräparate etc. Im folgenden sollen sie orientiert an der Bedeutung der am meisten verordneten Vertreter abgehandelt werden.

Adstringentien

Wichtige Vertreter stellen seit langer Zeit Externa auf Tannin-Basis dar. Tannine haben einen native Eiweiße beeinflussenden Effekt, wie er bei der Gerbung des Leders herangezogen wird. Man spricht deswegen auch von Gerbstoffen. Im Zusammenhang mit menschlicher Haut hat man auch von *Adstringentien* gesprochen. Tannine kommen in einer Reihe von Pflanzen vor, insbesondere in der Eichenrinde. Die in der Dermatologie eingesetzten Tannine sind aber häufig nicht unveränderte Naturstoffe, sondern das Ergebnis der chemischen Synthese. Das am siebthäufigsten eingesetzte Dermatikum Tannolact® enthält so synthetischen Gerbstoff im Sinne eines Harnstoff-Cresolsulfonsäure-Natrium-Salz-Kondensationsproduktes. Das wirksame Prinzip darin wird auch als Tamol bezeichnet.

Wirkmechanismus

Gerbstoffe *fällen oberflächlich Eiweiß*. Günstig beeinflußt werden sollen insbesondere nässende Dermatosen. Im Rahmen der Entzündungshemmung kommt es insbesondere auch zur Juckreizstillung.

Erwünschte Wirkungen

Insbesondere Ekzeme, aber auch die Hyperhidrosis werden günstig beeinflußt. Unterstützend kommt der Einsatz auch bei Hautinfektionen in Betracht. Tannolact® wird in unterschiedlichen Formen in Verkehr gebracht, als Pulver, Creme und Puder. Das Pulver kann für unterschiedliche Bäder sowie für feuchte Umschläge eingesetzt werden. Dabei ist auf eine adäquate Verdünnung zu achten. Der Einsatz am Auge ist kontraindiziert. Die Cremeform enthält 0,4 g Gerbstoff auf 100 g. Die Zubereitung ist 2–3mal täglich aufzutragen. Die Puderform wird insbesondere für Hyperhidrosis empfohlen.

Unerwünschte Wirkungen

Native Gerbsäure sollte insbesondere bei Verbrennungen nicht großflächig eingesetzt werden (Acidum tannicum), wiederholt wurden Leberschäden beobachtet.

Rezeptur

In der Rezeptur üblich ist Acidum tannicum als Bestandteil eines Puders für Intertrigo:

Rp.	Acid. tannic.		
	Acid. salicylic.	aa	1,0
	Zinc. oxidat.		
	Talc. venet.	aa ad	100,0
	S.: *Hautpuder zur Austrocknung.*		

Nichtsteroidale Antirheumatika

Seit vielen Jahren bemüht man sich unter dem Aspekt der unerwünschten Wirkungen von topischen Glukokortikoiden Alternativen unter den *nichtsteroidalen Antirheumatika* zu finden. Bis heute ist umstritten, ob nichtsteroidale Antirheumatika tatsächlich bei topischer Applikation im Rahmen von Hautkrankheiten eine über die der Grundlage hinausgehende Wirkung aufweisen. Dies gilt in Sonderheit für das in der Praxis überaus häufig eingesetzte Bufexamac (Abb. 5). Das Fertigarzneimittel Parfenac® stellt das am häufigsten verordnete antientzündliche Dermatikum überhaupt dar. Besonders häufig eingesetzt wird es bei kindlichen entzündlichen Hauterkrankungen, insbesondere auch von Kinderärzten.

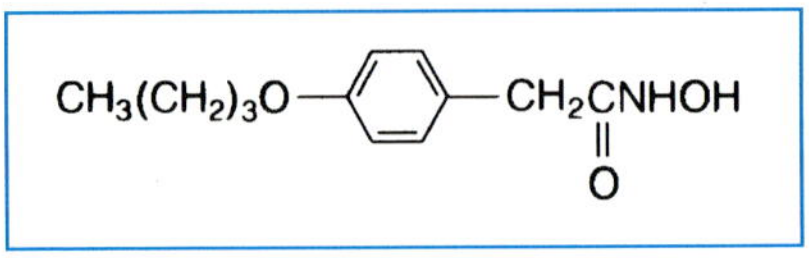

$$CH_3(CH_2)_3O - \langle \text{Phenyl} \rangle - CH_2 \overset{O}{\underset{\|}{C}} NHOH$$

Abb. 5. Strukturformel von Bufexamac

Wirkmechanismus

Nichtsteroidale Antirheumatika *unterdrücken* die *Entzündung*, indem sie die Endo-peroxid-Produktion hemmen und damit auch die Bildung von Stoffwechselprodukten der Arachidonsäure wie etwa Prostaglandinen. Ein Schlüsselenzym, das durch nichtsteroidale Antirheumatika gehemmt wird, ist dabei die *Zyklooxygenase*.

Erwünschte Wirkungen

Die handelsüblichen Formen Parfenac®-Creme, Parfenac®-Salbe und Parfenac®-Fettsalbe, die den Wirkstoff in einer Konzentration von 5% enthalten, werden insbesondere bei Ekzemen eingesetzt, die Creme speziell auch bei Sonnenbrand und leichten Verbrennungen sowie Insektenstich.

Unerwünschte Wirkungen

In letzter Zeit wurde vermehrt auf das Kontaktallergiepotential von Bufexamac hingewiesen, vor dem Hintergrund der Anwendungshäufigkeit ist die Sensibilisierungsrate aber als gering anzusehen. Bei der *Nutzen-Risiko-Bewertung* ist insbesondere der Nutzenseite Aufmerksamkeit zu schenken.

Antiinflammatorische Phytopharmaka

Hamamelis-Zubereitungen

Bislang weniger vom Dermatologen als vom *Allgemeinarzt* werden entzündungshemmende *Phytopharmaka* zur örtlichen Anwendung eingesetzt. Besondere Bedeutung kommt hierbei Hametum® zu. Hamamelis virginiana, die Zaubernuß (Abb.6), kommt unter anderem in Amerika vor. Blätter wie Rinde enthalten in unterschiedlichem Umfang eine Vielzahl einzelner Wirkstoffe, etwa Tannine, so das gut charakterisierte Gallotannin *b-Hamamelitannin*, sowie Flavonoide wie Pyricetin, Quercetin und Catecholderivate. In Hametum®-Creme wie Salbe findet sich das Destillat aus frischen Blättern und Zweigen in einer Konzentration von 5,35%, standardisiert auf Hamamelis-Ketone. Hamamelitannin steht bei dieser Zubereitung nicht im Vordergrund.

Wirkmechanismus

Hamamelis-Zubereitungen wirken *vasokonstriktorisch*. Dies läßt sich nicht nur im Tierversuch nachweisen, sondern auch im modifizierten Abblassungstest nach Wells beim Menschen. Bei diesem Test wird, anders als beim ursprünglichen Abblassungstest, die oberste Hautschicht durch „Stripping", wiederholte kurzzeitige Applikation eines Transpararentklebebandes, abgetragen. Des weiteren läßt sich ein Einfluß auf das induzierte UV-Erythem zeigen. Diese Ergebnisse wurden mit der heute handelsüblichen Cremeform erhalten. Diese Form enthält anders als die frühere, in den Tests am Menschen nicht stärker als die Grundlage wirksame Form das Präliposomensystem Phosal®.

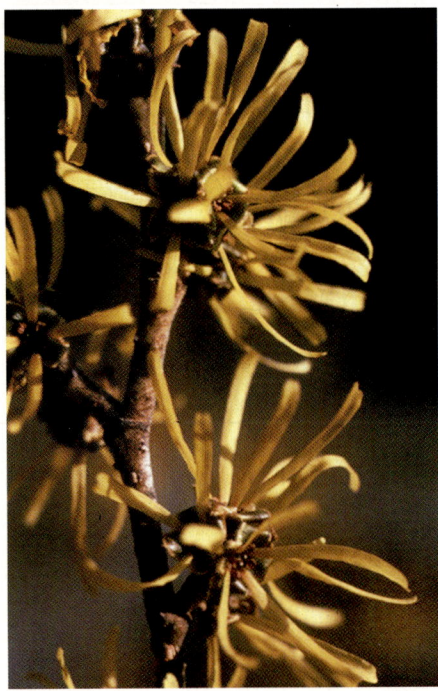

Abb. 6. Hamamelis virginiana (für die Überlassung sei der Firma Spitzner, Ettlingen, gedankt)

Erwünschte Wirkungen

Vor dem Hintergrund einer Monographie wird Hametum® bei leichten Hautverletzungen sowie örtlichen entzündlichen Hauterkrankungen eingesetzt, die Salbe speziell auch bei Hämorrhoiden. Die Auftragung erfolgt je nach Bedarf mehrmals täglich.

Die Überlegenheit der Hametum®-Creme gegenüber ihrer eigenen Grundlage beim atopischen Ekzem wird derzeit geprüft.

Unerwünschte Wirkungen

Bei der Ermittlung der Nutzen-Risiko-Relation ist insofern eine spezielle Situation gegeben, als unerwünschte Wirkungen von Hamamelis-Zubereitungen (nicht unbedingt der Grundlagen!) nicht bekannt sind. Von der amerikanischen Arzneimittel-Zulassungsbehörde FDA wurde es deshalb auch als „allgemein als sicher betrachtet" eingestuft.

Rezeptur

In der Rezeptur werden die folgenden beiden *Hämorrhoiden-Salben* empfohlen:

Rp.	Extract. hamamel.		
	Bismut. subgallic.	aa	5,0
	Ethyl-4-aminobenzoat.		5,0
	Aminobenzoat.		
	Lanolin.		
	Vaselin. alb.	aa ad	50,0
	S.: Hämorrhoiden-Salbe mit Hamamelis-Extrakt.		

Will man unter dem Aspekt der Verträglichkeit auf weniger Komponenten zurückgreifen, kommt alternativ in Betracht:

Rp.	Extract. hamamel.	1,5
	Acid. tannic.	0,5
	Vaselin. alb.	ad 50,0
	S. Hämorrhoiden-Salbe mit Hamamelis-Extrakt.	

Hämorrhoidensalben sollten generell wegen ihres begrenzten Nutzens mit Zurückhaltung eingesetzt werden.

Kamillen-Zubereitungen

Für Kamillen-Zubereitungen werden unterschiedliche Pflanzen herangezogen. Das am meisten eingesetzte Fertigarzneimittel gründet sich auf die in Europa vorkommende *Matricaria* oder *Chamomilla recutita*, speziell auf eine patentgeschützte Manzana genannte Varietät. Die Unterscheidung von anderen Kamillengewächsen aus der zu den Kompositen gehörenden Familie der Asteraceae ist insbesondere unter allergologischen Aspekten wichtig. Nicht zuletzt ein Mangel an geeigneter Ware legt Verfälschungen nahe. Für arzneiliche Zubereitungen werden die Blüten gewählt. Die Zubereitung ist kritisch, da der Gehalt an ätherischen Ölen bei der Verarbeitung rasch abnimmt. Unter den ätherischen Ölen sind insbesondere Matricin, Chamazulen und Bisaboloide wie Alpha-Bisabolol und Bisabololoxide als Wirkkomponenten zu benennen. Hinzu kommen hydrophile Wirkkomponenten wie die Flavinoide Apigenin und Quercetin. Die meisten dieser Stoffe können gaschromatographisch quantitativ detektiert werden.

Wirkmechanismus

Insbesondere Matricin und Alpha-Bisobolol beeinflussen das *Rattenpfotenödem* günstig, ein pharmakologisches Modell, das auch zur Bewertung nichtsteroidaler Antirheumatika oft herangezogen wird. Eine entzündungshemmende Wirkung läßt sich im *Crotonöl-Dermatitis-Modell* der Maus nachweisen. Anders als bei nichtsteroidalen Antirheumatika läßt sich eine Hemmung nicht nur der *Zyklooxygenase*, sondern auch der *Lipooxygenase* nachweisen. Quercetin und Apigenin hemmen die antigenstimulierte Histaminfreisetzung basophiler polymorphkerniger Granulozyten. Ein tumorprotektiver Effekt von Apigenin ist im Maus-Modell gezeigt worden.

Beim Menschen hat sich im „*Stripping-Test*" nach Wells wiederholt eine Wirkung aufzeigen lassen, etwa mit der Kamillosan®-Creme vs. korrespondierender Grundlage. Kamillosan®-Salbe erwies sich als wirksamer als die korrespondierende Grundlage bei der Behandlung der natriumlaurylsulfatinduzierten toxischen Dermatitis, gemessen an der mittels *Profilometrie* ermittelten Hautrauhigkeit.

Erwünschte Wirkungen

Die bei Hauterkrankungen vor allem zu erwägenden Formen umfassen Kamillosan®-Creme und Kamillosan®-Salbe. Kamillosan®-Creme enthält 2% ethanolischen Kamillenblütenextrakt, standardisiert auf einen Mindestgehalt von 0,2 mg ätherischem Öl je Gramm Zubereitung, davon mindestens 0,07 mg Levomenol. Kamillosan®-Creme ist zugelassen zur Nachbehandlung im Anschluß an eine lokale Glukokortikoid-Therapie entzündlicher Hauterkrankungen. Die Wirksamkeit beim atopischen Ekzem verglichen mit der Grundlage wird derzeit geprüft. Kamillosan-Salbe kann zudem bei Wunden und infektiösen Hauterkrankungen erwogen werden, ohne daß die Wirkung im einzelnen endgültig gesichert wäre. Die Creme wird 3mal täglich aufgetragen, die Salbe 1mal bzw. mehrmals täglich.

Unerwünschte Wirkungen

In letzter Zeit wird die Bedeutung der *Kompositen-Allergie* im Rahmen der *allergischen Kontaktdermatitis* diskutiert. Kontaktallergie auf die in Kamillosan® enthaltene Kamillen-Zubereitung ist extrem selten. Die in der Praxis auftretenden Fälle gehen insbesondere auf den Einsatz anderer Kamillen-Zubereitungen zurück. Damit korrespondiert das unterschiedliche Sensibilisierungspotential beim Meerschweinchen. Beachtlich ist in diesem Zusammenhang der Gehalt an Anthekotulid, einem lineären Sesquiterpenlakton. In besonders großer Menge kommt Anthekotulid in Anthemis cotula vor.

Rezeptur

Das Sensibilisierungsproblem ist insbesondere auch im Zusammenhang mit der Rezeptur nicht zu vernachlässigen. Für die Proktitis geläufig ist die folgende *Kamillen-Hamamelis-Hämorrhoidal-Salbe*:

Rp.	Thesit		1,5
	Chamomil. fluid.		3,0
	Echinac.		3,0
	Extr. hamamel. dest.		5,0
	Ol. jec. aselli		2,0
	Polyethylenglycol. 300	ad	50,0

Ammoniumbituminosulfonat und Teere

Teer oder Pix ist das Produkt der *trockenen Destillation* von *Steinkohle*, Braunkohle, bituminösem Schiefer oder Holz. Teere enthalten ca. 10.000 verschiedene chemische Substanzen. Darunter befinden sich neben heterozyklischen aromatischen Kohlenwasserstoffverbindungen wie *Benz(a)pyren* Phenole, Chinoline und andere auch einzeln in der klassischen Dermatotherapie bekannte Stoffe bzw. Stoffgemische. Abbildung 7 gibt die Strukturformel des Anthracens wieder. Steinkohlenteer wurde im 19. Jahrhundert von Brocq in die Dermatotherapie eingeführt. Die lichtsensibilisierende Wirkung im Rahmen einer Ultraviolett-Phototherapie der Psoriasis beschrieb in den USA Goeckerman in der ersten Hälfte dieses Jahrhunderts.

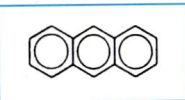

Abb. 7. Strukturformel von Anthracen

Um die Jahrhundertwende wurde darüber hinaus *Ammoniumbituminosulfonat* oder Ichthyol® von Paul Gerson Unna eingeführt. Der Deutsche Arzneicodex kennt Steinkohlenteer, Pix lithanthracis, der durch die trockene Destillation der Steinkohle im Zusammenhang mit der Leuchtgasherstellung entsteht. Mit (alkoholischer) Seifenrindentinktur läßt sich ein Extrakt gewinnen, Liquor carbonis detergens. Ichthyol wird aus schwefelreichem Schieferöl gewonnen (Abb. 8, s. S. 64), das verwandte Tumenol-Ammonium aus schwefelarmem. Beide Stoffe weisen einen charakteristischen Geruch und eine schwarz-braune Farbe auf, mit wasser- wie salbenartigen Grundlagen sind sie mischbar.

Wirkmechanismus

Dem Steinkohlenteer- wie auch dem Schieferöldestillat werden fast alle Wirkungen zugesprochen, die von Topika erwartet werden. Es wird eine *adstringierende*, allgemein *antiinflammatorische* und verbunden damit auch *antipruriginöse*, des weiteren eine *antiproliferative* sowie eine *antimykotische* und *antibakterielle* Wirkung angenommen. Bei wiederholter Anwendung kommt es zu einer Verdickung der Haut unterschiedlicher Tierspezies, *Teerakanthose*. Bei längerer Anwendung beim Tier kommt es zu einer epidermalen *Atrophie*. Für den Steinkohlenteer im am häufigsten verordneten steinkohleteerhaltigen Dermatikum, dem Haarbodentherapeutikum Berniter®, konnte konzentrationsabhängig bei humanen Keratinozyten in vitro eine Hemmung der DNS-Synthese aufgezeigt werden. Die antiproliferative Wirkung wird noch weiter belegt durch Untersuchungen an Patienten mit Haarbodenpsoriasis, die bei Anwendung des Präparates eine Verminderung von H3-Thymidin- und C14-Aminosäure-Einbau zeigten. Das experimentelle Dithranol-Erythem läßt sich durch Steinkohlenteer unterdrücken. Die Supprimierung der DNS-Synthese in menschlicher Epidermis durch Steinkohlenteer wird durch UVA-Strahlung gesteigert. Als wichtige lichtsensibilisierende Substanzen im Teer werden unter anderem Acridin,

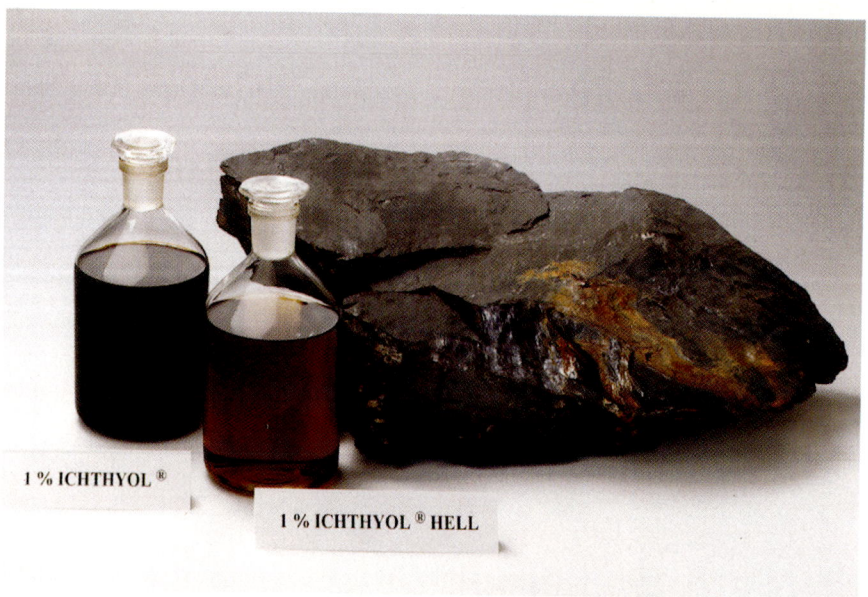

Abb. 8. Schieferölhaltiger Schiefer und daraus gewonnenes Natrium bzw. Ammoniumbituminolsulfat (für die Überlassung sei der Firma Ichthyol Gesellschaft, Hamburg, gedankt).

Phenanthren und Pyridin angesehen. Die im Steinkohlenteer enthaltenen Aromaten können von einem zytoplasmatischen Rezeptor, dem Ah-Rezeptor, in den Zellkern eingeschleust werden, woraus eine Aktivierung des korrespondierenden Genlocus resultiert. Auf diese Weise werden unter anderem die Aryl-Hydrocarbon-Hydroxylase und die NAD(P)H-Chinon-Reduktase beeinflußt. Die Aromaten im Steinkohlenteer wie etwa Benz(a)pyren können in der menschlichen Haut verstoffwechselt werden.

Erwünschte Wirkungen

Klassische Indikationen stellen *chronische Ekzeme* etwa bei Atopie dar sowie die *Schuppenflechte*, insbesondere des Haarbodens. Des weiteren wird die vermehrte Schuppenbildung am Haarboden als Indikation für entsprechende Haarwaschmittel aufgefaßt. Übliche Konzentrationen für Steinkohlenteer liegen bei 1–20%, in Shampoos bei 1%. Die Indikationen für Ichthyol® und Tumenol sind grundsätzlich ähnlich, Schwerpunkte bilden hierbei chronisch entzündliche, stark juckende Dermatosen (Prurigo-Erkrankungen) sowie bestimmte akut entzündliche erregerbedingte Dermatosen wie Furunkel und Karbunkel. Hier kommt die isolierte Anwendung des Wirkstoffes bzw. Wirkstoffgemisches ohne Grundlage in Betracht, was eine spezielle Situation in der externen Dermatotherapie darstellt. Bei Furunkeln und Karbunkeln in Sonderheit steht heute freilich die systemische Antibiotikagabe im Vordergrund. Berniter®-Kopfhautgel enthält 0,5% Steinkohlenteer. Es wird eingesetzt bei der seborrhoischen Dermatitis der Kopfhaut, Seborrhoea oleosa, Pityriasis simplex capillitii sowie unterstützend bei Psoriasis der Kopfhaut. Es ist 1- bis 2mal wöchentlich anzuwenden. Alter unter 12 Jahren stellt eine Gegenindikation dar.

Das wichtigste Ammoniumbituminosulfonat-, also Teerschieferdestillathaltige Fertigpräparat stellt Ichtholan®-Salbe dar, die 10-, 20- bzw. 50%ig in Verkehr gebracht wird. In den niedrigeren Stärken wird das Präparat bei oberflächlichen entzündlichen Hauterkrankungen eingesetzt, worunter etwa Furunkel verstanden werden. Die 50%ige Zubereitung wird für tieferliegende Hauterkrankungen empfohlen. Die Anwendung erfolgt in Gestalt eines Salbenverbandes, wobei bei den schwächeren Zubereitungen jeden zweiten Tag, bei der starken täglich oder jeden zweiten Tag der Verbandwechsel erfolgen soll. Die reine Form von Ammoniumbituminosulfonat ist als Ichthyol® im Verkehr und bei Furunkulose sowie Pernionen empfohlen.

Unerwünschte Wirkungen

Insbesondere intertriginös und wo sich zahlreiche Haarfollikel finden, kommt es bei zum Verbleib bestimmten Teer- und Ammoniumbituminosulfonat-Zubereitungen zur *Follikulitis*. Bei großflächiger Anwendung ist bei Teerpräparaten mit einer *nephrotoxischen* Wirkung zu rechnen. Beachtlich ist hier auch die Möglichkeit einer *phototoxischen* Reaktion, die sich insbesondere durch Brennen zu erkennen gibt. Bei Anwendung im Gesicht ist eine *Teerakne* möglich.

Immer wieder wird die Gefahr der Auslösung von *Hauttumoren* bei Teerpräparaten diskutiert. Angesichts der Bestandteile erscheint dies auch aus toxikologischer Sicht bedenkenswert. Besonders gefährdet erscheinende Hautareale sollten in jedem Falle von der Behandlung ausgespart werden, insbesondere der Hodensack, Leisten- und Perianalbereich. Schwangerschaft ist als Kontraindikation anzusehen. *Spinozelluläres Karzinom* nach langfristiger Anwendung speziell in den oben angeführten Bereichen ist wiederholt dokumentiert worden, insgesamt bislang jedoch ein seltenes Vorkommnis. Besonders beachtlich erscheint die karzinogene Potenz im Zusammenhang mit der *UV-Licht*-Anwendung. Hier ist eine Verdoppelung des Risikos aufgezeigt worden.

Rezeptur

Ammoniumbituminosulfonat wie Teere finden breite Anwendung bei der Rezeptur. Tinkturen werden für Haarerkrankungen, speziell Haarausfall, angegeben. Nach Bloch kann man wie folgt behandeln:

Rp.			
	Acid. salicylic.		1,0
	Resorcin.		2,0
	Ol. ricin.		1,0
	Liq. carb. deterg.		10,0
	Ol. rosmarin.		0,5
	Spirit. dilut.	ad	100,0
	S.: *Haarspiritus.*		

Speziell bei fettigem Haar wird empfohlen:

Rp.	Resorcin.		3,0
	Prednisolon.		0,2
	Liq. carb. deterg.		5,0
	Spirit. isopropyl. 70%	ad	100,0
	S.: *Haarspiritus für fettiges Haar.*		

Diese Zubereitung wird speziell auch beim seborrhoischen Kopfekzem eingesetzt. Bei entzündlichen Erkrankungen im Übergangsbereich von behaartem Kopf und nichtbehaarten Kopfanteilen kann man auf ein Birkenholzteerpräparat zurückgreifen, die *Eichhoff-Tinktur,* die zur Pinselung bestimmt ist:

Rp.	Acid. salicylic.		
	Beta-naphthol.	aa	2,5
	Pic. betulin.		
	Sapon. calin.	aa	5,0
	Spirit. dilut.	ad	50,0
	S.: Birkenholzteer-Tinktur.		

Für das *Gehörgangsekzem* wird empfohlen:

Rp.	Tumenol.		0,5
	Zinc. oxidat.		
	Talc.	aa	4,0
	Ol. oliv.		3,0
	Vaselin. alb.	ad	20,0
	S.: *Tumenol-Paste.*		

Beim Ekzem der freien Haut wird gern *Steinkohlenteer* eingesetzt:

Rp.	Pic. lithantrac.		20,0
	Ol. ricin.		5,0
	Sulf. praecipitat.		20,0
	Sapon. calin.		20,0
	Eucerin. anhydric.		7,5
	Vaselin. alb.	ad	100,0
	S.: *Teerschwefelsalbe.*		

Beim atopischen Ekzem wird Steinkohlenteer auch in Zinkpaste

Rp.	Pic. lithantrac.		1,0
	Tween 20		0,5
	Past. zinc.	ad	100,0
	S.: *Abwaschbare Teerpaste.*		

sowie weicher Zinkpaste eingesetzt:

Rp.	Pic. lithantrac.	3,0
	Past. zinc.moll.	ad 100,0
	S.: *Weiche Steinkohlenteer-Zinkpaste.*	

1.4.3 Farbstoffe und sonstige Desinfizientien

Farbstoffe sensu strictiori haben in der externen Dermatotherapie lange Zeit eine zentrale Rolle gespielt. Insbesondere macht man sich ihre *antimikrobielle, desinfizierende,* daneben häufig eine *adstringierende* Wirkung zunutze. In neuerer Zeit ist die Anwendung aber stark in den Hintergrund getreten, insbesondere im ambulanten Bereich. Dies liegt zum einen an der Entwicklung neuerer, besser wirksamerer Präparate, zum anderen an der durch die mit der Verfärbung der Haut verbundenen geringen kosmetischen Akzeptanz sowie in gewissem Umfang auch an möglichen unerwünschten Wirkungen. Unter Farbstoffen im engeren Sinne sind chemisch aromatische *Kohlenwasserstoffverbindungen* zu verstehen, wie sie in der Rezeptur immer noch Verwendung finden. Prototypisch ist *Gentianaviolett* zu nennen, Hexamethylpara*anilin*hydrochlorid gemischt mit anderen Methylparaanilinen. Eingesetzt wird es in Konzentrationen von 0,5 bis 2%, insbesondere bei durch Bakterien und Pilzen hervorgerufenen Erkrankungen, in Sonderheit in intertriginösen Räumen. Verwandt ist Paradiethylaminotriphenylmethanol, *Brillantgrün*; es wird in 0,1- bis 1%iger wäßriger Lösung eingesetzt. Vorsicht ist insbesondere bei Anwendung in intertriginösen Räumen bei derartigen Präparaten geboten.

Wirkstoffkonzentrationen von 0,1 bis 0,3% sollten hier nicht überschritten werden, damit es nicht zu *Pyoktaninnekrosen* kommt. Angesichts des niedrigen Preises sind Farbstoffe in letzter Zeit wieder vermehrt beachtet worden. Es darf aber nicht übersehen werden, daß die Heilungsraten bei intertriginösen Pilzerkrankungen niedriger liegen als bei Anwendung moderner Antimykotika, etwa des Azoltyps. Desweiteren bestehen Individual- sowie umwelttoxikologische Bedenken.

Besonders häufig eingesetzt wurde die *Castellan-Lösung.* In ihrer ursprünglichen Form handelt es sich um eine dunkelrot gefärbte Tinktur aus *Fuchsin*, Phenolum liquefactum, Borsäure, Aceton und Resorcin. Unter dem Aspekt der möglichen Systemtoxizität wird Borsäure heute nicht mehr angewendet und entfällt somit. Auch die modifizierte Castellani-Tinktur ist aber wirksam bei nässenden Dermatosen in intertriginösen Räumen wie entsprechenden Ekzemen bzw. entsprechender Psoriasis, bei intertriginöser Candidose und gramnegativem Fußinfekt. Im Alltag wird die Verfärbung der Haut und womöglich auch von Kleidungsstücken als unangenehm empfunden. Deshalb wird die Castellan-Lösung auch ohne den die rote Färbung bedingenden Bestandteil Fuchsin empfohlen (Solutio Castellani sine colore). Ob die Weglassung des Fuchsins zu einer wesentlichen Wirkungsverminderung führt, gilt als umstritten. Unter dem Aspekt der allgemeinen Verträglichkeit ist die Anwendung im Säuglingsalter mit Zurückhaltung zu beurteilen. Unter dem Aspekt einer möglichen allergischen Kontaktdermatitis wird die Komponente *Resorcin* ebenfalls zum Teil kritisch beurteilt:

Rp.	Fuchsin		1,0
	Phenol. liquefact.		5,0
	Ethanol.		9,5
	Aq.purifact.	ad.	100,0
	M.D.S.: *Castellani-Tinktur.*		

Rp.	Resorcin.		10,0
	Spirit.isopropyl.		10,0
	Aceton.		5,0
	Aq.phenolat.	ad.	100,0
	M.D.S.: *Farblose Castellani-Tinktur.*		

Alternativ kommt die *Arning-Lösung* in Betracht. Solutio Arning DRF wird insbesondere bei oberflächlichen Mykosen eingesetzt sowie chronischen Ekzemen, speziell im Anogenitalbereich. Die intensive blauviolette Verfärbung von Haut und Kleidungsstücken, die mit der Anwendung verbunden ist, schränkt den Gebrauch allerdings ein.

Rp.	Anthrarobin.	2,0
	Tumenol. ammon.	8,0
	Aether.	20,0
	Tinct. benzoes.	30,0
	M.D.S.: *Arning-Lösung.*	

Unter dem Aspekt der Gefahr der Induktion oder Auslösung einer Paragruppenallergie kommt die Weglassung der *Benzoesäure* als Wirkkomponente in Betracht:

Rp.	Anthrarobin.		1,0
	Tumenol. Ammon.		
	Glycerin.	aa	3,0
	Spirit. dilut.		20,0
	M.D.S.: *Arning-Lösung, hypoallergen.*		

Ebenfalls farbig sind weitere in der Medizin noch immer gebräuchliche Desinfizienzien. Im Zusammenhang mit feuchten Verbänden ist *8-Chinolinolsulfat* (Chinosol®) anzuführen. Nahe verwandt ist das *Clioquinol* (Abb. 9), das nicht nur in der Rezeptur eine Rolle spielt, sondern auch bei Fertigpräparaten, allein wie in Kombination. Linola-Sept®-Emulsion, eine Ö/W-Emulsion, enthält 0,5% Clioquinol und ist allgemein bei infizierten Hauterkrankungen indiziert. Die Kombination des verwandten *Chlorquinaldols* (1%) mit dem starken Glukokortikoid *Diflucortolon-21-valerat* (0,1%) in Form von Nerisona®-C-Creme wird heute negativ bewertet, da der Zusatznutzen durch das Antiinfektivum in Frage steht. Derzeit wird es aber noch angewen-

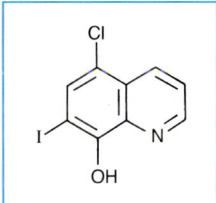

Abb. 9. Strukturformel von Clioquinol

det zur Behandlung von durch Bakterien oder Pilzen hervorgerufenen Hauterkrankungen, solange entzündliche Erscheinungen im Vordergrund stehen, sowie bei primär nicht mikrobiell bedingten entzündlichen Hauterkrankungen bei Verdacht auf beginnende Superinfektion. Zu denken ist in diesem Zusammenhang insbesondere an das *impetiginisierte atopische Ekzem*.

Speziell von Chirurgen wird zur lokalen desinfizierenden Therapie häufig *Ethacridinlactat* angewendet. Rivanol®-Tabletten können in Form von 0,025- bis 0,1%igen Lösungen angewendet werden. Eine 0,2%ige Salbe steht ebenfalls zur Verfügung. Aus dermatologischer Sicht bestehen freilich allergologische Bedenken.

In unterschiedlicher Form eingesetzt wird auch an den *makromolekularen Träger Polyvinylpyrrolidon* (PVP) gebundenes *Jod*. Außer in Form einer Lösung mit Natriumdihydrogenphosphat, Natriumiodat und Nonoxinol 10 als Hilfsstoffen (Braunol®-2000-Lösung) kann eine 10%ige Zubereitung auch als Salbe mit den Grundlagenbestandteilen Macrogol 400 und 4000 sowie Natriumhydrogencarbonat eingesetzt werden (Braunovidon®-Salbe) bei den durch Bakterien und Pilzen bedingten Hauterkrankungen bzw. entsprechenden superinfizierten Dermatosen. Der Schwerpunkt der Anwendung liegt aber auf der *Wundbehandlung* und insbesondere der Behandlung von *Verbrennungen*. Je nach Bedarf ist die Salbe mehrmals täglich auf erkrankte Stellen aufzutragen. Eine *Jodallergie* stellt eine Kontraindikation dar. Desweiteren ist Vorsicht geboten im Kindesalter unter dem Aspekt der Resorption von Jod in Mengen, die die Schilddrüsenfunktion beeinflussen. Entsprechendes gilt für die ebenfalls noch immer eingesetzten *Jodtinkturen*: Sie sollten in nicht zu hoher Stärke angewendet werden:

Rp.	Sol. iod.		3,0
	Spirit. dilut.	ad	100,0
	M.D.S.: Verdünnte Jodtinktur.		

Im Rahmen der *hygienischen* und *chirurgischen Hautdesinfektion* werden in der Dermatologie vor allem Alkoholgemische eingesetzt, und zwar nicht zuletzt als Spray. Bei Sprays handelt es sich allgemein betrachtet um Zubereitungen, die einen Wirkstoff in Gas an die Haut heranbringen, sei es in Form von feinstverteilten festen Bestandteilen (*Partikeln*), sei es in Form von feinstverteilter Flüssigkeit (*Tröpfchen*). Früher wurden häufig Treibgase auf der Basis von Fluorchlorkohlenwasserstoffen eingesetzt, angesichts der möglichen Gefährdung der menschlichen Umwelt wird hierauf heute weitgehend verzichtet. Insbesondere werden deshalb heute Pumpsprays eingesetzt.

Softasept® enthält als Wirkstoffe Ethanol und 2-Propanol. Die notwendige Einwirkungsdauer beträgt mindestens 15 s. Nicht nur zur Desinfektion von Füßen, sondern auch von Strümpfen und Schuhen eignet sich Incidin®-M-Spray Extra, der als Wirkstoffe Tributylzinn-(IV-)Benzoat sowie 2-Propanol enthält.

1.4.4 Antibiotika

Grundprinzipien der Anwendung

Grundsätzlich kommt bei unterschiedlichen Hauterkrankungen der topische Einsatz von Antibiotika in Betracht. Die Indikation ist freilich mit Zurückhaltung zu stellen. Verglichen mit der systemischen Applikation von Antibiotika ist die topische relativ unkontrolliert. Insbesondere können bei ungeeigneter Applikation Bakterien als Bestandteile der Hautflora exponiert werden, die auch dazu befähigt sind, unter Umständen schwerwiegende, ja lebensbedrohliche Infektionen an anderen Organen, beim Wirt selbst oder Dritten, hervorzurufen. Beachtlich in diesem Zusammenhang ist insbesondere *Staphylococcus aureus* als möglicher Bestandteil der *Hautflora*, in Sonderheit bei Patienten mit atopischem Ekzem und Psoriasis vulgaris. Bei Exposition gegenüber subinhibitorischen Konzentrationen von wichtigen Antibiotika („*life-saving drugs*") kann es zur Selektion resistenter Keime kommen, die dann in anderem Zusammenhang durch das Antibiotikum nicht mehr eradiziert werden. Deshalb sollte *Gentamicin* als topisches *Reserveantibiotikum* aufgefaßt werden. Ähnliche Bedenken bestehen grundsätzlich auch bei Erythromycin. Freilich stellt dieses nicht Mittel der Wahl bei lebensbedrohlichen *Staphylokokken-Infektionen* dar.

Die Auswahl eines topischen Antibiotikums muß sich grundsätzlich an zwei Fragen orientieren: Welches Bakterium liegt vor bzw. kann vorliegen; ist es auf das erwogene Antibiotikum empfindlich? Dabei ist zu beachten, daß von der Haut gewonnene Staphylococcus-aureus-Isolate heute überwiegend penicillinunempfindlich sind, in etwa zur Hälfte desweiteren aber auch tetracyclinunempfindlich und schließlich in mehr als 10% erythromycinunempfindlich. Eine optimierte topische Antibiotikatherapie hat sich deshalb in der Regel an den Ergebnissen der Erregerkultur und des *Antibiogramms* zu orientieren, zumindest im Sinne einer Kontrolle der getroffenen Therapieentscheidung.

Topische Antibiotika werden häufig bei *erregerbedingten* Dermatosen eingesetzt. Eine ebenfalls große, wenn nicht sogar noch größere Rolle spielen sie aber bei *erregerassoziierten* Hauterkrankungen. Dies gilt in Sonderheit für die *Acne vulgaris*. Prinzipiell muß auch bei der topischen Antibiotikatherapie mit einer Systemtoxizität gerechnet werden. In Einzelfällen sind lebensbedrohliche unerwünschte Arzneimittelwirkungen im Sinne der aplastischen Anämie auf topische Chloramphenicol-Anwendung beschrieben. Zum einen wegen der heute mangelnden Wirksamkeit, vor allem aber wegen der völlig unzureichenden Verträglichkeit bei topischer Applikation ist *Penicillin* heute topisch nicht mehr anzuwenden. Im Rahmen der Penicillinallergietestung ist bei topischer Applikation prinzipiell mit lebensbedrohlichen Reaktionen vom Soforttyp zu rechnen.

Makrolide

Erythromycin steht in unterschiedlichen Formen zur äußerlichen Anwendung zur Verfügung. Aknemycin®-Lösung stellt eine 2%ige alkoholische Lösung dar. Ebenfalls 2%ig ist die korrespondierende Aknemycin®-2000-Salbe. Beide Zubereitungen sind indiziert bei *Acne vulgaris*, insbesondere wenn Papeln und Pusteln vorliegen. Die Lösung empfiehlt sich insbesondere bei seborrhoischer Haut. Die Salbe, die unter pharmazeutischen Aspekten eher als Creme aufzufassen ist, empfiehlt sich insbesondere bei der Assoziation von Akneerscheinungen und Sebostase, wie sie heute nicht ganz selten gesehen wird. Desweiteren empfiehlt sich die Salbe als Kombinationspartner bei gleichzeitiger Schältherapie. Nicht selten werden Antibiotika mit anderen Wirkstoffen kombiniert. 1% Erythromycin sowie Ammoniumbituminosulfonat als Entzündungshemmer enthält Aknemycin®-Emulsion. 4% Erythromycin und daneben 0,025% Tretinoin als Schälmittel enthält Clinesfar®-Gel. Dieses Präparat zeichnet sich dadurch aus, daß die mit der Anwendung von Tretinoin in der frühen Phase verbundene unerwünschte Wirkung des Aufflammens entzündlicher Erscheinungen zumindest teilweise unterdrückt wird.

Alternativ zum Erythromycin kann bei Acne vulgaris auch *Clindamycin* eingesetzt werden. Sobelin®-Akne-Lösung enthält 10 mg Clindamycin auf 1 ml.

Aminoglykoside

Unter den Aminoglykosiden finden sich systemisch nicht einsetzbare wie *Neomycin* und *Framycetin* besonders häufig in Externa. Nicht selten liegen Kombinationen mehrerer Aminoglykoside in einem Präparat vor. Nebacetin®-Salbe enthält auf 1 g 3250 I.E. Neomycinsulfat und 250 I.E. Bacitracin. Es ist zur Behandlung von *Infektionen* der Haut und Schleimhäute indiziert sowie prophylaktisch bei Verbrennungen und drohender Mastitis sowie *Nabelinfektionen*. Mit einer Allergie auf Neomycin und verwandte Aminoglykoside ist nicht ganz selten zu rechnen. Neben der Salbenform sind eine Augensalbe, eine Lösung, ein Sprühverband, ein Puder, ein Spray sowie Trockensubstanz, Styli und Wundgaze im Verkehr. Styli oder Kegel sind geschätzt zur Behandlung von tiefen Wunden mit Taschenbildung bzw. bei Fistelung. Ein framycetinhaltiges Präparat (10 mg pro Kegel), das zudem das Lokalanästhetikum Lidocain-HCl enthält, stellen Leukase®-N-Kegel dar. Zur Wundbehandlung wird Framycetin gerne in Form von mit entsprechenden Salbenemulsionen getränktem Baumwollgewebe eingesetzt, als imprägnierter *Gittertüll*: Sofra Tüll®. Angesichts des Kontaktallergierisikos muß im Einzelfall stets gefragt werden, ob der Antibiotikumzusatz tatsächlich notwendig erscheint. Refobacin®-Creme und Refobacin®-Puder enthalten jeweils 1% *Gentamicin* in Form von Gentamicinsulfat. Die Creme ist indiziert bei bakteriellen Hautinfektionen und superinfiziertem Ekzem sowie Verbrennungen, infizierten Wunden, Ulcus cruris, Dekubitus und Erythrasma, der Puder nicht beim superinfizierten Ekzem, dafür aber bei Reverdin-Hautplastiken. Nicht ganz selten besteht eine *Gentamicin-Allergie*. Die Gefahr der Induktion scheint insbesondere bei Anwendung von potentiellen Allergenen im Ulcus-cruris-Bereich gegeben zu sein.

Fusidinsäure

Bei durch fusidinsäureempfindliche Bakterien hervorgerufenen Hauterkrankungen ist *Fusidinsäure* (Fucidine®) indiziert. Die Anwendungskonzentration bei der Creme beträgt 20,4 mg auf 1 ml. Als weitere Formen sind Gel, Puder, Salbe sowie Trockensubstanz und Gaze handelsüblich. Einen Schwerpunkt der Anwendung stellen *superinfizierte atopische Ekzeme* dar. Beim rezidivierenden mikrobiell belasteten atopischen Ekzem kommt bei Nachweis von Staphylococcus aureus im Nasenvorhof auch die regelmäßige Anwendung von Fusidinsäure in der Nase, im Sinne eines Heilversuchs, in Betracht, um die Ausstreuung des Erregers von hier einzudämmen.

1.4.5 Virustatika

Lange Zeit ließen sich die *Virusinfektionen* der Haut wenn überhaupt nur durch Desinfizienzien sinnvoll behandeln.

Aciclovir

Heute steht mit *Aciclovir* (Abb. 10) ein Wirkstoff, der gezielt die Virusreplikation bei einer Hauterkrankung hemmt, auch zur topischen Applikation zur Verfügung (bezüglich weiterer Einzelheiten vgl. systemische Therapie). Allerdings erscheint die erzielte Wirkung vergleichsweise gering, wenn man sie gegen die der systemischen Gabe stellt. Zovirax®-Creme enthält 5% Aciclovir. Die Indikation ist gegeben bei *rezidivierendem Herpes labialis* sowie Herpes genitalis mit Schmerzen und Juckreiz. Ein Vorteil von der Anwendung ist insbesondere bei frühzeitigem Beginn der Therapie zu erwarten. Selbst dann kommt es aber oft nur zu einer unwesentlichen Verkürzung der Erscheinungsdauer.

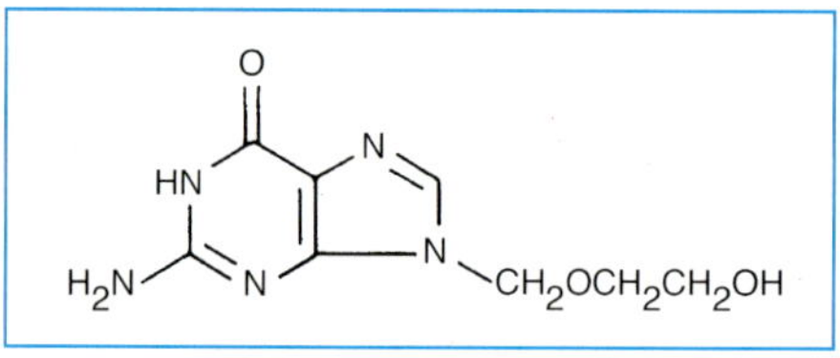

Abb. 10. Strukturformel von Aciclovir

Tromantadin Hydrochlorid

Ebenfalls wirksam ist *Tromantadin Hydrochlorid*. Die 1%ige Viru-Merz®-Creme ist indiziert bei Anfangserscheinungen von *Herpes-simplex-Infektionen* der Haut und Halbschleimhäute, desweiteren bei dermalen Manifestationen des Zoster. Eine Gelform ist ebenfalls verfügbar. Ein wesentliches Problem stellt die häufige *Kontaktaller-*

gie dar. Ein sich entwickelndes allergisches Kontaktekzem kann anfangs schwer von der Grundkrankheit zu unterscheiden sein. *Deshalb ist die Behandlung abzubrechen, wenn innerhalb von zwei Tagen keine Besserung eintritt.* Nutzen und Risiko müssen vor dem Einsatz genau abgewogen werden.

Sonstige Wirkstoffe

Eine Vielzahl weiterer topischer Virustatika befindet sich im Verkehr, ohne daß stets die Wirksamkeit beim *Herpes simplex* in unangreifbarer Weise gelungen wäre: Das Spektrum reicht von der 0,2%igen *Idoxuridin-haltigen* Virunguent®-Salbe und einer Lösung mit diesem Wirkstoff (Zostrum®) (auch bei Zoster angewendet) über eine 3%ige Vidarabin-Salbe (Viradabin 3% Thilo®-Salbe) (auch bei Zoster) bis neuerdings zu 2%iger Foscarnet-Natrium-Creme (Triapten®-Antiviralcreme). Empfohlen wird bei Herpes simplex insbesondere im Frühstadium auch die Anwendung von *Zinksulfat* allein (Virudermin®-Gel) oder in Kombination mit Heparin-Natrium (Lipactin®-Gel) sowie Trockenextrakt aus Melissenblättern in Cremeform (Lomaherpan®).

Auch bestimmte natürliche Botenstoffe beeinflussen die Virusvermehrung. Dies gilt insbesondere für *Interferon-beta*. Fiblaferon®-Gel enthält in 1 g Zubereitung 100.000 I.E. humanes beta-Interferon. Es ist indiziert als Adjuvans bei Condylomata acuminata von bis 3 mm Durchmesser. Die Anwendung erfolgt 5mal täglich. Die Anwendung im Rahmen eines Heilversuchs kommt auch bei rezidivierenden Condylomata acuminata nach chirurgischer Sanierung im Sinne der Rezidivprophylaxe in Betracht.

Rezeptur

Schon lange eingesetzt werden offizinelle *Warzentinkturen*. Sie enthalten als Wirkstoffe entweder *Zytostatika* oder *Kaustika*, also virusvermehrungshemmende oder das Gewebe oberflächlich ätzende Stoffe. Generell sind sie zu einem Zeitpunkt nur auf kleinen Flächen anzuwenden, um systemischen unerwünschten Wirkungen vorzubeugen. Das umgebende Gewebe gilt es durch Abdeckung mit *Zinkpaste* zu schützen.

Rp.	Podophyllin.	2,5
	Spirit. dilut.	ad 50,0
	M.D.S.: *Warzentinktur.* Nur äußerlich anzuwenden.	
	Umgebung zuvor mit Zinkpaste abdecken.	

Zielt diese Zubereitung speziell auf *vulgäre Warzen*, so wird *Podophyllin-Tinktur* höher konzentriert auch zur Behandlung von spitzen Kondylomen und Präkanzerosen der Haut (aktinische Keratosen, Morbus Bowen) eingesetzt. Es erscheint empfehlenswert, die Anwendung einer derartigen Zubereitung dem Arzt vorzubehalten.

Rp.   Podophyllin.   12,5
       Spirit. absol.   ad   50,0
       M.D.S.: *Podophyllintinktur*, 25%ig.
       Zur äußeren Anwendung, nach vorheriger Abdeckung
       der Umgebung mit Zinkpaste.

Bezüglich weiterer Einzelheiten sei auf das Zytostatika-Kapitel verwiesen.

1.4.6 Antimykotika

Polyene

Die ersten in die topische Therapie eingeführten Antimykotika waren *Polyene*, Substanzen, die speziell gegen Hefen wirken. Zwei Wirkstoffe stehen zur Verfügung, das auch systemisch einsetzbare *Amphotericin B* sowie das unter Verträglichkeitsgesichtspunkten nur topisch applizierbare *Nystatin*. Erwünschte und unerwünschte Wirkungen beider Präparate gleichen sich. Insbesondere stehen sie auch in korrespondierenden Darreichungsformen zur Verfügung und werden bei entsprechenden Erkrankungen eingesetzt.

Ampho-Moronal®-Salbe enthält 3% Amphotericin B, entsprechendes gilt für die korrespondierende Creme. Als Indikationen gelten durch *Hefepilze* hervorgerufene Hauterkrankungen, speziell intertriginöse, also submammär, inguinal, perianal, periungual sowie interdigital. Speziell zur Anwendung in der Mundhöhle, in der Erscheinungen durch halbfeste Externa wegen mangelnder Haftwirkung nur schwer erreicht werden, stehen Lutschtabletten zur Verfügung. Ampho-Moronal®-Salbe wie Creme werden ein- bis mehrmals täglich aufgetragen, bis zur vollständigen Abheilung. Die Lutschtabletten, die 10 mg Wirkstoff enthalten, werden 4mal täglich angewendet. Alternativ kommt insbesondere für Säuglinge die Ampho-Moronal®-Suspension in Betracht, 1 ml enthalten 100 mg Amphotericin B. Indikationen sind hier Hefeinfektionen von Mund- und Rachenraum, bei letzterer Zubereitung auch die „intestinale Candidamykose". Wegen der hohen Osmolarität der Suspension wird von der Anwendung im Neugeborenenalter abgeraten. Nystatin ist in einer Konzentration von 100.000 I.E. auf 1 g in Form von Moronal®-Puder und Moronal®-Salbe erhältlich. Eine Suspension für die Mundhöhle (Moronal®-Suspension) steht ebenfalls zur Verfügung. Das für Ampho-Moronal® Gesagte gilt entsprechend. Auf die nystatinhaltige Multilind®-Heilpaste sei ebenfalls hingewiesen. Zur topischen Applikation in der Mundhöhle steht auch eine Gelform zur Verfügung. Candio-Hermal®-Mundgel enthält 25 Mio I.E. Nystatin auf 100 g. Das Gel ist 3- bis 5mal täglich nach den Mahlzeiten anzuwenden.

Allylamine

Die Wirkungsschwerpunkte der Allylamine liegt auf den *Dermatophyten*. Der frühe Vertreter Tolnaftat (Tonoftal®) ist in seiner Wirksamkeit den heute verfügbaren Antimykotika von Azoltyp unterlegen, die neuen Vertreter *Naftifin* und *Terbinafin* aber zumindest gleichwertig. Exoderil®-Creme enthält 1% Naftifin, entsprechendes gilt für Exoderil®-Gel und -Lösung. Obwohl die *Hefewirksamkeit* verglichen mit der *Dermatophytenwirksamkeit* gering ist, sind die Präparate bei topischer Applikation indiziert bei Dermatomykosen nicht nur durch Dermatophyten, sondern auch durch Hefen und Schimmelpilze sowie Mischinfektionen mit Bakterien. Die Applikation der neueren Allylamine erfolgt im Regelfall einmal täglich. Das Spektrum des neueren Terbinafin, das als 1%ige Lamisil®-Creme in Verkehr gebracht wird, schließt *Malassezia furfur* und damit die Pityriasis versicolor mit ein. Die mittlere Behandlungszeit beträgt hier bei Tinea pedis interdigitalis eine Woche, bei Tinea corporis 1 bis 2 Wochen, bei Hautkandidose 2 Wochen (dies gilt auch für die Pityriasis versicolor).

Azole

Breitspektrumantimykotika wurden in die Dermatotherapie erstmals mit den Azolen eingeführt. Die ersten Vertreter waren *Miconazol* und *Clotrimazol*. Es handelt sich dabei um Benzimidazole (vgl. Abb. 11). Die bei der systemischen Therapie heute bereits ebenfalls gebräuchlichen *Triazole* sind derzeit noch nicht bzw. nicht mehr zur topischen Anwendung zugelassen. Aus der Vielzahl der heute handelsüblichen Azole sei exemplarisch Clotrimazol ausgewählt, auf andere Azole nur im Zusammenhang mit speziellen Formen bzw. Indikationen eingegangen. Ob neuere Azole zumindest zum Teil überlegen sind, ist noch nicht endgültig geklärt. Gerade bei den Azolen spielt bei der Verordnung heute der Preis eine wesentliche Rolle. Manche Präparate, die auf die Selbstmedikation zielen, liegen deutlich über Festbetrag, andere in dessen Höhe, wieder andere zum Teil weit darunter (Tabelle 7). Grundsätzlich muß der Arzt im Rahmen einer kassenärztlichen Tätigkeit *wirtschaftlich* verfahren. Bei gleichem Nutzen ist das billigere Präparat zu wählen. Die Tabelle macht die große Preisdifferenz zwischen dem Originalpräparat und unterschiedlichen Generika deutlich. Die Auswahl der Vergleichspräparate orientiert sich an einer besonders häufig verordneten Form in typischer Menge: 20 g 1%ige Zubereitung (N1).

Präparate über Festbetrag werden heute insbesondere im Rahmen der Selbstmedikation eingesetzt. Im Falle der Verordnung muß der Patient den Betrag, der über den Festbetrag hinausgeht, selbst tragen, zusätzlich zu der *Rezeptgebühr*. Der Preis von

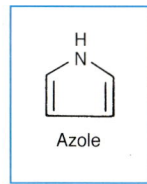

Abb. 11. Struktur des Azolgrundkörpers

Tabelle 7. Fertigarzneimittel mit 20 g 1%iger Clotrimazol-Creme (N1). (Nach Rote Liste 1994)

Präparat	Hilfsstoffe	Preis (Festbetrag DM 8,23)
Canesten®	Benzylalkohol, Cetylpalmitat, Cetylstearylalkohol, gereinigtes Wasser, 2-Octyldodecanol, Polysorbat 60, Sorbitanstearat	DM 9,95
Fungizid-ratiopharm®	Sorbitanstearat, Cetylstearylalkohol, Benzylalkohol, Polysorbat 60, Cetylpalmitat, 2-Octyldodecanol	DM 5,85
Azutrimazol®	Benzylalkohol, Cetylpalmitat, Cetylstearylalkohol, Polysorbat 60, Octyldodecanol, Sorbitanstearat	DM 3,90
clotri OPT®-Creme	Cetylstearylalkohol, 2-Phenoxyethanol	DM 3,75

Generika liegt häufig geringfügig unter dem Festbetrag. Wesentlich billigere Präparate gibt es nicht selten ebenfalls. Hier ist nicht immer die Verfügbarkeit gewährleistet. Will man in solchen Fällen Rückfragen des Apothekers vermeiden, kann man ihn auf dem Rezept die Substitution ermöglichen („*aut simile*"). Manche Ärzte nutzen für bestimmte häufige Indikationen besonders billige Arzneimittel und schaffen so den Freiraum, im Rahmen der gesetzlichen Krankenversicherung in bestimmten Fällen auch hochpotente, kostenintensive Präparate verordnen zu können („*Einsparungspotential*"). Stets muß der Kassenarzt die *Fallpauschale* je Patient und Quartal beachten, beim Dermatologen liegt sie derzeit bei etwa DM 40,–. *Clotrimazol* befindet sich 1%ig u.a. als Canesten®-Creme, Lösung, Pumpspray und Puder im Verkehr. Indiziert ist das Präparat bei *Dermatomykosen* durch Dermatophyten, Hefen und Schimmelpilze, desweiteren bei Pityriasis versicolor und bei der durch Korynebakterien hervorgerufenen Erkrankung Erythrasma. Ein Heilversuch kann mit dem Azol darüber hinaus indiziert sein bei Erkrankungen, bei denen grampositive Kokken eine Rolle spielen, etwa beim superinfizierten atopischen Ekzem. Die *Applikationshäufigkeit* ist je nach Form unterschiedlich, die Creme bzw. Lösung soll 2- bis 3mal täglich auf erkrankte Stellen aufgetragen werden. Die Behandlungsdauer kann je nach Ausmaß und Lokalisation der Erkrankung bis zu 4 Wochen betragen.

Ist eine Pastenform mit einem Azol aufgrund der Art der Erkrankung bzw. ihrer Lokalisation zu bevorzugen, so kann man auf Epi-Pevaryl®-Heilpaste zurückgreifen, die 1% Econazolnitrat und 10% Zinkoxid enthält. Für die Mundhöhle bietet sich Daktar®-Mundgel an, 5 g entsprechend einem Meßlöffel enthalten 100 g Miconazol. Das Präparat wird bei Mundsoor im allgemeinen über 1 bis 2 Wochen, bei Magen-Darm-Soor über 4 Wochen eingesetzt, bei erster Indikation nach den Mahlzeiten, bei letzterer vor den Mahlzeiten. Das Präparat kann insbesondere auch bei der oralen Kandidose HIV-Infizierter eingesetzt werden. In der Regel kann es hier aber auf Dauer die systemische Azoltherapie nicht ersetzen.

Speziell für die *Pityriasis versicolor* bietet sich Epi-Pevarly®-P.-v.-Lösung an, eine 1%ige Econazolzubereitung. An 3 aufeinanderfolgenden Abenden ist nach dem Duschen und der Haarwäsche eine Menge von 10 g in die Kopfhaut und den Körper über wenigstens 3 min einzureiben. Jeweils ein Drittel der Menge sollen auf die Kopfhaut, die befallenen Körperstellen und die restliche Körperoberfläche entfallen. Der entstehende Schaum soll eintrocknen und über Nacht einwirken. Abspülen am nächsten Morgen ist möglich. Alternativ kommt 2%ige Ketoconazollösung, Terzolin®, in Betracht. Die Zubereitung ist bei Pityriasis versicolor indiziert und desweiteren auch bei seborrhoischer Dermatitis. Entsprechendes gilt für die korrespondierende 2%ige Nizoral®-Creme. Terzolin® wird im Rahmen der Applikation im angefeuchteten Haar verteilt, kurz einmassiert und nach 3 bis 5 min Einwirkungszeit mit viel warmem Wasser ausgespült. Bei Pityriasis versicolor ist in dieser Weise täglich eine halbe Füllung der Verschlußkappe der Packung für maximal 5 Tage einzusetzen. Bei seborrhoischem Ekzem erfolgt die Anwendung in entsprechender Weise 2mal wöchentlich, im Rahmen der Rezidivprophylaxe wöchentlich oder 2mal wöchentlich, über bis zu 6 Monate.

Speziell für die *Onychomykose* an Händen und Füßen eignet sich in bestimmten Fällen das Mycospor®-Nagelset. Es handelt sich um eine 1%ige Bifonazol-Zubereitung mit 40% Harnstoff. Das Set umfaßt neben dem Arzneimittel spezielle Pflaster und Schaber. Die Applikation des Präparates erfolgt einmal täglich auf die erkrankten Nägel über 7 bis 14 Tage, unter Okklusion mit Pflaster. Nach jedem Tag gilt es das Pflaster zu entfernen, aufgeweichte Nagelsubstanz mit dem Schaber abzukratzen und nach Auftragen der wirkstoffhaltigen Zubereitung wieder einen Pflasterverband anzulegen. Nach der Nagelentfernung erfolgt dann die Weiterbehandlung mit der Bifonazol-haltigen Creme (Mycospor®-Creme bzw. korrespondierende Lösung oder Gel).

Ciclopiroxolamin

Eine Alternative als *Breitspektrumantimykotikum* zur topischen Anwendung der Azole, die zudem nicht durch das wenn auch nur geringe Risiko der Kontaktallergie belastet ist, stellt *Ciclopiroxolamin* (Abb. 12) als erster Vertreter der arzneilich genutzten *Pyridone* dar. 1%ig wird Ciclopiroxolamin als Batrafen®-Lösung, -Creme bzw. -Puder in Verkehr gebracht. Alle Formen sind bei Pilzinfektionen der Haut indiziert, der Puder auch zur Unterstützung, Vorbeugung und Nachbehandlung. Im Regelfall erfolgt die Applikation 2mal täglich, bis zum Abklingen der Hauterscheinungen, im allgemeinen 2 Wochen lang. Zur Vermeidung von Rückfällen empfiehlt sich die Fortsetzung über weitere 1 bis 2 Wochen. Ciclopiroxolamin wirkt nicht nur außer gegen Pilze gegen *grampositive Kokken*, sondern auch gegen *gramnegative Stäbchen*, wie sie

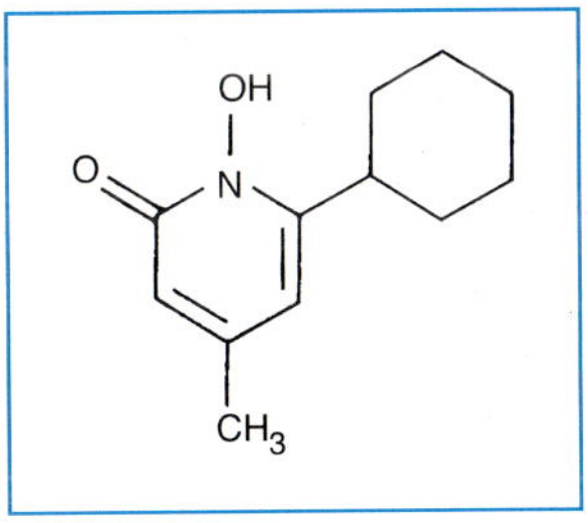

Abb. 12. Strukturformel von Ciclopiroxolamin

insbesondere im Zehenzwischenraum vorkommen können. Im Sinne eines Heilversuchs kann hier bei interdigitaler Tinea pedis einem gramnegativen Fußinfekt gezielt vorgebeugt werden.

Angesichts der guten Penetrationsfähigkeit durch Keratin hat man einen *Lack* als spezielle Darreichungsform für die Onychomykose entwickelt. Nagel-Batrafen®-Lösung (8%) ist bei Pilzerkrankungen der Nägel indiziert und hierbei in dünner Schicht aufzutragen, im ersten Monat jeden zweiten Tag, im zweiten 2mal wöchentlich, ab dem dritten 1mal wöchentlich.

Amorolfin

Als erster Vertreter einer neuen Wirkstoffklasse wurde vor kurzem zudem Amorolfin eingeführt, die 0,25%ige Cremeform ist bei Hautmykosen durch Dermatophyten und Hefen indiziert. Die Wirksamkeit ist derjenigen von Azolen aber wohl zumindest nicht überlegen. Die Auftragung erfolgt einmal täglich. Speziell für die *Onychomykose*, die durch Dermatophyten oder Hefen bedingt ist mit einer Befallsfläche bezogen auf die gesamte Nagelplatte unter 80%, ist Loceryl®-Nagellack Roche entwickelt worden. Er ist 1- oder 2mal wöchentlich auf befallene Finger- und Fußnägel aufzutragen.

1.4.7 Antiparasitika

Antiparasitika, auch *Parasitizide* genannt, werden in der Dermatologie im wesentlichen bei *Läuse-* und *Milbenerkrankungen* eingesetzt.

Hexachlorcyclohexan

Ein klassisches Antiparasitikum stellt Lindan, chemisch *Hexachlorcyclohexan* (Abb. 13), dar. Lindan tötet Krätzemilben gleichermaßen ab wie Kopf- und Filzläuse. Es zählt allerdings zu den chlorierten organischen Verbindungen und ist verwandt mit den polychlorierten Biphenylen. Diese stellen heute ein zentrales Problem in der *Umwelttoxikologie* dar. Auch *individualtoxikologisch* ist die Substanz nicht unbedenklich.

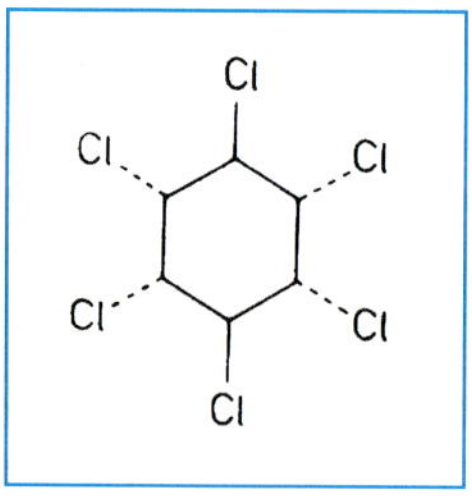

Abb. 13. Strukturformel von Hexachlorcyclohexan

Bei topischer Applikation kann es speziell bei Kindern zu Resorption in dem Umfang kommen, daß unerwünschte Wirkungen am *zentralen Nervensystem* auftreten. Vorsichtshalber soll die Applikation der Substanz bei Kindern bis zu 3 Jahren nur in der Klinik erfolgen.

Handelsüblich sind 0,3%ige Jacutin®-Emulsion und das korrespondierende Jacutin®-Gel. Während erstere Zubereitung nur für die *Scabies* bestimmt ist, kann die letztere auch bei Pediculosis eingesetzt werden. Bei Läusen wird das Gel nach einer Kopfwäsche sorgfältig in das noch feuchte Haar eingerieben, wozu man etwa 15 g benötigt. Das Gel verbleibt dann 3 Tage im Haar. Danach wird es ausgewaschen. Zusätzlich ist bei Kopfläusen der Einsatz eines speziellen Kammes sinnvoll. Bei Scabies wird an 3 aufeinanderfolgenden Abenden das Gel oder die Emulsion unter Ausnahme des Kopfes am ganzen Körper eingerieben und am darauffolgenden Morgen abgewaschen. Bei Kindern im Alter von 3 bis 10 Jahren erfolgt die Anwendung nur 2mal, die Einwirkungszeit wird auf 3 h herabgesetzt. Bei noch jüngeren Individuen wird – unter stationären Bedingungen – am ersten Tag die untere Körperhälfte mit Jacutin® eingerieben und nach 3 h abgewaschen, am zweiten Tag – den Kopf ausgenommen – die obere. An den beiden darauffolgenden Tagen wird die Prozedur wiederholt.

Benzylbenzoat

Für die Krätze kommt alternativ auch die Behandlung mit *Benzylbenzoat* in Betracht. Antiscabiosum Mago® enthält in einer Emulsionsgrundlage 25% Benzylbenzoat. An 3 aufeinanderfolgenden Tagen wird der gesamte Körper mit Ausnahme des Kopfes morgens und abends eingerieben, unter besonderer Berücksichtigung sichtbar befallener Hautareale. Am vierten Tag wird ein Vollbad genommen und die Bett- und Leibwäsche gewechselt. Zuvor getragene Kleidung wird vor weiterer Benutzung zumindest 4 Tage ausgelüftet.

Nicht zur Anwendung am Menschen bestimmt, aber u.U. hilfreich bei Patienten, die ein überempfindliches Bronchialsystem aufweisen oder auf Hausstaubmilbe mit allergischen Erscheinungen wie etwa *Asthma bronchiale allergicum* reagieren, ist die Sanierung der menschlichen Umwelt, die ebenfalls mit Benzylbenzoat erfolgen kann. Acarosan®-Feuchtpulver sowie Acarosan®-Schaum stehen hierfür zur Verfügung. Der Schaum wird auf befallene Areale aufgetragen. Man läßt ihn eintrocknen und saugt dann nach einer Woche ab. Die Notwendigkeit des Einsatzes kann zuvor mit dem Acarex®-Test geprüft werden.

Pyrethroide

Eine Alternative zu Lindan in der Behandlung von Kopf- und Filzläusen sowie deren Nissen stellen Inhaltsstoffe von *Chrysanthemen* dar, die aus der Natur oder synthetisch gewonnen werden. Goldgeist® forte enthält in 100 g Netzmittellösung 0,3 g Pyrethrum-Extrakt sowie 0,7 g *Piperonylbutoxid* zur Wirkungsverstärkung, desweiteren Chlorokresol und Diethylenglykol. Das Haar befallener Körperpartien wird eine halbe Stunde getränkt und dann ausgespült. Bei Kleinkindern beträgt die Maximalmenge im Rahmen einer einmaligen Anwendung 25 ml, Säuglinge sind unter ärztlicher Aufsicht zu behandeln. Jacutin® N-Spray enthält in 90 g Zubereitung 0,594 g Allethrin I sowie 2,376 g Piperonylbutoxid. Bei Säuglingen ist es kontraindiziert, ebenso in der Stillperiode.

1.4.8 Anthelmintika

Anthelmintika werden überwiegend systemisch eingesetzt. Zur Bekämpfung der Erreger der *Larva migrans* kann aber auf Rezepturbasis Thiabendazol 5–20% in Basiscreme (z.B. Neribas®-Creme) erwogen werden. Die Zubereitung wird 3- bis 4mal täglich in die befallene Haut eingerieben, über 1 bis 3 Tage, evtl. unter Okklusion.

1.4.9 Repellents

Repellents sind Zubereitungen, die stechende Insekten, in Sonderheit Mücken, dazu bringen, vom Stechen abzusehen. Auf diese Weise lassen sich Insektenstiche, *Iktus-Reaktionen*, verhüten sowie durch Übertragung von Erregern womöglich resultierende Folgeerkrankungen. Diese Gefahr besteht vorwiegend in den Tropen, wo unter anderem die Erreger von Malaria und Gelbfieber durch *Mücken* übertragen werden. Die Stechmücken, Culicidae, umfassen die Hausmücke der Gattung Culex, die Wald- und Wiesenmücken der Gattung Aedes, die Gabelmücken der Gattung Anopheles, die Kleinmücken (u.a. Kriebelmücken) der Gattung Simulium und die Schmetterlingsmücken oder Sandfliegen (Gattung Phlebotomus). Menschliches *Sebum* gilt als natürliches Repellent, dem Schweiß wird die gegenteilige Wirkung zugesprochen. Der Wirkungsmechanismus der Repellents ist letztlich bis heute unklar. Konstitutiv scheint zu sein, daß die Stoffe verdunsten müssen und auf diese Weise die Insekten dazu bringen, Abstand von der Haut zu halten. Die Beeinflussung des Geruchssinns der Insekten scheint dabei wesentlich zu sein. Grundsätzlich ist ein Repellent somit um so wirksamer, je stärker *flüchtig* es ist, diese Eigenschaft begrenzt aber die Wirkungsdauer und macht somit eine höhere Anwendungshäufigkeit erforderlich. Grundsätzlich müssen nicht alle durch Kleidung bedeckten Körperareale benetzt werden. Den wichtigsten Wirkstoff zur Abwehr von Stechmücken, aber auch Bremsen und Zecken stellt *Diethyltoluamid* dar. Autan®-S-Lotion stellt eine 20%ige Zubereitung dar, andere Formen mit zum Teil etwas unterschiedlichem Wirkstoffgehalt sind Hautspraylösung, Milch und Stift. Die Wirkung nach einmaliger Anwendung wird im Regelfall auf 5 bis 7 h beziffert, die Wirkungsdauer gegen Zecken beträgt 2 h.

1.4.10 Sonnenschutzmittel

Sonnenschutzmittel dienen im Regelfall der Verhütung einer Lichtschädigung – herkömmlicherweise überwiegend akuter Prägung im Sinne des *Sonnenbrandes* – bei normaler Haut. In diesem Sinne stellen sie in der Regel Kosmetika dar. Sie enthalten unterschiedliche *UV-Filter* und bewahren auf diese Weise die Haut vor der Wirkung deartiger Strahlen. Die einzelnen üblicherweise verwendeten UV-Filter wirken gegen UV-Licht ganz bestimmter Wellenlänge. Wünscht man bei einem Sonnenschutzmittel einen weitgehenden Schutz gegen UV-A und UV-B, so setzt man deshalb üblicherweise Gemische ein. Zur Vermeidung der Sonnenbrandreaktion bedarf es insbesondere des Schutzes im UV-B-Bereich, zur Verhütung vieler Lichtdermatosen reicht dies aber nicht aus, hier bedarf es auch einer speziellen Wirkung im UV-A-Bereich.

Paraaminobenzoesäure (PABA) und ihre Ester absorbieren im Bereich zwischen 280 und 320 nm, Benzophenonderivate zwischen 250 und 400 nm, sie sind freilich weniger wirksam als Paraaminobenzoesäureverbindungen im Bereich des UV-B. Abbildung 14 gibt die Struktur eines wichtigen Vertreters, 2-Hydroxy-4-methoxy-benzophenon, wieder. Ebenfalls im Bereich von UV-B wirken Zimtaldehyde. Zu beachten ist die Möglichkeit einer Kontaktallergie auf UV-Filter. Sie kann sich als *allergische Kontaktdermatitis* oder als *photoallergische Dermatitis* manifestieren. Lichtschutzmittel werden häufig im Rahmen eines Badeurlaubs oder aber bei mit Schwitzen verbundenen körperlichen Anstrengungen und Freizeitaktivitäten eingesetzt. Von daher spielt die *Wasserfestigkeit* eine zunehmende Rolle in der Bewertung. Um dem Anwender einen Anhaltspunkt bezüglich der Wirksamkeit zu geben, hat man den *Lichtschutzfaktor* definiert. Etabliert ist er bislang im UV-B-Bereich. Hier gibt er an, wieviel länger man sich der Sonne aussetzen kann nach Applikation des betreffenden Präparates relativ zum Fall der Nichtanwendung, bis ein UV-Erythem auftritt. Die bislang gültige, derzeitige DIN-Norm soll jetzt durch eine Euro-Norm (COLIPA-Norm) ersetzt werden. In der Praxis werden Lichtschutzfaktoren von wenigstens 4 als sinnvoll erachtet. Eine starke Wirkung ist bei einem Lichtschutzfaktor ab etwa 16 gegeben, man spricht dann von *Sonnenblockern*. Bei derartigen Präparaten nimmt man an, daß auch die Langzeitschäden infolge der Insolation reduziert werden. Inwieweit das tatsächlich der Fall ist, läßt sich zum gegenwärtigen Zeitpunkt aber noch nicht sagen.

Bei Daylong® 16 handelt es sich um eine *liposomale Lichtschutzlotion* mit dem Lichtschutzfaktor 16, die als *wasserresistent* anzusehen ist. Die Auftragung soll 20 min vor Beginn der Sonnenexposition erfolgen durch Einmassieren, auch bei mehrmaligem Baden ist dann über wenigstens 8 h die Wirkung gegeben. Als UV-Filter enthält das Präparat Methoxycinnamat, Benzophenon 3 und Octylsalicylat, als Konservierungsmittel Propyl- und Methylparaben, als Antioxidans Tocopherol.

Derzeit bemüht man sich, nicht zuletzt unter dem Aspekt der zunehmenden (Photo-)Kontaktallergie auf herkömmliche UV-Filter der beschriebenen Art, diese

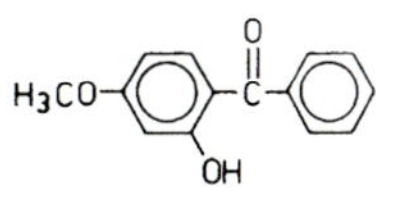

Abb. 14. Struktur des Breitband-UV-Filters 2-Hydroxy-4-methoxy-benzophenon

durch *feinverteilte anorganische Pigmente* zu ersetzen, etwa Titandioxid. Anders als herkömmliche Filter, die das UV-Licht absorbieren und die Licht- in Wärmeenergie umwandeln, reflektieren sie das Licht. Ein hochwirksames Monopräparat mit Titanoxid als einzigem Wirkstoff stellt Microsun® 20 dar.

Im Zusammenhang mit *lichtbedingten Hauterkrankungen* ist der Einsatz des Topikums Contralum® Ultra-Creme zu erwägen. Das als wirksame Substanzen 3-(4-Methylbenzyliden)-Campher, 1-(4-Isopropyl-phenyl)3-Phenyl-1,3-propandion und 2-Phenyl-5-benzimidazolsulfonsäure enthaltende Präparat ist eine Stunde vor Lichtexposition aufzutragen und indiziert bei Porphyrien sowie sicher nachgewiesenen schweren Lichtdermatosen, exogenen phototoxischen und photoallergischen Hautreaktionen sowie bei Verschlimmerung schwerwiegender Dermatosen durch Licht, etwa im Rahmen eines Lupus erythematodes. Im UV-B-Bereich wird die Schutzwirkung mit 10 angegeben, im UV-A-Bereich mit 7. Alternativ kommt Spektraban 4®-Lichtschutzlösung in Betracht. Das 2-Ethylhexyl-p-N,N-Dimethylaminobenzoat enthaltende Präparat bietet ab 45 min nach Auftragen langanhaltenden Schutz gegen Sonnenbrand, indiziert ist es auch bei Lichtdermatosen wie Eczema solare, Lichturtikaria etc.

1.4.11 Photosensibilisatoren, pigmentierende und depigmentierende Präparate

Zur Behandlung unterschiedlicher entzündlicher Hauterkrankungen kann es sinnvoll sein, Licht unterschiedlicher Qualität einzusetzen, insbesondere auch *UV-A*. Dies macht insbesondere dann Sinn, wenn die Haut zuvor durch bestimmte chemische Stoffe, sogenannte *Photosensibilisatoren*, überempfindlich auf entsprechendes Licht gemacht worden ist. Meladinine®-Lösung enthält 0,15% 8-Methoxypsoralen oder Ammoidin. Indiziert ist das Präparat bei Psoriasis, Parapsoriasis „en plaques" sowie Vitiligo. Im Vergleich zur systemischen PUVA-Therapie ist die Behandlung aber nur schwer zu steuern. Insbesondere akral kommt es zu leicht ausgeprägten phototoxischen Reaktionen im Sinne der *Blasenbildung*. In neuester Zeit wird im Rahmen von Heilversuchen 8-Methoxypsoralen Wasser zugesetzt und damit Bäder durchgeführt, etwa bei Psoriasis vulgaris (vgl. oben).

Bei bestimmten Hautkrankheitszuständen wie der *Vitiligo* kommt es zu einer ästhetisch belastenden *Depigmentierung* der Haut. Die *Repigmentierung* stellt ein wichtiges therapeutisches Ziel dar. Bislang stehen einschlägige Arzneimittel aber nicht zur Verfügung, sieht man einmal von dem oben beschriebenen 8-Methoxypsoralen ab, das aber nur sehr begrenzte Wirkung zeitigt. Im kosmetischen Bereich läßt sich eine zu hell erscheinende Hautstelle bräunen durch Einsatz von Dihydroxyaceton. Entsprechende Präparate wie Tamloo® können auch eingesetzt werden, um allgemein einen braunen und damit wie viele meinen einen „gesund" imponierenden Teint herbeizuführen. Die Hautschädigung ist dabei langfristig vermutlich geringer als bei entsprechender Insolation. Allerdings imponiert die durch die Hydroxyaceton bewirkte Bräunung, die durch Verbindung mit der Hornschicht entsteht, nicht selten scheckig, desweiteren droht eine Verfärbung der Wäsche.

Bei bestimmten Krankheitszuständen kommt es spontan zu einer vermehrten Hautfärbung. Zu nennen ist hier beispielsweise das *Melasma*, des weiteren die postinflammatorische Hyperpigmentierung. Ein mögliches Wirkprinzip stellt die Beeinflussung der Melaninsynthese durch Tyrosinanaloga dar, etwa Hydrochinon und seine Derivate. Hydrochinon kann 5%ig in Creme angewendet werden, durch Luftoxydation zerfällt es aber relativ rasch. Eine bessere Bleichwirkung hat sein Monobenzylether, er kann allerdings zu einer irreversiblen Schädigung der Melanozyten führen. Desweiteren besteht die Gefahr der Kontaktallergie. Unter Umständen treten unregelmäßige Hyper- und Depigmentierungen auf, im Sinne des *konfettiartigen Leukomelanoderms* (Leucoderma in confetti). Das 10%ige Präparat Depigman® forte ist denn auch außer Handel. Neu in Verkehr gelangt ist aber eine Kombination aus Hydrochinon, Tretinoin und Hydrocortison. Pigmanorm®-Creme Widmer enthält diese Wirkstoffe in Konzentration von 5, respektive 0,1, respektive 1%. Indiziert ist das Präparat bei *melaninbedingten Hyperpigmentierungen*. Auf die veränderte Haut ist es einmal täglich sparsam aufzutragen. Dabei ist darauf zu achten, daß die Creme nicht über die Ränder der Pigmentflecken hinaus verteilt wird. Bei beginnender Abblassung kann die Anwendungshäufigkeit verringert werden. Die Behandlungsdauer beträgt durchschnittlich 7 Wochen. Bei ausbleibender Wirkung ist spätestens nach 3 Monaten die Behandlung einzustellen.

1.4.12 Antipruriginosa

Als Antipruriginosa werden *juckreizstillende* Mittel bezeichnet. Sprachlich korrekter wäre eigentlich die Bezeichnung *Antipruritika*, da Pruritus Juckreiz bedeutet und Prurigo Erkrankung mit juckenden Knötchen. Dies zeigt aber, daß ursprünglich juckreizstillende Mittel vor allem eingesetzt wurden für gerade diese Art von Hauterkrankungen. Bis heute ist die Pathophysiologie des *Juckreizes* nur unzureichend verstanden. Dies macht es schwer, gezielt Arzneimittel zu entwickeln. Eine Überschneidung besteht von daher bislang mit Antihistaminika und örtlich betäubenden Mitteln, den Lokalanästhetika, die ebenfalls im folgenden abgehandelt werden sollen. Desweiteren werden Substanzen diskutiert, die nicht als örtliche Betäubungsmittel im engeren Sinne anzusehen sind, aber auch Schmerz an der Haut womöglich nehmen. Diese sozusagen als Hautschmerzmittel anzusprechenden Substanzen seien ebenfalls kurz hier diskutiert. Komplizierter wird die Gruppe der Antipruriginosa noch dadurch, daß hier traditionell zu diskutierende Substanzen keineswegs nur antipruriginös wirken, sondern zum Teil ein breites Spektrum von Wirkungen entfalten, dies wiederum aber nur in begrenztem Umfang.

Teere

Prototypisch gilt dies für die Teere, die schwerpunktmäßig bei den Antiphlogistika abgehandelt werden.

Antihistaminika

Eine wesentliche Rolle beim Juckreiz im Rahmen akuter Hauterkrankungen spielt der Botenstoff *Histamin*. Die Wirkung des Histamins wird über Rezeptoren vermittelt. In unterschiedlichen Geweben lassen sich unterschiedliche Histaminrezeptoren unterscheiden, in der Haut finden sich vor allem H1-Rezeptoren. Therapeutisch werden Antihistaminika in der Dermatologie vorwiegend systemisch appliziert. Bei der topischen Applikation ist wohl im Regelfall die Bioverfügbarkeit gering, was die *mäßige* klinische Wirksamkeit erklären kann.

Als Wirkstoffe in topischen Antihistaminika finden sich ausschließlich klassische H1-Blocker, also Substanzen, die bei systemischer Zufuhr müde machen. Bei der topischen Applikation auf begrenzte Hautareale spielt dies aber keine Rolle. Fenistil®-Gel enthält 0,1% Dimetindenmaleat. Die bei Bedarf mehrmals täglich aufzutragende Zubereitung ist indiziert bei Urtikaria, Insektenstichreaktionen, Verbrennungen ersten Grades, Sonnenbrand sowie Ekzemjuckreiz. Aus dermatologischer Sicht ist bei Ekzemen aber eher eine Salbenform indiziert. Avil®-Salbe enthält 1,25% Pheniraminhydrogenmaleat. Speziell für juckende umschriebene Reaktionen nach Insektenstich oder -biß bzw. Kontakt mit Quallen oder Brennesseln eignet sich die Anwendung eines Stiftes: Azaron-Stift enthält in 5,75 g Zubereitung 115 mg Tripelenamin-Hydrochlorid. Das Präparat ist einmal täglich aufzutragen und leicht einzureiben, die maximale Anwendungsdauer beträgt eine Woche.

Lokalanästhetika

Lokalanästhetika werden in der Dermatologie in unterschiedlichen Situationen eingesetzt, insbesondere aber vor *dermatochirurgischen Eingriffen*. Hier hat man lange Zeit, wie in der kleinen Chirurgie üblich, Lokalanästhetika nach Desinfektion injiziert. Zu der in der Dermatochirurgie gebräuchlichen *Infiltrations-* sowie *Leitungsanästhesie* eignet sich Scandicain® 0,5%/1%/2% Injektionslösung mit dem Wirkstoff *Mepivacain* (Abb. 15). Dabei handelt es sich um ein Lokalanästhetikum vom gutverträglichen Amid-Typ, der kaum je Anlaß zu schwerwiegenden Soforttypreaktionen gibt. Bei Erwachsenen mit normalem Körpergewicht (70 kg) sind bis zu 60 ml der erstgenannten und 30 ml der beiden letztgenannten Zubereitungen als Maximaldosis anzusehen. Bei Patienten im reduzierten Allgemeinzustand und Kindern sollen maximal 4 mg/kg KG appliziert werden. Die Beeinflussung des Reaktionsvermögens ist insbesondere unter dem Aspekt der Fahrtauglichkeit beachtlich.

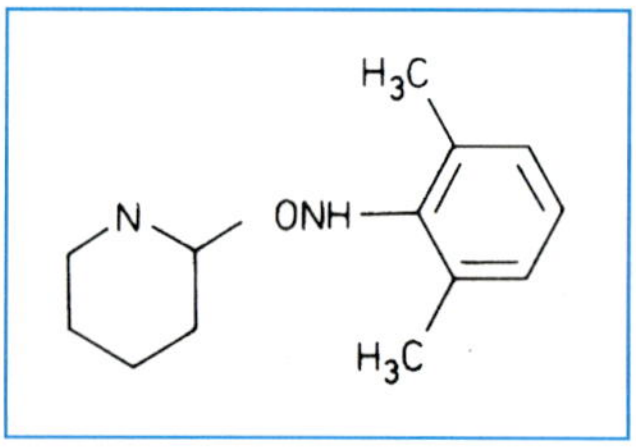

Abb. 15. Strukturformel von Mepivacain

Eine neuartige Alternative, die dem Patienten den Schmerz, der mit Injektionen verbunden ist, erspart, stellt der Einsatz von Emla®-Creme dar. Bei diesem Gemisch aus 2,5% *Lidocain* und 2,5% *Trilocain* liegt eine ganz bestimmte räumliche Anordnung der Wirkstoffe vor, man spricht deshalb auch von einer *eutektischen Mischung*. Appliziert wird das Präparat in einer dicken Schicht, die anschließend mit einem *Okklusivverband* (Tegaderm®) bedeckt wird. Auf diese Weise kommt es in relativ kurzer Zeit zu einer hinreichenden Unterdrückung der Schmerzwahrnehmung, so daß ein kleiner chirurgischer Eingriff ausgeführt werden kann. Bedeutung besitzt dies insbesondere auch bei in der Dermatochirurgie in neuerer Zeit verstärkt eingesetzten Behandlungstechniken wie der Kälteanwendung (*Kryochirurgie*).

Während wohl wegen der mangelnden Penetration die Anwendung konventioneller Lokalanästhetika in halbfester Form an der Haut wenig Sinn macht, ist dies an den Übergangsschleimhäuten sowie bei offenen Wunden anders zu bewerten. Traditionell wurden Lokalanästhetika nicht selten als Wirkstoff in Ulcustherapeutika eingesetzt, hierbei besteht aber eine besonders hohe *Sensibilisierungsgefahr*, ohne daß der damit verbundene Nutzen als hinreichend groß zu erachten wäre.

Eine relativ ungünstige Nutzen-/Risiko-Relation liegt auch im Bereich der Analhaut vor. Dennoch enthalten viele *Proktologika* ein *Lokalanästhetikum*. Faktu®-Salbe enthält 1% Cinchocain-HCl sowie 5% Policresulen. Die Salbe ist bei Hämorrhoiden, insbesondere mit entzündlichen Begleiterscheinungen, Analpruritus und Analekzem, Rhagaden und Fissuren sowie Blutungen sowie zur Nachbehandlung nach Operationen im Analbereich indiziert. Die Verordnung zusammen mit einem Dispenser sowie mit einem Analdehner („Faktumat") ist möglich. Ebenfalls verfügbar sind analog zusammengesetzte Suppositorien, die auch mit Mulleinlage verordnet werden können (Anotamp®). Faktu®-Salbe, -Suppositorien sowie -Mulleinlage sind auch in einer Kombipackung erhältlich.

Allergologisch außer bei vorbestehender Kontaktallergie im wesentlichen unbedenklich, aber ebenfalls nur begrenzt wirksam ist die Anwendung eines Lokalanästhetikums in der Mundhöhle. Dynexan-A®-Gel enthält 2% Lidocain-HCl sowie 0,1% Benzalkoniumchlorid. Bei schmerzhaften entzündlichen Erkrankungen der Mundschleimhaut, des Zahnfleisches und der Lippen, desweiteren bei Zahnungsbeschwerden und bei prothesenbedingtem Fremdkörpergefühl sowie zur Oberflächenbetäubung bei Einstichen und Zahnsteinentfernung ist es indiziert, ein- bis mehrmals täglich ein erbsgroßes Stück aufzutragen und einzumassieren. Speziell zum Einbringen in Zahnfleischtaschen stehen entsprechende Behältnisse, Zylinderampullen, zur Verfügung.

In den letzten Jahren wieder verstärkt eingesetzt wird Polidocanol, Thesit®. Der Stoff dringt bei örtlicher Anwendung zu sensiblen Nervenendigungen von Haut- und Schleimhaut vor und wirkt so juckreiz- und schmerzstillend. Balneum Hermal® plus, ein flüssiger Badezusatz mit 15% Polidocanol neben 82,95% Sojabohnenöl wurde bereits bei den Bädern erwähnt. 2 bis 3 Vollbäder wöchentlich sind indiziert zur unterstützenden Behandlung von Hauterkrankungen mit stark juckender und trockener Haut, etwa bei Ekzemen, Psoriasis, des weiteren bei Pruritus senilis. Im Analbereich kommt die Anwendung in Form von Hexamon®-N-Salbe in Betracht, sie enthält 3% Polidocanol sowie 0,25% 4-Hexylresorcin. Die Salbe ist 2- bis 3mal täglich bei Hämorrhoiden mit Beschwerden sowie Haut- und Schleimhautdefekten im Analbereich aufzutragen, in den After kann man sie mittels eines speziellen Ansatzrohres (Applikator) einbringen. Ein entsprechend zusammengesetztes Zäpfchen steht ebenfalls zur Verfügung. In der Mundhöhle kann man die 3%ige Recessan®-Salbe einsetzen. Bei schmerzhaften entzündlichen Erkrankungen an Zahnfleisch, Mundschleimhaut und Lippen wird 3mal täglich ein etwa erbsengroßes Stück auf Schmerzstellen aufgetragen.

In den letzten Jahren großes wissenschaftliches Interesse gefunden hat das aus Pflanzen gewonnene *Capsaicin*, das über eine Beeinflussung der in der Haut bedeutsamen Substanz P wirkt. In Betracht kommt insbesondere ein Heilversuch bei postzosterischen Schmerzen sowie bei durch in der Haut durch Ablagerungen von Hydroxyethylstärke bedingtem Juckreiz. Dolenon-Liniment enthält 5 g Cayennepfefferextrakt, standardisiert auf Capsaicinoide, auf 150 g Zubereitung. Sie ist 2- bis 3mal täglich leicht einzumassieren.

1.4.13 Keratolytika/Keratoplastika/Schälmittel

Definition

Hierher gehört eine Reihe von unterschiedlichen Substanzen, die insbesondere Einfluß auf das Stratum corneum nehmen, in Sonderheit auf das krankhaft veränderte. Einer lange Zeit gebräuchlichen Nomenklatur zufolge werden als *Keratolytika* Substanzen bezeichnet, die die Hornschicht verdünnen, als *Keratoplastika* solche, die die Hornschicht verdicken. Nach einem neueren Nomenklaturvorschlag sollen aber Keratolytika nur solche Substanzen genannt werden, die tatsächlich Hornschichtmaterial *spalten* durch Aufbrechen von Disulfidbrücken, wie dies eigentlich nur in der Kosmetik im Rahmen der Dauerwelle geläufig ist. Hierzu kann man bei der konventionellen alkalischen Dauerwelle Thioglycolat einsetzen. Zu beachten ist freilich, daß es sich um ein relativ potentes Kontaktallergen, speziell für Friseure, handelt. Andere Stoffe, die ebenfalls Hornschichtmaterial *lösen*, aber eben auf andere Weise, sollen Keratoplastika heißen. Prototypisch ist hier der Harnstoff anzuführen. Schließlich werden für die Aknetherapie heute wesentliche Agenzien zum Teil als Schälmittel bezeichnet, wobei im Einzelfall wieder für wichtige Vertreter umstritten ist, ob ihre Wirkung tatsächlich überwiegend über den Hornschichteffekt zu erklären ist. Kompliziert wird die Situation noch dadurch, daß viele herkömmliche Keratolytika wie Salizylsäure zwar heute noch in Aknemitteln vorkommen, ihr tatsächlicher Nutzen bei dieser Erkrankung aber umstritten ist, während er unumstritten ist in der frühen Behandlungsphase von durch vermehrte Schuppenbildung gekennzeichneten Erkrankungen, in Sonderheit der erythematosquamösen Dermatose Psoriasis vulgaris. Im folgenden soll deshalb unter pragmatischen Gesichtspunkten eingeteilt werden, orientiert an der Zweckbestimmung, ohne daß wieder so unscharfe Begriffe wie Aknemittel oder Antipsoriatika im weiteren Sinne eingeführt werden.

Harnstoff

Harnstoff (Abb. 16) ist eine körpereigene Substanz, die auch an den obersten menschlichen Hautschichten regelmäßig vorkommt und hier einen Beitrag leistet zur *Regulierung* des *Wasserhaushaltes*. Von daher ist verständlich, daß bei Störung der *epidermalen Barrierefunktion* wie etwa im Rahmen des atopischen Ekzems der Einsatz von Harnstoff als Wirkstoff in Externa Sinn macht. Desweiteren kann Harnstoff speziell in höheren Konzentrationen Hornschichtmaterial separieren, zum Teil wohl aufgrund der ihm eigenen Fähigkeit, Wasser in größerem Umfang im Rahmen der *Hydratation* zu binden, zum Teil wohl auch aufgrund von direkter Einwirkung auf nicht kovalente Bindungen. Auf diese Weise kann *Keratosen* begegnet werden.

Basodexan®-Creme, -S Salbe sowie -Softcreme enthalten jeweils 10% Harnstoff. Das Präparat ist indiziert bei trockener, rauher, schuppender Haut und zur Nachbehandlung weitgehend abgeklungener Hauterkrankungen. Einen noch etwas höheren Harnstoffanteil, nämlich 12%, weist Carbamid Creme Widmer auf. Sie ist indiziert bei übermäßiger Verhornung, leichteren Formen der Ichthyosis, sowohl zur Dauerbehandlung wie zur Rückfallprophylaxe, desweiteren bei follikulären Verhornungsstörungen, schließlich bei trockener, spröder, geröteter Haut. In schweren Fällen von Verhornungsstörungen, etwa im Rahmen von Ichthyosen, desweiteren bei entsprechenden follikulären Verhornungsstörungen, aber auch bei übermäßiger Verhornung von Handinnenflächen und Fußsohlen ist die Beimengung von 0,03% Tretinoin sinnvoll: Carbamid + VAS Creme Widmer wird 1- bis 2mal täglich auf erkrankte Hautstellen aufgetragen, bis die Symptome abgeklungen sind, in schweren Fällen können über Nacht Okklusivverbände eingesetzt werden.

Generell ist bei Einsatz harnstoffhaltiger Externa zu bedenken, daß die Aufnahme von gleichzeitig applizierten anderen Wirkstoffen, insbesondere *Glukokortikoiden*, gesteigert sein kann. Dies macht man sich zum Teil auch bei Kombinationspräparaten zunutze. Hydrodexan®-Creme sowie Hydrodexan®-S-Salbe enthalten zusätzlich zu 10% Harnstoff 1% Hydrokortison. Das Präparat ist insbesondere indiziert zur langdauernden Behandlung chronischer Ekzeme, bis zu 3 Monate, etwa im Rahmen des atopischen Ekzems, desweiteren zur Intervalltherapie und Nachbehandlung nach Intensivtherapie der Psoriasis vulgaris. Die Cremeform schließlich ist auch bei Kopfpsoriasis indiziert. Die verstärkte Absorption von Hydrokortison aus einem harnstoffhaltigen Präparat ist unzweifelhaft belegt; unklar bleibt aber bislang, ob tatsächlich ein Vorteil besteht gegenüber dem Einsatz eines etwas stärkeren Glukokortikoids als Hydrokortison.

Harnstoff wird auch in der Rezeptur häufig eingesetzt. Speziell für hyperkeratotisch-rhagadiforme Hand- und Fußekzeme empfiehlt sich die *Urea-Kochsalz-Salbe* (Urea und Carbamid sind weitere Bezeichnungen für Harnstoff) (s. S. 88).

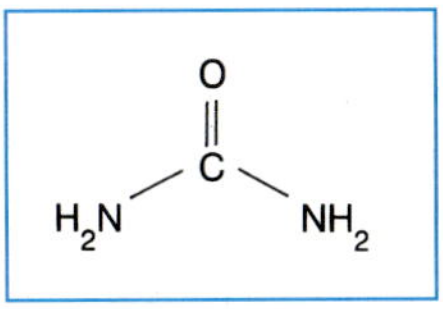

Abb. 16. Strukturformel von Harnstoff

Rp.   Natr. chlorat.   5,0 – (10,0)
       Urea. pur.   5,0 – 10,0
       Ungt. alcohol. lanae aquos. ad   100,0
       S.: Urea-Kochsalz-Salbe.

Harnstoff wird häufig auch Kosmetika beigegeben, um bei trockener Haut die Horn-schichtfeuchtigkeit zu erhöhen bzw. den transepidermalen Wasserverlust zu senken. Hierbei wird meist freilich mit Konzentrationen in der Größenordnung von wenigen Prozent gearbeitet, deren Wirkung bis heute Zweifeln unterliegt.

Salicylsäure

Salicylsäure stellt das klassische *Keratolytikum* dar. Der Hauptwirkmechanismus an der Haut bleibt bis heute unklar, diskutiert wird eine Auflösung interzellulärer Kitt-substanzen, die die Korneozyten im Stratum corneum zusammenhalten. Unklar ist auch, wie weit an der Haut eine antiphlogistische Wirkung gegeben ist. Diskutiert wird darüber hinaus ein milder antiproliferativer Effekt, speziell bei verdickter Epi-dermis; schließlich besteht fraglos auch eine mäßige antimikrobielle Wirkung. Bei cignolinhaltigen Präparaten wird Salicylsäure auch als Hilfsstoff in Dermatika einge-setzt, hier soll es gegen *Oxydation* schützen. Ebenso wie Harnstoff kann Salicylsäure in einem Glukokortikoidkombinationspräparat die *Absorption* des *Glukokortikoids* steigern, wobei auch hier die Relevanz letztlich unklar bleibt.

In Fertigpräparaten findet sich Salicylsäure als Kombinationspartner. Einzeln wird es nicht selten in der Rezeptur eingesetzt:

Rp.   Acid. salicylic.   3,0
       Solve in Ol. ricin. q.s.
       Vaselin. flav.   ad   100,0
       S.: *Salizylvaselin* 3%.

Salizylvaseline stellt den ersten Baustein in einem Behandlungsplan klassischer Art bei der Psoriasis vulgaris dar. Die Anwendung über einige Tage soll die festhaftende psoriatische Schuppung entfernen und dann die Penetration von anschließend auf-gebrachten andersartigen Wirkstoffen aus Externa in die Haut verbessern. Daß der-artige Wirkstoffe aber generell in durch psoriatische Schuppen bedeckte Haut schlechter eindringen, ist unbewiesen. In letzter Zeit wird deshalb zunehmend von diesem Schritt Abstand genommen. Vor großflächiger Anwendung hochkonzentrier-ter salizylsäurehaltiger Externa ist zu warnen, da erhebliche Mengen ins System auf-genommen werden und die *Niere* irreversibel geschädigt werden kann.

Einen besonders wichtigen Kombinationspartner stellt Salicylsäure in *Haarboden-therapeutika* auf Alkoholbasis dar. Alpicort®-N enthält 0,4% Salicylsäure und 0,2% Prednisolon. Die Tinktur ist indiziert bei Psoriasis capitis, seborrhoischem Ekzem des Kopfes sowie kreisrundem und diffusem Haarausfall. Eine halbfeste Form, bei der Salicylsäure nicht zuletzt die Wirkung des eingesetzten Glukokortikoids verstärken soll, stellt Sali-Decoderm®-Salbe dar, sie enthält 3% Salicylsäure und 0,1% Flupredniden-21-acetat. Sie ist indiziert bei allen auf topische Glukokortikoide ansprechenden Hauterkrankungen mit subchronischer, chronischer oder hyperkeratotischer Verlaufsform.

Benzoylperoxid

Benzoylperoxid (Abb. 17) stellt seit Jahrzehnten einen wichtigen Bestandteil der externen Dermatotherapie dar. Es ist über die Abspaltung von Sauerstoff ein starkes *Oxydationsmittel.* Auf diese Weise hat es zunächst einmal eine starke antimikrobielle Wirkung. Diese wird ausgenutzt im Rahmen der Reinigung von schlecht heilenden Wunden, etwa beim Ulcus cruris. Unstrittig ist auch die gute Wirksamkeit bei der Acne vulgaris, unklar ist hier nur, ob tatsächlich hierbei die antimikrobielle Wirkung ebenfalls ganz im Vordergrund steht. Alternativ wird eine Beeinflussung der follikulären Hyperkeratose angenommen, also eine im engeren Sinne komedolytische Wirkung. Insbesondere bei Haarkontakt kann es im Sinne einer überschießenden Sauerstoffwirkung zu Verfärbung im Sinne der Bleichung kommen. Speziell im Zusammenhang mit der Anwendung beim Ulcus cruris ist die Gefahr der *Kontaktallergie* zu bedenken. Generell gelten *Peroxide* als verdächtig, als *Karzinogen* wirken zu können. Im Rahmen einer eingehenden Begutachtung durch die FDA ist dieses Bedenken aber zerstreut worden.

Da Benzoylperoxid schon seit Jahrzehnten dermatologisch genutzt wird, liegt ein Patentschutz nicht vor. Es gibt daher auch bei diesem Wirkstoff zahlreiche vergleichbare Präparate, *Generika.* Wichtig unter dem Aspekt der Verträglichkeit ist die Auswahl der jeweils geeigneten Grundlage, dabei ist die mögliche Änderung des Hautzustandes unter Therapie zu bedenken. Nicht selten führt die Anwendung von Benzoylperoxid zu einer erheblichen Irritation. Anfangs ist auch ein Aufblühen der Akne im Sinne einer Vermehrung entzündlicher Erscheinungen möglich. PanOxyl®-5/10-Akne-Gel sowie PanOxyl®-W-Emulsion und PanOxyl®-mild-2,5/-5-Creme enthalten den Wirkstoff in unterschiedlicher Konzentration, die jeweilige Zahlenangabe gibt den Prozentsatz wieder. Indiziert ist das Präparat bei Acne vulgaris. Das Gel wird 1- bis 3mal täglich dünn aufgetragen, die Emulsion 2mal täglich auf die zuvor angefeuchtete Haut. Nach Einreibung über 1 bis 2 min erfolgt anschließend gründliche Abwaschung mit Wasser. Die Creme ist 1- bis 2mal täglich auf die befallenen Hautareale aufzutragen. Die Anwendung bei Ulcus cruris kommt in Deutschland nur im Rahmen eines Heilversuches in Betracht.

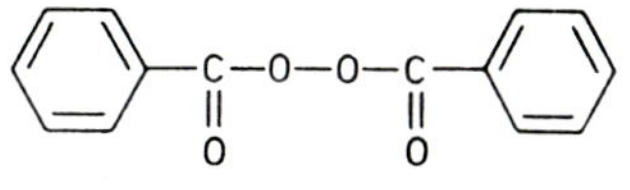

Abb. 17. Strukturformel von Benzoylperoxid

Azelainsäure

Mit der Azelainsäure ist in den letzten Jahren ein neuartiger Wirkstoff in die Akne-therapie eingeführt worden. Die 20%ige Creme Skinoren® ist bei Acne vulgaris indi-ziert. Unstrittig wirkt Azelainsäure in der (für Dermatika ungewöhnlich hohen) Ein-satzkonzentration antimikrobiell, darüber hinaus wird eine Schälwirkung diskutiert. Die Zubereitung ist 2mal täglich nicht zu dünn in den befallenen Arealen aufzutra-gen.

Tretinoin

Tretinoin oder *Vitamin-A-Säure* (Abb. 18) kommt in Spuren in der menschlichen Haut vor, es handelt sich um einen Abkömmling des Vitamins A. Chemisch kann man auch von All-trans-Retinsäure sprechen. Tretinoin wirkt ursächlich auf die Primär-ursache der Aknebildung, auf den keratotischen Pfropf im alterierten Haarfollikel. Eudyna®-Gel und Eudyna®-Creme enthalten 0,05% Tretinoin. Das Präparat ist 2mal täglich bei Acne vulgaris auf die befallenen Stellen aufzutragen. Nicht selten kommt es unter Tretinoin zu einer Irritation. Dies führt u.U. zum Abbruch der Behandlung durch den Patienten. Darüber hinaus kann es zu einem Aufblühen der entzündlichen Erscheinungen, „Flare up", kommen. Eine Minderung der unerwünschten Wirkun-gen bei Erhaltung der erwünschten durch liposomale Verkapselung erscheint mög-lich. Dieses Ziel wird auch angestrebt durch den Einsatz eines verwandten Vitamin-A-Derivates, von Isotretinoin (Isotrex®-Gel).

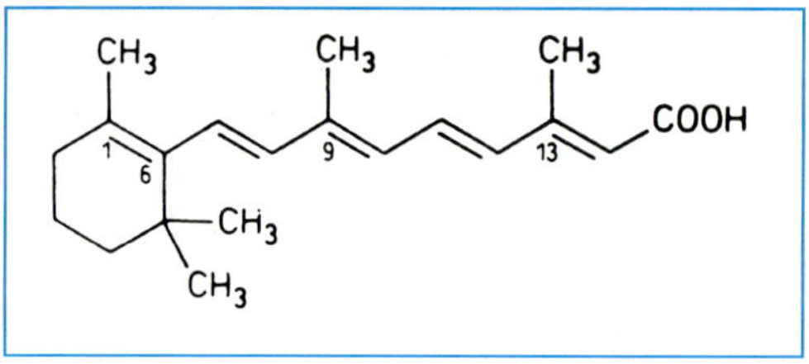

Abb. 18. Strukturformel von Vitamin-A-Säure

1.4.14 Zytostatika

In der dermatologischen Praxis werden Zytostatika nur in begrenztem Umfang topisch eingesetzt. Zu nennen sind ein ursprünglich unmittelbar aus Pflanzen gewon-nenes Präparat, Podophyllin, sowie ein Produkt der chemischen Synthese, 5-Fluoro-uracil.

Podophyllin

Podophyllin ist ein Extrakt aus den Wurzeln der in Nordamerika verbreiteten Pflanze *Podophyllum peltatum* bzw. der in Indien verbreiteten Pflanze Podophyllum emodi. Das wirksame Prinzip wird Podophyllotoxin genannt, es handelt sich um ein Spindelgift, also ein Zytostatikum, das radiomimetisch wirkt auf der Ebene der Metaphase. Zellen, die in unmittelbaren Kontakt gebracht werden, können deshalb absterben. Herkömmlicherweise wurde Podophyllin insbesondere 25%ig in absolutem Alkohol eingesetzt, indem man es auf die zu behandelnden Stellen aufgetupft hat (vgl. auch Virustatika). Im Schleimhautbereich schließt sich daran nach 2 bis 6 h, im Hautbereich nach 2 bis 12 h eine Abwaschung an. Die Hauptindikationen haben *Condylomata acuminata* im Genitalbereich dargestellt. Da bei Anwendung an größeren Flächen mit Übertritt in das System in relevantem Umfang zu rechnen ist, ist die Anwendung zu einem Zeitpunkt auf eine kleine Fläche beschränkt, genannt werden 7 cm². Bei unkontrolliertem Gebrauch ist es zu peripherer Neuropathie gekommen und bei Schwangeren zu Fruchttod. Im Genitalbereich werden als weitere Indikationen Erscheinungen im Rahmen einer Bowenoiden Papulose genannt, des weiteren die Erythroplasie de Queyrat. An der freien Haut kann der Einsatz bei aktinischen Keratosen und Morbus Bowen erwogen werden.

Die Anwendung von in der Offizin zubereitetem Podophyllin in der ärztlichen Praxis war mit wesentlichen Problemen behaftet. Insbesondere war wohl nicht hinreichend gewährleistet, daß immer die angenommene Einsatzkonzentration des Wirkstoffes gegeben war. Damit sind verständlicherweise Schwierigkeiten der Steuerbarkeit verbunden. Man hat sich deshalb bemüht, ein standardisiertes Fertigpräparat zu entwickeln. Condylox®-Lösung enthält in 1 ml 5 mg Podophyllotoxin. Sie ist indiziert bei kleinen umschriebenen, nicht entzündeten Feigwarzen bei Männern im äußeren Genitalbereich. Kontraindiziert ist das Präparat bei Frauen, Kindern und Jugendlichen sowie Alkoholgenuß während der Therapie und bei Patienten mit Immunschwäche sowie bei Neigung zu Präkanzerosen und bei rezidivierender Herpes-Infektion. Desweiteren ist es bei entzündeten blutenden Feigwarzen nicht anzuwenden sowie bei gleichzeitiger Behandlung mit anderen Lokaltherapeutika. Eine positive Syphilis-Serologie stellt einen Ausschlußgrund dar. Selbstverständlich ist das Präparat auch in Schwangerschaft und Stillzeit kontraindiziert. Der Genuß von Alkohol unter der Therapie ist deswegen untersagt, da es zu einer massiven Verstärkung unerwünschter Wirkungen kommen kann. Normalerweise ist mit Rötung, Stechen und mäßiger Reizung zu rechnen. Die Lösung wird 2mal täglich an 3 aufeinanderfolgenden Tagen auf maximal 10 Feigwarzen der Größe 1 bis 10 mm und insgesamt maximal ca. 150 mm² aufgetragen. Die maximale Einzeldosis beträgt 0,25 ml. Die Applikation soll durch einen Arzt erfolgen, unter Einsatz von einem Wattestäbchen o.ä. Insgesamt können 4 derartige Behandlungszyklen hintereinander stattfinden.

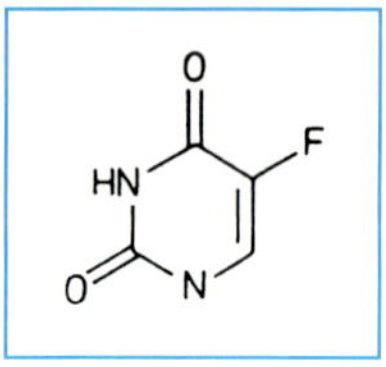

Abb. 19. Strukturformel von 5-Fluorouracil

5-Fluorouracil

5-Fluorouracil ist ein synthetisch gewonnener *Pyrimidinantagonist* (Abb. 19). Als Zytostatikum vom Typ der *Antimetaboliten* hemmt das Präparat die Aktivität der *Thymidylatsynthetase*, was zum Zelluntergang führt. Die Wirkung ist stärker ausgeprägt in veränderten Hautarealen als in normalen.

Efudix®-Roche-Salbe enthält 5% Fluorouracil. Indikationen stellen solare und senile Keratosen dar, der Morbus Bowen sowie oberflächliche Basaliome strahlengeschädigter Haut, deren Lokalisation oder Ausdehnung eine Bestrahlung oder Operation problematisch erscheinen läßt. Gleichzeitig dürfen nicht mehr als 500 cm² (23 × 23 cm) behandelt werden. Sonst besteht die Gefahr des Übertritts von relevanten Mengen in das System. Im Rahmen der Regelwirkung kann es zu *Erythemen*, Bläschen, Erosion, Ulzeration und Nekrose kommen. Im Rahmen der Basaliom-Behandlung ist die Behandlung so lange durchzuführen, bis eine Ulzeration auftritt, ansonsten bis zum Auftreten einer Erosion. Die Applikation erfolgt 1- bis 2mal täglich in dünner Schicht auf befallene Stellen, bei senilen und solaren Keratosen in der Regel offen, bei Keratosen der Hände, bei Morbus Bowen und bei Basaliom empfiehlt sich ein täglich zu wechselnder Okklusivverband.

1.4.15 Antipsoriatika

Eine Reihe unterschiedlicher Substanzen bzw. Substanzklassen kann bei der Psoriasis eingesetzt werden. Diese werden am anderen Ort diskutiert. Zwei Substanzen aber sind im wesentlichen der Psoriasisbehandlung vorbehalten, ohne daß ein einheitlicher Wirkmechanismus gesichert wäre.

Cignolin

Schon lange, nämlich seit etwa 80 Jahren, wird *Dithranol* bzw. *Cignolin* bei *Psoriasis* eingesetzt. Vorher hatte man Chrysarobin eingesetzt. Die Wirkung des 1916 aus Mangel an Chrysarobin heraus synthetisierten Dithranols wurde von Unna eingehend charakterisiert. Chemisch handelt es sich bei der auch Anthralin (Abb. 20) genannten Substanz um ein Anthracen: drei annellierte Benzolringe tragen eine Hydroxylgruppe in Position 1 und 8 und eine Ketogruppe in Position 9. Die Substanz ist in Wasser instabil, unter Bildung freier Radikale entstehen dann Danthron- bzw. Di-

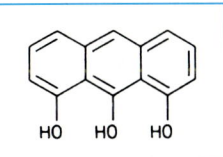

Abb. 20. Strukturformel von Cignolin (Anthron-Form)

thranoldimere. Gleichzeitig entstehen Hydroxylradikale und Singulettsauerstoff. Anthralin greift an verschiedenen Stellen in den Stoffwechsel der Haut ein, unter anderem in die DNS-Synthese. Eine wesentliche Wirkung könnte in der Wirkung auf neutrophile polymorphkernige Granulozyten zu sehen sein, in denen es zu einer Verminderung der stimulierten Leukotrien-B4-Konzentration kommt. Bei Applikation auf die Haut wird ein Reservoir im Stratum corneum gebildet, die Absorption in tiefere Hautschichten ist verhältnismäßig hoch. In der Haut erfolgt ein oxydativer Abbau. Sobald die Substanz und ihre Metaboliten in die Blutbahn übertreten, erfolgt die Ausscheidung im Urin in Form von Chrysacin, im Stuhl als Dithranol.

Lange Zeit wurde Dithranol insbesondere im Klinikbereich überwiegend in Rezepturpräparaten eingesetzt. Dabei stand im Vordergrund die Einarbeitung in Vaseline. Klassisch ist Dithranol in Konzentrationen von 0,05 bis maximal 4% in gelbem Vaselin mit Zusatz von 1,0 bis 3,0% Salicylsäure. Im Rahmen der Anwendung kommt es zu einer Rötung, im Sinne einer *irritativen Dermatitis*. Desweiteren ist mit einer Braunverfärbung der Haut, aber auch der Wäsche (Bett- wie Leibwäsche!) zu rechnen. Um Dithranol gezielter an einzelne Herde heranbringen zu können und die Übertragung auf unbefallene Partien zu minimieren, wurde die Inkorporierung in Zinkpaste von Ingram empfohlen. Der Modifikation nach Farber folgend kann man wie folgt rezeptieren:

Rp.		
	Dithranol	0,1 bis 1,0
	Acid. salicylic.	0,5
	Paraffin. dur.	5,0
	Past. zinc.	ad 100,0
	S.: *Dithranol-Zinkpaste.*	

Speziell für inveterierte Herde wurde früher auch ein Kombinationspräparat mit Birkenholzteer eingesetzt, die *Dreuw-Salbe*:

Rp.		
	Acid. salicylic.	10,0
	Ol. ricin. q.s. ad. solut.	
	Pic.betulin.	10,0
	Dithranol.	2,0 bis 5,0 bis 10,0
	Sapon. calin.	
	Adip. lan. anhydric.	aa ad 100,0
	S:. Dreuw-Salbe (modifiziert).	

Die ambulante Behandlung der *Psoriasis vulgaris* stellt eine Domäne der Fertigpräparate dar. Lange Zeit kam in der Praxis nur die Behandlung einzelner befallener
Hautstellen mit Cignolin in Betracht. Hierfür eignet sich der 2% Dithranol und 0,5%
Salicylsäure enthaltende Plesial®-2%-Stift. Indiziert ist er bei subakuten und chronischen Formen der Psoriasis.

Eine wesentliche Besserung der Akzeptanz der ambulanten Cignolin-Therapie ist
durch die Einführung der Kurzzeitanwendung („*Minutentherapie*") erreicht worden.
Besonders günstig sind dabei abwaschbare Arzneiformen mit Cignolin, wie sie heute
verfügbar sind. Psoralon®-MT-0,5/1/2/3%-Salbe enthalten die in der Benennung
angegebene Konzentration von Dithranol sowie durchweg 2% Salicylsäure. Alternativ gibt es zur Anwendung bei kleinflächiger Psoriasis vulgaris einen 2- bzw. 5%igen
korrespondierenden *Stift*. Die Salbe wird einmal täglich aufgetragen und nach 10 bis
20 min entfernt. Man beginnt mit den niedrigen Konzentrationen und einer Anwendungszeit von 10 bis 15 min, nach wenigen Tagen geht man auf die nächsthöhere Konzentration bzw. eine verlängerte Anwendungszeit von bis zu 20 min über. Das Abwaschen soll mit viel fließendem warmem Wasser erfolgen, aber nicht in Form eines
Vollbades. Ergänzend wird zur Pflege das Auftragen einer W/Ö-Emulsion empfohlen
(Psoralon®-Fettcreme [wirkstofffrei]).

Calcipotriol

Calcipotriol ist ein Analogon des *Vitamin-D3*. Epidermale Zellen weisen Rezeptoren
für *1,25-Dihydroxyvitamin-D3* auf, das so wie auch Calciumionen die Differenzierung
beeinflußt. Es gibt einen Hoch- und einen Niedrigaffinitätsrezeptor, sowohl in Keratinozyten wie in Fibroblasten. Calcipotriol eignet sich, die Psoriasis vulgaris günstig
zu beeinflussen. Von anderen Vitamin-D3-Analoga unterscheidet es sich durch die
geringere, unerwünschte Beeinflussung des *Kalziumhaushalts*. Psorcutan®-Salbe
enthält 0,005% Calcipotriol. Sie ist indiziert bei leichter bis mittelschwerer Psoriasis
vom Plaque-Typ. Aus Vorsichtsgründen sollten höchstens 30% der Körperoberfläche
gleichzeitig damit behandelt werden, schwere Leber- und Nierenerkrankungen stellen eine Gegenindikation dar, des weiteren Störungen des Kalziumstoffwechsels. Aus
Vorsichtsgründen sind Personen unter 18 Jahren von der Behandlung ausgeschlossen. Wegen der Möglichkeit, daß die generell nicht selten zu beobachtende *Irritation*
im Gesicht verstärkt auftritt, ist dieses Hautareal von der Behandlung auszusparen.
Unter Therapie ist der Serum-Kalziumspiegel regelmäßig zu kontrollieren. Das Präparat wird 2mal täglich auf erkrankte Hautbezirke aufgetragen, die Tagesmaximal-
dosis beträgt 15 g, die Wochenmaximaldosis 100 g Zubereitung.

1.4.16 Antihidrotika

Eine stark vermehrte *Schweißabsonderung* an Händen und Füßen bzw. im Achselbe-
reich stellt für den Betroffenen eine unter Umständen erhebliche Beeinträchtigung
dar und hat damit Krankheitswert. Geeignete Arzneimittel haben lange Zeit nur in

sehr begrenztem Umfang zur Verfügung gestanden. Einen Durchbruch hat die Einführung von *Aluminiumchloridhexahydrat* gebracht. Über einen reversiblen Verschluß der Schweißdrüsenausführungsgänge kommt es zu einer *Blockierung* der Schweißabgabe. Diskutiert wird darüber hinaus der Nutzen von Anticholinergika. Acetylcholin stellt einen Botenstoff der sympathischen Nervenversorgung der Schweißdrüsen dar. Als Wirkstoff zur dermalen Applikation wird Propanthelinbromid favorisiert.

Hydonan®-Rollstift enthält 10% Dialuminium-chlorid-pentahydroxid-Komplex sowie 5% Propanthelinbromid. Indiziert ist das Präparat bei Hyperhidrosis im Bereich von Handinnenflächen und Fußsohlen sowie Axillen, desweiteren bei dyshidrosiformen Ekzemen und Schweißfrieseln. Die betroffenen Körperstellen sind einmal täglich mit dem Rollstift zu bestreichen. Da es bei Hyperhidrosis nicht selten zu einem mikrobiellen Abbau von Schweißbestandteilen mit Bildung unerwünschter Geruchsstoffe kommt, wird auch die Beifügung eines *Desinfiziens* zu Aluminiumchlorid als eigentlichem Wirkprinzip für sinnvoll erachtet.

Ansudor®-Emulsion enthält 14,75% Dialuminium-chlorid-pentahydroxid-Komplex sowie 0,25% *Triclocarban*. Triclocarban führt allerdings zu einer unselektiven Beeinträchtigung der bakteriellen Hautflora und stellt zudem eine organische Chlorverbindung dar. Das Präparat wird 1- bis 2mal täglich bei Hyperhidrosis, Intertrigo sowie zur Prophylaxe von Wundlaufen aufgetragen.

1.4.17 Hautreinigungs- und Kopfwaschmittel

Lange Zeit wurden *Hautreinigungsmittel* bei bestimmten Hautkrankheiten als wesentlicher Bestandteil des Therapieplanes angesehen und deshalb auch als *Quasi-Arzneimittel* betrachtet, bis hin zur Verordnung in der gesetzlichen Krankenversicherung. Heute stellen sie im Regelfall Kosmetika dar, nur einzelne Präparate besitzen arzneilichen Status, ohne daß die Verordnungsfähigkeit unumstritten bzw. regelmäßig gegeben wäre.

Im Regelfall kann man davon ausgehen, daß für die Hautreinigung die seit Jahrtausenden bekannten *Seifen* geeignet sind. Bei ihnen handelt es sich um Natrium- oder Kaliumsalze von freien Fettsäuren. Bei entsprechender Zusammensetzung besteht an ihrer Zweckerfüllung kein Zweifel. Sie vermögen die wahrnehmbar verschmutzte, womöglich unangenehm riechende Haut von Schmutzpartikeln zu befreien und ein akzeptables Geruchsbild herbeizuführen, wozu häufig beigefügte Parfümstoffe zumindest beitragen. Bedenken gegenüber der Anwendung von Seifen zur Hautreinigung wurden im wesentlichen nur im Zusammenhang mit bestimmten Hautkrankheitszuständen bzw. Disposition hierzu geäußert. So hat man in den 30er Jahren bei Patienten mit atopischem Ekzem die Forderung aufgestellt, von Hautreinigung, was damals zwingend Seifenanwendung bedeutete, Abstand zu nehmen, wegen der damit verbundenen Hautschädigung („*Seifenverbot*"). Die wesentliche Aufgabe der Fettsäuresalze in den Seifen besteht darin, als *Netzmittel* zu dienen, d. h. es dem zur Hautreinigung benutzten Wasser zu ermöglichen, nicht nur leicht wasserlösliche hydrophile, sondern auch fettlösliche oder lipophile Partikel zu entfernen. Heute nennt man derartige Substanzen allgemein *Tenside*.

In den 30er und 40er Jahren sind zunächst für die Reinigung von Wäschestücken neuartige Tenside bzw. Gemische davon entwickelt worden. Chemisch handelt es sich dabei nicht mehr um Seifen. In den 50er Jahren hat man dann insbesondere in Deutschland begonnen, derartige Zubereitungen auch zur Hautreinigung des Menschen zu entwickeln. Da die Wirkstoffe der chemischen Synthese entstammten und derartige oberflächenaktive Stoffe auch als *Detergentien* bezeichnet werden können, hat man hierfür speziell im Zusammenhang mit der Reinigung von Haut der Hände und des Gesichts den Begriff *Syndet* geschaffen. Vorteile hat man sich insbesondere bei solchen Menschen versprochen, die an Hautkrankheiten manifest erkrankt sind oder aufgrund ihrer Hautkonstitution hierzu neigen. Gedacht wurde in diesem Zusammenhang insbesondere an die Seborrhoe und den seborrhoischen Formenkreis (Keining). Ein prinzipieller Unterschied zwischen Syndets und Seifen besteht darin, daß man den *pH-Wert* der Zubereitung und damit auch der resultierenden Waschflotte mehr oder minder frei wählen kann. Ein Syndet kann somit insbesondere auch den normalen pH-Wert der Hautoberfläche von etwa 5,5 widerspiegeln.

Schon Schade und Marchionini hatten herausgearbeitet, daß dieser Wert insbesondere Bedeutung besitzt für die bakterielle Hautflora. Sie haben den Begriff des *Säuremantels* geprägt. In den letzten Jahren konnte gezeigt werden, daß tatsächlich *saure Syndets den Hautoberflächen-pH-Wert im wesentlichen unverändert belassen*, während im chemischen Sinne neutral oder alkalisch eingestellte Zubereitungen, seien sie nun Seifen oder Syndets, den Hautoberflächen-pH-Wert wesentlich verändern, hin zum alkalischen. Dies kann zu einer konsekutiven Veränderung der bakteriellen Flora führen. Insbesondere Propionibacterium acnes vermehrt sich stark bei einer derartigen pH-Verschiebung, während der andere wesentliche Bestandteil der Standortflora, koagulasenegative Staphylokokken, kaum ansprechen.

Die Relevanz dieser Beobachtung erhellt sich daraus, daß die regelmäßige Anwendung eines sauren Syndets über Wochen hinweg dazu führt, daß verglichen mit der entsprechenden Anwendung eines konventionellen Seifenpräparates die Zahl der entzündlichen Akneerscheinungen bei Menschen mit Akneneigung deutlich niedriger liegt. Hieraus läßt sich der Schluß ziehen, daß unter hautphysiologischen Aspekten und speziell bei Neigung zu Akne der Gebrauch eines sauren Syndets Vorteile bietet. In letzter Zeit wurde auch darauf hingewiesen, daß für die Wasserregulation wesentliche Bestandteile der epidermalen Barriere vom Lipidcharakter unterschiedlich strukturiert sind in Abhängigkeit vom pH-Wert, derart, daß bei einem pH von 5,5 die normale Regulierungsfunktion gegeben ist, nicht aber bei einem höheren Wert. Es könnte also so sein, daß saure Syndets auch bei geeigneter chemischer Zusammensetzung Vorteile bei trockener Haut bieten. Eingesetzt werden saure Syndets entweder wie bei den Seifen gewöhnlich der Fall in Form von Feststücken, daneben aber auch als Waschlösung. Exemplarisch sei im folgenden die Zusammensetzung von Sebamed® flüssig wiedergegeben. Die Angabe erfolgt dabei wie heute in Deutschland üblich gemäß der Empfehlung der CTFA (Cosmetic, Toiletry and Fragrance Association) der USA.

Water, Disodium Laureth Sulfosuccinate, Cocamidopropyl Betaine, Potassium Cocoyl Hydrolyzed Collagen, Cocamidopropyl Betaine (and) Glycol Distearate (and) Cocamide MEA (and) Cocamide DEA, PEG-7, Glyceryl Cocoate, Sodium Lactate, Glycerin, Glyceryl Laurate, Fragrance, Phenoxyethanol, PEG-120 Methyl Glucose

Dioleate, Sorbic Acid, Ethyl Linoleate (and) Tocopherol, Methylparaben, Niacin-amide, Pyridoxine Hydrochloride, Glycine, Aspartic Acid, Alanine, Lysine, Leucine, Biotin, Lactic Acid, Propylparaben, Ethylparaben, C. I. 42090, C. I. 47005.

Ähnlich zusammengesetzte Präparate stehen heute auch als Duschbad und als Shampoo zur Verfügung. In der Anfangsphase der Entwicklung wurden Syndets häu-fig als irritierend empfunden. Dies läßt sich durch den Einsatz von heute als Irritan-tien gut charakterisierten Stoffen wie Natriumlaurylsulfat erklären, die bei vielen Präparaten im wesentlichen durch verträglichere Tenside ersetzt werden konnten. Generell können für Syndets heute weiterhin Aniontenside wie Natriumlaurylsulfat, daneben aber auch Amphotertenside und nichtionische Tenside erwogen werden. Grundsätzlich gibt es in jeder dieser Gruppen besser und schlechter verträgliche Ver-treter. Moderne Syndets enthalten in der Regel Vertreter mehrerer Gruppen. So hat die Einführung des Amphotertensids Cocamidopropylbetain einen Fortschritt gegenüber dem Aniontensid Natriumlaurylsulfat gebracht. Allerdings kommt es in seltenen Fällen zu allergischen Kontaktekzemen, speziell im Friseurbereich.

Ein Arzneimittel stellt Dermofug®-Lösung dar, ebenfalls ein Syndetpräparat. Als Wirkstoffe werden hier Dodecylbenzolsulfonsäure, 2,2',2''-Nitrilotriethanol-Salz sowie Ammoniumdodecylsulfat genannt. Dermofug® ist indiziert zur externen Zusatztherapie bei Dermatosen des seborrhoischen Formenkreises, Hautmykosen sowie Acne vulgaris. Gelegentlich kommt es durch zu starke Austrocknung zu Span-nungsgefühl.

Medizinische Kopfwaschmittel von Arzneicharakter wurden bereits unter den Antimykotika als Terzolin® und bei den Teeren als Berniter® abgehandelt. Als weite-res Wirkprinzip gegen mit Schuppen einhergehende Erkrankungen des Haarbodens sei Selensulfid angeführt. Ellsurex®-Paste enthält 2,5% Selen-(IV-)Sulfid. Bei Pityria-sis simplex capillitii sowie Pityriasis versicolor ist es indiziert, desweiteren zur unter-stützenden Therapie der Psoriasis capillitii. Bei schuppenden Kopfhauterkrankun-gen ist es dort einmal wöchentlich anzuwenden. Bei Pityriasis versicolor wird der befallene Körperteil naß gemacht und einmal täglich mit der Paste eingerieben, nach 2 bis 5 min Einwirkungszeit erfolgt Abspülung mit klarem Wasser, über bis zu 2 Wochen.

1.4.18 Gewerblicher Hautschutz und Hautreinigung

Der Einsatz von Externa spielt eine große Rolle in der Vorbeugung von Hauterkran-kungen im beruflichen Bereich. Hierfür sind ganze Serien unterschiedlicher Präpa-rate („Hautschutzsalben") entwickelt worden, insbesondere von der Firma Stockhau-sen, Krefeld. Die meisten derartigen Präparate befinden sich als Kosmetika im Ver-kehr. Lange Zeit galt das Augenmerk vor allem der Entwicklung spezifischer Stoffe, die Umweltnoxen, die auf die Haut einwirken, unschädlich machen. In vielen Fällen ließen sich ursprünglich vermutete Wirkungen aber mit modernen Methoden nicht absichern. Dennoch ist der Ansatz grundsätzlich valide: *PPG-3-Diamine-Delinoleate* als Wirkstoff von Stoko® Gard vermag die Auslösung einer Giftefeu-Dermatitis bei gegen die ursächlichen Pentadecylcatecholen Sensibilisierten zu verhindern. Heute zielt man insbesondere auf eine Vermeidung stärker irritativer Wirkungen durch rasche Regeneration der Barriere. Hierfür soll ein *Hautregenerations-Faktor* (HRF) definiert werden. Auf weitere Einzelheiten kann hier nicht eingegangen werden. Nicht zu unterschätzen ist am Arbeitsplatz auch die schonende Hautreinigung, insbesondere bei grober Verschmutzung. Hier sollte soweit wie möglich auf den Einsatz hautaggressiver organischer Lösungsmittel verzichtet werden. Das Flüssigsyndet Präkutan®-Handreiniger enthält als speziellen Bestandteil neben auch sonst gebräuchlichen Tensiden wie Natriumlaurylethersulfat Walnußschalenmehl als Reibemittel.

1.4.19 Ulkustherapeutika

Schlecht heilende Wunden können ein großes therapeutisches Problem darstellen. Insbesondere das so häufige Ulcus cruris der unteren Extremitäten, speziell bei venösen Durchblutungsstörungen, hat man denn auch als crux medicorum bezeichnet. Nach einer verbreiteten theoretischen Auffassung sind *drei Phasen* der Therapie zu unterscheiden, die der *Reinigung*, der *Granulationsförderung* und der *Epithelisierungsförderung*. Zur Wundreinigung kann man zum einen auf Desinfizienzien zurückgreifen, zum anderen sind Präparate angezeigt, die Enzyme enthalten, die im Ulkus vorhandene störende Substanzen, speziell Proteine, abzubauen vermögen. Nicht wenige der hier zu diskutierenden Medikamente beruhen auf Zubereitungen von Rind oder Kalb. Das zumindest theoretisch gegebene Bedenken der Belastung mit Prionen als den vermutlichen ursächlichen Agenzien der bovinen spongiformen Enzephalopathie bedarf deshalb der weiteren Abklärung.

Fibrolan®-Salbe enthält auf 1 g Zubereitung eine Einheit bovines Plasmin und 666 Einheiten bovine Desoxyribonuklease. Die Grundlage besteht aus Thiomersal (2-(Ethylmercurithio)benzoesäure, Natriumsalz), Paraffinöl, Polyethylen sowie Saccharose. Die Salbe wird möglichst alle 6–8 h aufgetragen. Dabei empfiehlt es sich, die Umgebung zuvor mit Zinkpaste zu bedecken und so zu schützen. Vorsicht ist geboten bei einer Allergie gegen bovines Eiweiß. Varidase®-N-Gel-Set enthält als Wirkstoffe Streptokinase und Streptodornase. Zusätzlich ist Trockensubstanz verfügbar, die in isotonischer Kochsalzlösung aufgelöst angewendet werden kann. 5 ml der fertigen Zubereitung enthalten 100 000 I.E. Streptokinase und 25–100 000 I.E. Streptodornase. Zu beachten ist die mögliche Wechselwirkung mit sauren Antiinfektiva (Aktivitätsminderung). Sehr häufig eingesetzt wird auch Iruxol®-Salbe. Eingearbeitet in dickflüssiges Paraffin und weißes Vaselin bestehen die Wirkstoffe in *Kollagenase* und *Chloramphenicol*. 1 g Zubereitung enthält 0,6 Einheiten Kollagenase-Aktivität und mindestens 0,12 Einheiten Protease-Aktivität sowie 10 mg Chloramphenicol. Das Topikum ist täglich messerrückendick aufzutragen. Die Entwicklung eines allergischen Kontaktekzems auf Chloramphenicol ist möglich. Desweiteren darf nicht außer acht gelassen werden, daß es auch nach topischer Anwendung von Chloramphenicol zu *aplastischer Anämie* gekommen ist (extrem selten).

Die mögliche *Kontaktallergie* auf Inhaltsstoffe stellt bei allen Ulkus-Therapeutika ein besonderes Problem dar. Bedeutsam erscheint in diesem Zusammenhang sowohl

ein erhöhtes Sensibilisierungspotential im Bereich des Unterschenkels als Hauptma-
nifestationsort sowie die Dauer der Anwendung. Ein klassisches Beispiel für ein
Ulkustherapeutikum mit relativ hohem Sensibilisierungspotential stellt die von Bill-
roth angegebene Schwarzsalbe dar, die insbesondere der *Granulationsförderung* dienen soll:

Rp.	Argent. nitric.		
	Aq. dest.	aa	1.0
	Adip. lan.		5,0
	Balsam. peruvian.		10,0
	Vasel. alb.	ad	100,0
	S.: Schwarzsalbe. Dick auftragen.		

Das in der Regel für allergische Kontaktekzeme verantwortliche Naturstoffgemisch
Perubalsam findet sich auch in Ungt. nitric. DRF:

Rp.	Argent. nitric.	
	Adip. lan.	6,0
	Balsam. peruvian.	10,0
	Vasel. alb.	ad 100,0
	S.: *Schwarzsalbe DRF.*	

Vor diesem Hintergrund wird auch eine Schwarzsalbe ohne Perubalsam diskutiert.
Die kann aber eigentlich nur als desinfizierende und entzündungshemmende, aber
nicht im engeren Sinne granulationsfördernde Zubereitung aufgefaßt werden:

Rp.	Argent. nitric.	
	Zinc. oxidat.	10,0
	Vasel. alb.	ad 100,0
	S.: *Schwarzsalbe, hypoallergen.*	

Allergologisch weniger bedenklich erscheint die Anwendung von *Mineralöl-Raffinat*.
Granugen®-Paste enthält als Wirkstoff auf 1 g 150 mg dieses Gemisches (Granuge-
nol®), desweiteren 300 mg Talkum und 200 mg Zinkoxid. Die Grundlage besteht aus
dickflüssigem Paraffin, Ethylvanillin, Titandioxid (E 171) sowie weißem Vaselin. Die
Anwendung erfolgt entweder messerrückendick oder unter Einsatz von Verband-
gaze. Das Topikum ist nicht zur Daueranwendung bestimmt. In der Regel gut verträglich, freilich wenn überhaupt nur schwach wirksam sowohl im Rahmen der Granula-
tions- wie der Epithelisierungs-Förderung ist Dexpanthenol. Bepanthen®-Roche
Salbe und Bepanthen®-Roche-Wund- und Heil-Emulsion für Hände stellen häufig
verwendete Handelspräparate dar. Die Anwendung erfolgt ein- bis mehrmals täglich.
In den letzten Jahren werden bei Ulzera vermehrt Wundauflagen, respektive Pflaster
eingesetzt (siehe oben).

1.4.20 Narbenbehandlungsmittel

Bei hypertrophen Narben bzw. *Keloiden* werden in der Regel, soweit man nicht auf Glukokortikoide (insbesondere unter Okklusion!) zurückgreift, Kombinationspräparate eingesetzt. Vom Nachweis der Wirksamkeit der einzelnen als Wirkstoffe bezeichneten Substanzen wie auch des Kombinationspräparates selbst kann nicht im Regelfall ausgegangen werden. Sofern Wirkungen beobachtet werden, stellt sich die Frage, ob diese nicht allein auf der Anwendung des Vehikels beruhen. Einen Hauptbestandteil stellt Heparin dar. Contractubex®-Gel enthält auf 100 g 5.000 IE Heparin-Natrium, desweiteren 1 g Allantoin und 10 g Extr. bulb. cepae. Experimentelle Hinweise gibt es insbesondere für die Beeinflussung von Fibroblasten durch den (letztgenannten) Zwiebelextrakt. Bei keloidiformen, bewegungseinschränkenden und optisch störenden Narben, Kontrakturen sowie Narbenschrumpfungen ist das Präparat mehrmals täglich vorsichtig einzumassieren. Kelofibrase®-Narbencreme enthält in 100 g Zubereitung neben 60.000 USP-Einheiten Heparin-Natrium 6,5 g Harnstoff und 0,4 g Campher. Das Präparat wird mehrmals täglich angewendet.

Längerfristig könnte sich der therapeutische Einsatz von Zytokinen als hilfreich erweisen.

Literatur

Monographien

Arndt KA (1989) Manual of dermatologic therapeutics, 4th edn. Little Brown, Boston

Baran R, Barth J, Dawber R (Haneke E Hrsg. d. dt. Ausg.) (1993) Krankheiten der Nägel. Deutscher Ärzte-Verlag, Köln.

Braun-Falco O, Plewig G, Wolff HH (1984) Dermatologie und Venerologie, 3. neubearb. Aufl. Springer, Berlin Heidelberg New York

Braun-Falco O, Korting HC (Hrsg) (1990) Hautreinigung mit Syndets. Springer, Berlin Heidelberg New York Tokyo

Braun-Falco O, Korting HC, Maibach HI (eds) (1992) Liposome dermatics. Springer, Berlin Heidelberg New York Tokyo

Bundesverband der Pharmazeutischen Industrie (Hrsg) Rote Liste 1994. Editio Cantor, Aulendorf

Charlet E (1989) Kosmetik für Apotheker. Wissenschaftliche Verlagsgesellschaft, Stuttgart

Clement M, Vivier A du (1987) Topical steroids for skin disorders. Blackwell Scientific, Oxford

Fitzpatrick TB, Eisen AZ, Wolff K, Freedberg IM, Austen KF (1993) Dermatology in general medicine, Vol. I and II, 4th ed. McGraw-Hill, New York

Gloor M (1982) Pharmakologie dermatologischer Externa. Springer, Berlin Heidelberg New York

Greaves MW, Shuster S (eds) (1989) Pharmacology of the skin. I, II. Springer, Berlin Heidelberg New York Tokyo

Groot de AC, Weyland JW, Nater JP (1994) Unwanted effects of cosmetics and drugs used in dermatology, 3rd edn. Elsevier, Amsterdam

Hornstein OP, Nürnberg E (Hrsg) (1985) Externe Therapie von Hautkrankheiten. Pharmazeutische und medizinische Praxis. Thieme, Stuttgart

Hurwitz S (1993) Clinical pediatric dermatology, 2nd. ed. Saunders, Philadelphia

Korting GW, Frank P (1987) Diagnose und Therapie der Hautkrankheiten. Schattauer, Stuttgart

Korting HC, Maibach IH (eds) (1993) Topical glucocorticoids with increased benefit/risk ratio. Karger, Basel (Curr Probl Dermatol 21)

Maddin S (1991) Current dermatologic therapy, 2nd edn. Saunders, Philadelphia

Mahrle G, Ippen H (Hrsg) (1985) Dermatologische Therapie. Perimed, Erlangen

Maibach HI, Surber C (eds) (1992) Topical corticosteroids. Karger, Basel

McCarthy DJ, Montgomery R (eds) (1986) Podiatric dermatology. Williams & Wilkins, Baltimore

Merk HF, Bickers DR (1992) Dermotopharmakologie und Dermatotherapie. Blackwell, Berlin

Mier PD, van de Kerkhof PCM (eds) (1986) Textbook of psoriasis. Churchill Livingstone, Edinb.

Mukhtar H (ed) (1992) Pharmacology of the skin. CRC Press, Boca Raton

Mutschler E (1991) Arzneimittelwirkungen, 6. Aufl. Wissenschaftliche Verlagsgesellschaft, Stgt.

Nater JP, Groot AC de (1983) Unwanted effects of cosmetics and drugs used in dermatology. Excerpta Medica, Amsterdam

Newcomer VD, Young jr EM (1989) Geriatric dermatology. Igaku-Shoin, New York, Tokyo

Niedner R, Ziegenmeyer (Hrsg) (1992) Dermatika. Therapeutischer Einsatz, Pharmakologie und Pharmazie. Wissenschaftliche Verlagsgesellschaft, Stuttgart

Plewig G, Kligman AM (1994) Akne und Rosazea, 2. Aufl. Springer, Berlin Heidelberg New York

Polano MK (1984) Topical skin therapeutics. Churchill Livingstone, New York

Reichart U, Shroot B (eds) (1983) Pharmacology of retinoids in the skin. Pharmacology and the skin, vol 3. Karger, Basel

Rietbrock N (Hrsg) (1990) Die Haut als Transportorgan für Arzneistoffe. Steinkopff, Darmstadt

Ring J, Fröhlich HH (1985) Wirkstoffe in der dermatologischen Therapie. Springer, Berlin Heidelberg New York Tokyo

Roenigk jr HH, Maibach HI (eds) (1991) Psoriasis, 2nd. ed. Marcel Dekker, New York

Ruzicka T (ed) (1990) Eicosanoids and the skin. CRC Press, Boca Raton

Ruzicka T, Ring J, Przybilla B (eds) (1991) Handbook of atopic eczema. Springer, Berlin Heidelberg New York Tokyo

Schaefer H, Zesch A, Stüttgen G (1982) Skin permeability. Springer, Berlin Heidelberg New York

Schrader K (1989) Grundlagen und Rezepturen der Kosmetika. Hüthig, Heidelberg
Schwabe U, Paffrath D (Hrsg) (1993) Arzneimittelverordnungs-Report '93. Fischer, Stuttgart
Shelley WB, Shelley ED (1987) Advanced dermatologic therapy. Saunders, Philadelphia
Shroot B, Schaefer H (eds) (1987) Skin pharmacokinetics. Karger, Basel
Shupack JL (ed) (1989) Dermatologic formulary. McGraw Hill, New York
Tronnier H, Schmohl U (1990) Dermatologische Rezepturen und Wirkstoffe. Thieme, Stuttgart
Umbach W (Hrsg) (1988) Kosmetik. Entwicklung, Darstellung und Anwendung kosmetischer Mittel. Thieme, Stuttgart
Zesch A (1988) Externa. Galenik, Wirkungen, Anwendungen. Springer, Berlin Heidelberg New York Tokyo
Zviak C (ed) (1986) The science of hair care. Marcel Dekker, New York

Einzelarbeiten

Behrendt H, Korting HC (1990) Klinische Prüfung von erwünschten und unerwünschten Wirkungen topisch applizierbarer Glukokortikoide am Menschen. Hautarzt 41: 2 – 8
Behrendt H, Korting HC, Braun-Falco O (1989) Zum Metabolismus von Pharmaka in der Haut. Hautarzt 40: 8 – 13
Breathnach AS (1989) Azelaic acid: a new agent in the treatment of acne: history, metabolism and biochemistry. J Dermatol Treatm 1: 7 – 10
Czarnetzki BM (1989) Vitamin D3 in dermatology: a critical appraisal. Dermatologica 178: 184 – 188
Elsner P (1994) Die Bedeutung von Pflegepräparaten für die epidermale Barriere. Z Hautkr 69: 303 – 307
Enders F, Przybilla B, Ring J, Burg G, Braun-Falco O (1988) Epikutantestung mit einer Standardreihe. Ergebnisse bei 12.026 Patienten. Hautarzt 39: 779 – 786
Greaves MW (1987) Pharmacology and significance of nonsteroidal antiinflammatory drugs in the treatment of skin diseases. J Am Acad Dermatol 16: 751 – 764
Hay RJ (1990) Antifungal drugs in dermatology. Sem Dermatol 9: 309 – 317
Hörmann HP, Korting HC (1994) Evidence for the efficacy and safety of topical herbal drugs in dermatology. Part I. Anti-inflammatory agents. Phytomedicine 1: 161 – 171
Kemény L, Ruzicka T, Braun-Falco O (1990) Dithranol: A review of the mechanism of action in the treatment of psoriasis vulgaris. Skin Pharmacol 3: 1 – 20
Klaschka K (1987) Stellenwert eines nicht-steroidalen Externums: Darstellung experimenteller und klinischer Ergebnisse. Dtsch Dermatol 35: 52 – 57
Korting HC, Kerscher MJ, Schäfer-Korting M (1992) Topical glucocorticoids with improved benefit/risk ratio: do they exist? J Am Acad Dermatol 27: 87 – 92
Merk H, Loew D, Lorke D (1990) Topische Anwendung des Steinkohlenteers: Nutzen-Risiko-Abwägung aus klinischer, pharmakologischer und toxikologischer Sicht. Aktuel Dermatol 16: 147 – 151
Niedner R (1988) Transdermale therapeutische Systeme (TTS). Hautarzt 39: 761 – 766
Niedner R (1991) Grundlagen einer rationalen Therapie mit externen Glukokortikosteroiden. Hautarzt 42: 337 – 346
Olsen EA, Cornell RC (1986) Topical clobetasol-17-propionate: review of its clinical efficacy and safety. J Am Acad Dermatol 15: 246 – 255
Pflugshaupt C (1983) Diskontinuierliche topische Cordicoidtherapie. Z Hautkr 148: 1229 – 1238
Schaefer H, Jamoulle JC (1988) Skin pharmacokinetics. Int J Dermatol 27: 351 – 359
Schäfer-Korting M, Korting HC, Braun-Falco O (1989) Liposome preparations: a step forward in topical drug therapy for skin disease? J Am Acad Dermatol 21: 1271 – 1275
Täuber U (1994) Dermatocorticosteroids: structure, activity, pharmacokinetics. Eur J Dermatol 4: 419 – 429
Zesch A (1988) Wirkstoffe, Hilfsstoffe und Wirksamkeit von Externa-Fertigarzneimitteln. Hautarzt 39: 267 – 269
Zesch A (1990) Lokaltherapie mit Kortikosteroiden – Grenzen der Anwendungsdauer. Hautarzt 41: 119 – 125

2 Systemische Dermatotherapie

2.1 Systemische versus topische Dermatotherapie: Grundlagen des Einsatzes

Obwohl die systemische Therapie dem Hautarzt von Alters her von der Behandlung der Geschlechtskrankheiten her geläufig ist, hat doch bei den Hautkrankheiten selbst die topische Therapie lange ganz im Vordergrund gestanden. Seit den 40er Jahren werden aber zunehmend Arzneimittel verfügbar, die die Möglichkeiten der Dermatotherapie wesentlich verbessern. Häufig haben Hautkrankheiten bei der Entwicklung derartiger Substanzen aber nicht ursprünglich im Mittelpunkt des Interesses gestanden. Dies führt nicht selten dazu, daß anders als bei anderen Erkrankungen Studien zur Wirksamkeit bei bestimmten Hautkrankheiten nur in sehr begrenztem Umfang vorliegen.

Systemische Dermatika haben im Vergleich zu topischen allgemein betrachtet Vorteile und Nachteile. Von daher ist anzunehmen, daß auch langfristig die Dermatotherapie zum Teil systemische, zum Teil topische Therapie sein wird. Allgemein betrachtet für die systemische Therapie sprechen die häufig bessere und schnellere *Wirksamkeit*, die einfachere Anwendung und damit die bessere Mitarbeit des Patienten (*Compliance*). Nachteilig sind die unter Umständen auftretenden unerwünschten Wirkungen an anderen Organen. In bestimmten Fällen wird heute regelmäßig eine systemische Therapie angezeigt sein, paradigmatisch sei die *Glukokortikoidtherapie* des *Pemphigus vulgaris* angeführt. In vielen Fällen bedarf es aber der näheren Betrachtung der gegebenen Hauterkrankung, um die Entscheidung über die Zufuhr des Wirkstoffes zu treffen. So kann in manchen Fällen die topische antimikrobielle Chemotherapie bzw. Anwendung von Desinfizientien bei der Impetigo contagiosa ausreichend erscheinen, in anderen Fällen ist von vorn herein die *systemische Antibiotikagabe* zu bevorzugen. Bei manchen Erkrankungen ist es sogar so, daß ein bestimmter Wirkstoff nur systemisch eingesetzt werden soll, wenn eine topische Behandlung versagt hat oder nicht erfolgversprechend ist. Als Beispiel sei die Anwendung von Itraconazol bei Dermatophytosen der freien Haut genannt. Stets hat sich die Entscheidung für oder gegen eine systemische Dermatotherapie an einer Abwägung von Nutzen und Risiko zu orientieren, entscheidend ist also die *Nutzen-Risiko-Relation*.

Nicht selten wird in der Praxis nicht ausschließlich systemisch oder topisch behandelt, vielmehr werden systemische wie topische Dermatika gleichzeitig eingesetzt. Den Nutzen eines solchen Vorgehens in klinischen Prüfungen zu belegen ist überaus aufwendig. Von daher mangelt es bislang an wissenschaftlich abgesicherten Behandlungsschemata, die systemische wie topische Arzneimittel einbeziehen.

Hat man sich einmal zu einer systemischen Dermatotherapie entschlossen, so ist damit unter Umständen noch nicht definitiv über den Weg der *Applikation* entschieden: so kommt etwa bei den systemischen Glukokortikoiden je nach den Umständen des Einzelfalles entweder die *enterale Zufuhr* in Betracht, typischerweise *peroral*, oder die *parenterale*, sei es intravenös oder intramuskulär.

Der optimale Einsatz eines systemischen Arzneimittels setzt dessen genaue Kenntnis voraus. In der Praxis wird man sich deshalb auf möglichst wenige unterschiedliche Arzneimittel zu stützen versuchen, im Regelfall auf einen oder höchstens zwei Vertreter einer Substanzklasse. Insbesondere unter diesem Aspekt wird im folgenden bei den verschiedenen Substanzklassen paradigmatisch auf einzelne Substanzen besonders abgehoben. Hieraus kann nicht regelmäßig geschlossen werden, daß andere Wirkstoffe als weniger sinnvoll zu erachten wären. Des weiteren kann im folgenden nur eine Übersicht gegeben werden über die wichtigsten *systemischen Dermatika*.

2.2 Hormone und Hormonderivate

In der systemischen Dermatotherapie spielen unterschiedliche *Hormone* eine Rolle. Ganz im Mittelpunkt aber stehen die Kortikosteroide, und hier wiederum die Gluko- kortikoide. Eine in der Praxis nicht unerhebliche Rolle spielen in Zentraleuropa auch die Sexualsteroide, nicht dagegen – anders als in den USA – die Mineralokortikoide bzw. ihre Antagonisten (speziell Spironolacton).

2.2.1 Glukokortikoide

Systemische Glukokortikoide vermögen eine Vielzahl von Hautkrankheiten günstig zu beeinflussen, mehr als Substanzen irgendeiner anderen hier abzuhandelnden Stoffklasse. Die erwünschten Wirkungen gehen aber mit ebenfalls nicht unbeachtli- chen unerwünschten Wirkungen einher, so daß die Anwendung im ärztlichen Alltag sich konzentriert auf verhältnismäßig wenige, als generell schwer zu bezeichnende Hauterkrankungen wie den Pemphigus vulgaris und in manchen Fällen schwer ver- laufende Hauterkrankungen wie das atopische Ekzem.

Chemie und Wirkmechanismus

Wie in Abb. 21 dargestellt liegt den *Glukokortikoiden* ein Vierring-System zugrunde, der Cyclopentanoperhydrophenanthren-Kern. Die vier annelierten Ringe werden mit den Buchstaben A bis D gekennzeichnet, die einzelnen Kohlenstoffatome, wie in der Abb. 21 angegeben, numeriert. *Hydrocortison* oder Cortisol stellt das im menschli- chen Organismus wirksame Hormon dar, es kann in der Leber durch Umwandlung einer Ketogruppe in eine Hydroxylgruppe in Position 11 entstehen. Führt man eine 1,2-Doppelbindung ein, so steigert man die Wirksamkeit und hemmt den Abbau. Liegt gleichzeitig in Position 11 eine Ketogruppe vor, hat man Prednison vor sich, eine Hydroxylgruppe in Position 11 *Prednisolon*. Letzteres Molekül ist im Makroorganis- mus aktiv; bei systemischer Gabe wird Prednison aber enzymatisch in der Leber in Prednisolon überführt, so daß es ebenfalls wirksam ist. Eine leichte Wirkungsver- stärkung läßt sich durch Einführung einer Methylgruppe in Position 6 erreichen: *Methylprednisolon*. Eine weitere Wirkungssteigerung ist durch Einführung eines

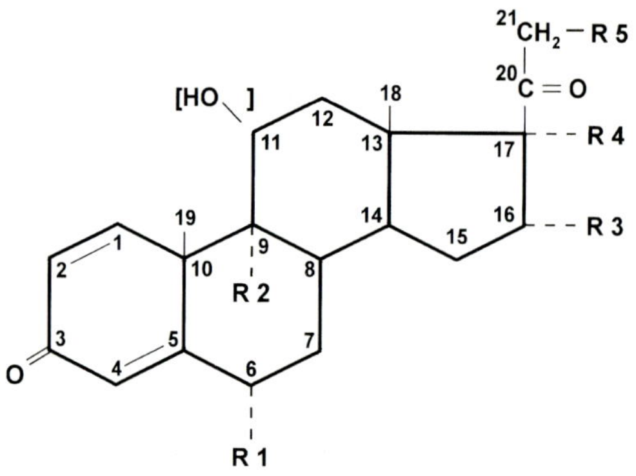

Abb. 21. Struktur des Glukokortikoidgrundkörpers mit Numerierung der Kohlenstoff-Atome und Benennung möglicher Seitenketten

Fluoratoms in Alpha-Stellung in Position 9 möglich. Damit ist auch eine Vermehrung der Mineralokortikoidwirkung verbunden, die im Regelfall bei der Glukokortikoidtherapie nicht gewünscht ist. Bei einer Bezeichnung einer Seitenkette bedeutet α generell, daß die Seitenkette vom Rezeptor wegzeigt, β beschreibt demgegenüber ein Hinzeigen. In der Praxis sinnvoll einsetzbare Glukokortikoide ohne stärkere Mineralokortikoidwirkung erhält man, indem man Hydrocortison nicht nur durch Einführung der Doppelbindung in Position 1,2 und Einführung des α-ständigen Fluoratoms in Position 9 modifiziert, sondern auch durch Einführung einer weiteren Gruppe in Position 16. Bei Triamcinolon handelt es sich um eine 16-α-Hydroxylgruppe, bei Dexamethason um eine 16-α-Methylgruppe, bei Betamethason um eine 16-β-Methylgruppe. Durch Veresterung in Position 17 kann man aus der letztgenannten Substanz Betamethason-17-valerat erhalten, den Goldstandard unter den herkömmlichen mittelstarken topischen Glukokortikoiden.

Pharmakokinetik

Oral zugeführte Glukokortikoide werden im proximalen Anteil des Jejunum absorbiert. Der *absorbierte Anteil* übersteigt im Regelfall 50%. Die Aufnahme wird durch Nahrung unter Umständen verlangsamt, aber nicht quantitativ negativ beeinflußt. *Spitzenspiegel* im Plasma treten nach 30–90 min auf. Im Blut wird das Glukokortikoid an cortisolbindendes Globulin oder *Transcortin* gebunden. Das applizierte Glukokortikoid konkurriert dabei mit dem endogenen Cortisol, das zu 90% gebunden vorliegt. Wirksam ist freies Glukokortikoid. Außer an cortisolbindendes Globulin als Bindungssystem mit hoher Affinität, aber niedriger Kapazität kann Glukokortikoid auch an Albumin gebunden werden, das hohe Kapazität, freilich niedrige Affinität aufweist. Generell binden therapeutisch eingesetzte synthetische Glukokortikoide weniger als Cortisol, was einen größeren freien Anteil bedingt. Angesichts der begrenzten Bindungskapazität ist bei hochdosierter Glukokortikoid-Gabe mit einem höheren freien Anteil zu rechnen. In der Leber, aber auch in anderen Geweben kann die Doppelbindung in Position 4,5 beseitigt werden, was mit Wirkungsverlust einher-

Tabelle 8. Wichtige Charakteristika unterschiedlicher systemischer Glukokortikoide. (Nach Wolverton 1991)

Wirkstoff	Äquivalenz-dosis [mg]	Wirk-dauer [h]	Plasmahalb-wertszeit [min]	Mineralokorti-koidwirkung
Kurz wirkend:				
Hydrocortison (Hydrocortison Hoechst®)	20	8 – 12	60 – 120	2 +
Mittellang wirkend:				
Prednison (Decortin®)	5	24 – 36	60	1 +
Prednisolon (Decortin® H)	5	24 – 36	200	1 +
Methylprednisolon (Urbason®)	4	24 – 36	180	0
Lang wirkend:				
Betamethason (Celestamine® N)	0,6	36 – 54	100 – 300	0

geht. Nur in der Leber kann die Ketogruppe in Position 3 in eine Hydroxylgruppe transformiert werden. Die Sulfatierung oder *Glukuronidierung* ergibt wasserlösliche Metaboliten, die in der Niere ausgeschieden werden können. Die Umwandlung von Prednison in Prednisolon in der Leber setzt die Aktivität der 11-β-Hydroxydehydro-genase voraus, bei schweren *Lebererkrankungen* kann sie vermindert aktiv sein. Angaben zur Wirkungsdauer unterschiedlicher systemischer Glukokortikoide sowie Äquivalenzdosis, Wirkdauer, Plasmahalbwertszeit sowie mineralokortikoidartiger Wirkung macht die Tabelle 8.

Antiinflammatorische Wirkung

Glukokortikoide wirken *vasokonstringierend* und setzen die *Permeabilität* von Kapillaren für die unterschiedlichen Zelltypen im Blut herab. Dies erschwert es ihnen, an den Ort einer Entzündung zu gelangen. Des weiteren wird auch der Übertritt von Immunglobulinen und zirkulierenden Immunkomplexen aus dem Gefäß ins umliegende Gewebe erschwert. Über die Hemmung der *Phospholipase A2* wird der Arachidonsäuremetabolismus gehemmt, so daß Prostaglandine und Leukotriene in geringerem Umfang zur Verfügung stehen. Die Enzymhemmung erfolgt durch das unter Glukokortikoid-Einwirkung gebildete Lipomodulin. Bei den Lymphozyten werden die vom B-Typ wenig beeinflußt, stark dagegen die vom Typ der *T-Zellen*. Sie werden vom Ort der Entzündung zu dem retikuloendothelialen System geleitet. Die Funktion von Makrophagen wird gestört, insbesondere wird auch die Fähigkeit der *Langerhanszelle* zur *Antigenpräsentation* herabgesetzt. Eosinophile und Basophile finden sich unter Glukokortikoidgabe vermindert, die Funktion ist beeinträchtigt, insbesondere auch die Rekrutierung. Bei Gewebsmastzellen wird die Freisetzung von Histaminen und Kininen gemindert. Interleukin 1 bzw. Interleukin 2 werden von Makrophagen bzw. T-Lymphozyten vermindert gebildet, entsprechendes gilt für Gamma-Interferon.

Antimitotische bzw. antiproliferative Wirkung

Die Vermehrung von Zellen in Geweben wird durch Hemmung der Fähigkeit zur Mitose in den Phasen G_1 und G_2 des Zellzyklus gemindert. Der generelle katabole Effekt (Bereitstellung von Glukose auf der Basis von Aminosäuren aus endogenen Proteinen) *hemmt* die *Fibroblasten*, *Kollagen* und andere Matrixbestandteile zu bilden. Zumindest in vitro wird auch über eine Stabilisierung von Membranen die Freisetzung lysosomaler Enzyme inhibiert.

Indikationen

Der Einsatz systemischer Glukokortikoide kommt bei einer Vielzahl unterschiedlicher Dermatosen in Betracht, in Sonderheit bei entzündlichen Dermatosen. Bei bestimmten Hauterkrankungen ist die Gabe von der FDA zugelassen, in vielen Fällen stellt die Gabe eines systemischen Glukokortikoids die Behandlung der Wahl dar. Einzelheiten finden sich in der Tabelle 9.

Dosis und Art der Applikation

Die zu wählende *Dosis* muß sich an der Art der Erkrankung orientieren. Entsprechendes gilt für den *Applikationsweg*. Benötigt man eine rasche Wirkung, so wird man zunächst intravenös applizieren, etwa bei schwerer akuter Urtikaria. Als Initialdosis kommen dabei 50–250 mg in Betracht, eine Tagesdosis von 1000 mg ist möglich. Bei nicht zu hoher Dringlichkeit und voraussehbarer längerer Applikationsdauer ist im

Tabelle 9. Indikationen für systemische Glukokortikoide. (Nach Wolverton 1991)

Ort der Erkrankung	Therapie der Wahl	FDA-Zulassung
Bullöse Dermatosen		
Pemphigus vulgaris	+	+
Bullöses Pemphigoid	+	+
Vernarbendes Schleimhautpemphigoid		+
Herpes gestationis		+
Erythema exsudativum multiforme	+	
Autoimmunkrankheiten		
Systemischer Lupus erythematodes	+	+
Dermatomyositis	+	+
Gemischte Bindegewebserkrankung (MCTD)	+	
Neutrophile Dermatosen		
Sweet-Syndrom	+	
Sonstige		
Sarkoidose (bei wegweisender Lungenbeteiligung)		+
Schwere Urtikaria		+

Regelfall die *perorale Therapie* angezeigt, unter Einsatz von Tabletten. Die Normdosis in vielen Fällen beträgt dabei 1 mg/kg KG. Initial liegt sie unter Umständen höher, später wird man die Dosis zu reduzieren trachten. Die intramuskuläre Applikation wird in Deutschland vorwiegend bei akuten Krankheitszuständen geübt, so ist es empfehlenswert, bei der schweren akuten Urtikaria wegen der längeren Wirkungsdauer initial nicht nur 50 mg Prednisolon i.v. sondern auch 50 mg i.m. zu geben. In den USA wird auch die langfristige Therapie mit Glukokortikoid intramuskulär diskutiert. Als Gründe dafür werden die bessere Kontrolle über die Behandlung angeführt, die Sicherstellung der „Compliance" und ein gleichmäßiger Wirkstoffspiegel. Dem wird freilich entgegengehalten, daß die perorale Therapie die Verantwortlichkeit des Patienten stärker anspricht, daß die orale Applikation am Morgen sich mehr an den physiologischen Verhältnissen (*zirkadianer Rhythmus*) orientiert und daß bei intramuskulärer Gabe die Absorption etwas erratisch sein kann.

In neuerer Zeit wird auch die intravenöse *Pulstherapie* diskutiert. Sie ist ausschließlich zur raschen Beherrschung bedrohlicher Hauterkrankungen zu erwägen. Dabei werden 500–1000 mg Methylprednisolon über wenigstens 60 min intravenös verabfolgt, täglich für 5 Tage. Zwingend ist dabei eine *Herz-Kreislauf-Überwachung*. Die genannten Indikationen reichen vom systemischen Lupus erythematodes bis zum bullösen Pemphigoid. Die Therapie birgt aber die Gefahr des plötzlichen *Herztodes*, möglicherweise durch rasche Elektrolytverschiebungen, in sich, außerdem die von anaphylaktischen Reaktionen. Krämpfe können auftreten. Der Vorteil soll insbesondere in einer verstärkten Wirkung auf Lymphozyten bestehen, gerichtet auf die Aktivität der natürlichen Killerzellen. Die Behandlung ist noch als experimentell anzusehen.

Unerwünschte Wirkungen

Systemisch applizierte Glukokortikoide besitzen eine Vielzahl unerwünschter Wirkungen. Mit ihnen gilt es insbesondere dann zu rechnen, wenn länger als 2 bis 3 Wochen behandelt wird, ein Zeitraum, der für viele selbstlimitierende Hauterkrankungen durchaus ausreichend ist. Vergleichsweise sicher ist auch die langfristige Anwendung von niedrigen Dosen in der Größenordnung von etwa 10 mg Prednison, also der sogenannten „*Cushing-Schwelle*". Diese Bezeichnung rührt daher, daß bei höheren Dosen als der genannten Erscheinungen auftreten können, wie sie von dem durch vermehrte endogene Glukokortikoidbildung bedingten Morbus Cushing bekannt sind.

Herz-Kreislauf-Wirkungen

Unter den Herz-Kreislauf-Wirkungen steht die *Hypertonie* im Vordergrund. Neben der Vasokonstriktion sollen Natriumretention und vermehrte Bereitstellung von Renin verantwortlich sein. Gefährdet sind vor allem ältere Menschen, und solche, die über mehr als ein Jahr behandelt werden. Bei Einsatz von Wirkstoffen mit geringer Mineralokortikoidwirkung ist die Gefahr geringer. In vielen Fällen entsteht die arterielle Hypertonie auf der Basis einer vorbestehenden Hypertonie oder Grenzwert-Hypertonie. Die Wasserretention kann zu Herzinsuffizienz führen.

Zentralnervöse Nebenwirkungen

Glukokortikoide können zu *Pseudotumor cerebri* und *Psychosen* führen. Die größte Gefahr besteht bei Patienten in den ersten Wochen der Behandlung, und zwar speziell bei Dosen über 1 mg/kg KG. Bei entsprechender Vorgeschichte ist das Risiko möglicherweise erhöht. Frauen sind vermehrt gefährdet. Der vor allem bei Kindern und jungen Frauen auftretende *Pseudotumor cerebri* äußert sich in Kopfschmerzen, Übelkeit, Erbrechen und Sehstörungen. Pseudotumor cerebri wird insbesondere im Zusammenhang mit rascher Dosisreduktion gesehen. Während der Phase der Dosisreduktion kann es auch zu vorübergehender Depression kommen.

Endokrine Wirkungen

Die perorale Gabe von systemischen Glukokortikoiden kann zu einer Suppression der Hypophysennebennierenrindenachse führen. Durch einschlägige Laboruntersuchungen erfaßbare Suppression läßt sich schon nach wenigen Tagen der Behandlung mit mittleren oder hohen Dosen erkennen. Unter mittleren Dosen sind 40 – 60 mg Prednison pro Tag zu verstehen, unter hohen mehr als 60 mg, unter niedrigen weniger als 40 mg, Dosen in der Größenordnung von 5 – 7,5 mg/Tag werden als *physiologische* oder Substitutionsdosen bezeichnet. Bei *Hochdosisbehandlung* über lange Zeit kann es 6 – 9 Monate oder länger dauern, bis die morgendlichen Cortisolspiegel nach Absetzen sich normalisieren. Eine vermehrte Streßempfindlichkeit kann noch weiter anhalten, bis zu 16 Monate nach Absetzen. Grundsätzlich ist bei brüskem Absetzen nach längerer, höher dosierter systemischer Glukokortikoid-Therapie mit einem Mangel an Cortisol und seinen Folgen zu rechnen im Sinne der Addison-Krise, genannt nach der natürlichen Erkrankung, der ein Cortisolmangel zugrunde liegt. Bei vorübergehendem Streß kann es hier zu einer Schockreaktion kommen. Insgesamt erscheint vor dem Hintergrund der Vielzahl von Behandlungsfällen die reale Lebensbedrohung aber gering. In der Praxis bedeutsamer ist das Steroidentzugssyndrom. Es kann bei rascher Dosis-Reduktion nach wenigstens 10tägiger Behandlung mit mehr als nur physiologischen Dosen auftreten. In schweren Fällen kommt es zu Appetitlosigkeit, Übelkeit und Erbrechen, des weiteren gehören Arthralgien und Myalgien, Kopfschmerzen, Müdigkeit, Lethargie und Stimmungslabilität zum Bild. Eine Heraufsetzung der Dosis führt zum raschen Nachlassen der Symptome.

Im Kindesalter kann es über eine Verminderung von Somatomedin A zu einer Wachstumsretardierung kommen. Allerdings kommt es in den meisten Fällen nicht zu *Minderwuchs* auf Dauer. Die endokrinologischen unerwünschten Wirkungen von Glukokortikoiden in mittlerer Dosis können durch die alternierende Gabe im Zweitagesrhythmus (nach Reichling u. Kligman 1961) zumindest gemindert werden. Sinnvoll erscheint es, nur jeden zweiten Tag morgens Glukokortikoid peroral zu verabfolgen, wenn eine ausreichende tägliche Dosis von weniger als 20 – 30 mg Prednison je Tag gegeben ist. Am einfachsten geht man dabei so vor, daß man die Tagesdosis am einen Tag verdoppelt, am anderen auf 0 reduziert. Bestimmte Glukokortikoid-Risiken können so aber nicht reduziert werden, dies gilt insbesondere für *Kataraktbildung* und *Osteoporose*. Bei längerer Glukokortikoid-Gabe ist die Dosisreduktion in Schritten vorzunehmen. Ein wesentlicher Grund besteht in der Notwendigkeit, dem

Organismus Zeit zu geben, die vollständige oder partielle *Suppression* der *Hypophysen-Nebennierenrinden-Achse* wieder rückgängig zu machen. Des weiteren wird so aber auch dem *Rebound* vorgebeugt. Hierbei handelt es sich darum, daß die Erkrankung bei zu rascher Verminderung der Glukokortikoid-Anflutung im Zielbereich rasch wieder aufschießen kann. Im Regelfall wird man bei mittel- bis langfristiger Glukokortikoid-Therapie die Dosis alle 1 bis 2 Wochen um 20–30% absenken, bei bestimmten schweren Hauterkrankungen wie Pemphigus vulgaris sind die Zeitabstände auf 3 bis 4 Wochen zu beziffern. Hat man initial 100 mg Prednison verabfolgt, so geht man von 100 mg auf 60 mg in 20 mg-Schritten herunter, von 60 auf 20 bis 30 mg in 20 mg-Schritten und von 30–20 mg in 5 mg-Schritten. Glaubt man die Dosis weiter absenken zu können, so ist bei Langfristanwendung dann alle 4 bis 6 Wochen die Tagesdosis um 2,5 mg zu reduzieren. Ergibt die Bestimmung des morgendlichen Cortisolspiegels einen Wert über 10 mcg/dl so ist die Hypophysen-Nebennierenrinden-Achsen-Funktion grundsätzlich gewährleistet. Die Streßreaktion kann aber immer noch vermindert sein.

Metabolische Wirkung

Insbesondere bei schon vorbestehender abnormer Glukosetoleranz kann es zu einem manifesten *Diabetes mellitus* kommen. In seltenen Fällen kann sogar eine diabetische Ketozidose und ein Koma Folge der Glukokortikoid-Therapie sein. Des weiteren können die Triglycerid-Spiegel sich erhöhen, insbesondere wenn eine solche Erhöhung bereits vorbesteht. Über die Appetitsteigerung kommt es zu Gewichtszunahme. Dies kann auch bei kurzfristiger Anwendung auftreten. Bei Anwendung von mehr als physiologischen Dosen über einen Monat kommt es zur Ausprägung eines Vollmondgesichtes, seltener zu Stammfettsucht.

Muskel- und Skelettwirkungen

Am bedeutsamsten sind aseptische *Knochennekrosen*. Des weiteren ist die *Osteoporose* von großer Wichtigkeit. Die langfristige Anwendung von physiologischen Dosen wie etwa 5 mg Prednison pro Tag soll das Risiko noch nicht erhöhen. Ursächlich sind vermehrte Aufnahme von Calcium im Darm, vermehrte Ausscheidung in der Niere, erhöhte Parathormonspiegel, was die Osteoklasten-Aktivität steigert. Besonders gefährdet sind postmenopausale ältere Frauen, insbesondere bei Immobilisierung. Bei langfristiger Glukokortikoid-Therapie wird eine Osteoporose in bis zu 40% der Patienten beobachtet, 8–18% entwickeln Kompressionsfrakturen. Bedingt durch die verminderte Fruktose- und Aminosäureaufnahme in die Muskelzelle kommt es unter systemischen Glukokortikoiden zu einer Myopathie. Ein besonderes Gefährdungspotential bei fluorierten Glukokortikoiden wird diskutiert.

Augenwirkungen

Insbesondere bei Anwendung von 10 mg Prednison pro Tag oder mehr über ein Jahr muß man mit *Kataraktbildung* rechnen. Des weiteren kann es zu Glaukom kommen, freilich seltener unter systemischer als unter topischer Glukokortikoid-Therapie.

Hämatologische Wirkungen

Eine seltene aber wichtige Komplikation stellt die *Phlebothrombose* dar. Sie geht unter anderem wohl auf die Vermehrung der roten Blutkörperchen zurück. Regelmäßig kommt es zur Vermehrung der weißen Blutkörperchen, auf 15- bis 20.000/μ l, was aber im allgemeinen unbedenklich ist. Der relative Anteil von Lymphozyten nimmt in der Regel ab.

Gastrointestinale Wirkungen

Speziell bei hohen Dosen besteht die Gefahr, ein *peptisches Ulkus* zu entwickeln. Ein besonders hohes Risiko wird bei gleichzeitiger Anwendung von Acetylsalicylsäure oder anderen nichtsteroidalen Antirheumatika gesehen. Kommt es, was ganz selten ist, zu einer *Pankreatitis*, so kann sie tödlich verlaufen.

Hautnebenwirkungen

An der Haut können sich die typischen Zeichen eines Morbus Cushing entwickeln, *Atrophie*, speziell in Form von Striae, Teleangiektasien und Purpura. Als Ausdruck einer androgenartigen Wirkung können *Hirsutismus* und *Akne* auftreten, letztere speziell am Stamm, sich manifestierend in Form von Papeln und Pusteln. Bei langdauernder Glukokortikoid-Therapie kann die Wundheilung gestört sein. Vorübergehend kann ein telogenes *Effluvium* auftreten. Pigmentverschiebung ist selten.

Risiken in der Schwangerschaft

Bei Labortieren kann es zu Mißbildungen kommen, insbesondere zu Lippen- und Gaumenspalten. Beim Menschen wurde demgegenüber kein erhöhtes *Mißbildungsrisiko* gefunden. Dennoch ist eine strenge Indikationsstellung vonnöten. Durch Suppression der Hypophysen-Nebennierenrinden-Achse beim Feten kann das Risiko einer Totgeburt oder eines Abortes gegeben sein.

Sonstige unerwünschte Wirkungen

Grundsätzlich kann es zu einer *Glukokortikoid-Allergie* kommen. Speziell bei intramuskulärer Applikation drohen Abszeßbildung, Kristallablagerung und konsekutive Atrophie im Fettgewebe.

Wechselwirkungen

Bei rechtzeitiger Gabe von Glukokortikoiden droht im Magen eine vermehrte Blutungsneigung bzw. Ulkusgefahr. Die Ausscheidung von Salizylsäure in der Niere wird durch Glukokortikoide gesteigert, woraus reduzierte Serumspiegel resultieren. Orale Kontrazeptiva können die Serumhalbwertszeit von Glukokortikoiden erhöhen. Durch unterschiedliche Arzneimittel wie Phenobarbital, Phenytoin, Isoniazid und

Rifampizin kann der enzymatische Abbau von Glukokortikoiden in der Leber gesteigert werden. Liegt eine durch Glukokortikoid bedingte Hypokaliämie vor, so sind Herzglykoside vermehrt toxisch.

Kontraindikationen

Der Einsatz eines systemischen Glukokortikoids muß stets im Rahmen einer Güterabwägung erfolgen. Bei bestimmten Erkrankungen ist aber mit unterschiedlicher Dringlichkeit möglichst von der Glukokortikoid-Gabe abzusehen. Sogenannte absolute Kontraindikationen sind in der folgenden Übersicht wiedergegeben.

Absolute Kontraindikationen für systemische Glukokortikoide
- Herpes-simplex-Keratitis,
- Systemmykosen,
- Glukokortikosteroid-Allergie.

Die zahlreicheren relativen Kontraindikationen ergeben sich aus dem Spektrum der unerwünschten Wirkungen, die wichtigsten sind im folgenden zusammengefaßt

Relative Kontraindikationen für systemische Glukokortikoide
- Hochdruck; Herzinsuffizienz,
- Psychosen, speziell Depression,
- florides peptisches Ulkus,
- aktive Tuberkulose,
- Diabetes mellitus,
- Osteoporose,
- Glaukom, Katarakt,
- Schwangerschaft.

Wirkstoffe und Arzneiformen

Peroralia

Prednison wie Prednisolon stehen in Form von Tabletten mit Dosen von 1 mg, 5 mg, 20 mg und 50 mg zur Verfügung (Decortin® bzw. Decortin® H). Methylprednisolon wird als Urbason® in Form von Tabletten mit 4/8/16/40 mg angeboten. Desweiteren gibt es als Urbason® retard bzw. Urbason® retard mite-Dragees mit 8 bzw. 4 mg. Zieht man der peroralen die rektale Applikation vor, so kann Prednison in Form von Suppositorien mit Dosen von 5/10/30/100 mg als Rectodelt® verabfolgt werden.

Parenteralia

Zur intravenösen und intramuskulären Applikation (daneben auch zur intraarteriellen) wird Prednisolon in Form von Prednisolon-21-Hydrogensuccinat, Natriumsalz in Dosen von 10/25/50/250 mg (Solu-Decortin® H) in Verkehr gebracht, im Bedarfsfalle ist der Wirkstoff bei Dosen bis 50 mg in 1 ml Wasser für Injektionszwecke zu lösen, die Dosis von 250 mg in 5 ml. Desweiteren gibt es zu lösen in 10 ml Wasser für Injektionszwecke 1000 mg Trockensubstanz in Injektionsflaschen: Solu-Decortin® H

1000. Ebenfalls zur intravenösen Applikation steht Methylprednisolon-21-Hydrogen-succinat, Natriumsalz zur Verfügung, in Dosen von 16/32/250/1000 mg (Urbason® Solubile 16/32/Urbason® Solubile forte/Urbason® Solubile forte 1000).

2.2.2 Sexualsteroide: Cyproteronacetat als Beispiel

Chemisch stellt Cyproteron 16-Chlor-17-hydroxy-1A,2A-methyl-4,6-pregnadien-3,20-dion (Abb. 22) dar. Aufgrund der 1,2-A-Methylgruppe wirkt die Substanz anti-androgen. Sie wird langsam, aber vollständig aus dem Gastrointestinaltrakt aufge-nommen, nach einer Dosis von 50 mg wird ein Spitzenspiegel nach 3 – 4 h im Plasma aufgebaut. Die Eliminationshalbwertszeit beträgt 38 h. Die Substanz ist metabolisch stabil.

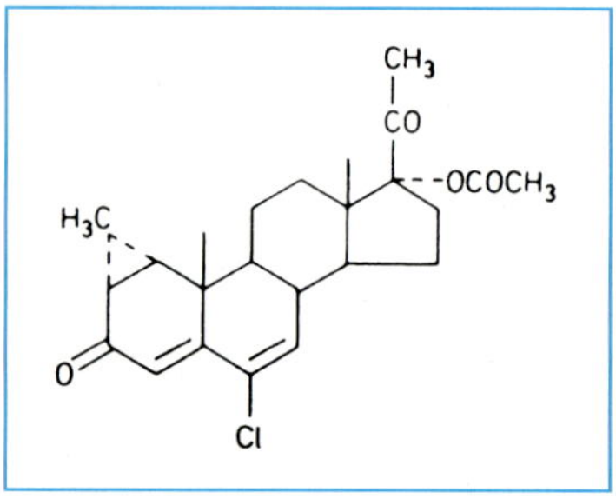

Abb. 22. Strukturformel von Cyproteronacetat

Wirkmechanismus

Cyproteronacetat unterdrückt die Bildung bzw. Freisetzung von *Gonadotropinen*, was Follikelreifung und Ovulation inhibiert. An zytosolischen Androgenrezeptoren, die sich in verschiedenen Geweben finden, hemmt es *kompetitiv Dihydrotestosteron*, den aktiven Metaboliten von Testosteron. Der Wirkmechanismus ist ähnlich dem von Estrogenen und Spironolacton.

Arzneiformen

Cyproteronacetat wird in einer Dosis von 2 mg zusammen mit Ethinylestradiol in einer Dosis von 0,35 mg in Form von Diane®-35-Dragees in Verkehr gebracht (vgl. unten).

Indikationen

Angewendet wird es bei androgenabhängigen Krankheiten bei Frauen, die zugleich eine *orale Kontrazeption* wünschen, bei Akne, speziell bei ausgeprägten Formen, sowie bei Seborrhoe und Knotenbildung, bei leichteren Formen von Hirsutismus sowie bei androgenetischer Alopezie. Bei schweren und mittelschweren Formen von Akne und Seborrhoe sowie mittelschwerem Hirsutismus und mittelschwerer androgenetischer Alopezie ist die zusätzliche Gabe von Cyproteronacetat in Form einer Tablette à 10 mg (Androcur®-10) angezeigt.

Unerwünschte Wirkungen und Kontraindikationen

Bei Gabe von Diane®-35 kann es zu *Chloasma*, Schwindel und Kopfschmerzen, Zunahme epileptischer Anfälle, depressiven Zuständen, sensorischen Ausfällen, Beschwerden beim Tragen von Kontaktlinsen und akuten Sehstörungen sowie Hörstörungen, gastrointestinalen Beschwerden (Erbrechen, Übelkeit) und sehr selten Lebertumoren kommen, des weiteren anikterischer Hepatitis und generalisiertem Pruritus, Gewichtszunahme bzw. Natrium- und Wasserretention, Brustspannungen, Brustdrüsensekretion und -vergrößerungen, Veränderung der Libido (speziell bei Adipositas), stärkerem Blutdruckanstieg sowie Zwischenblutungen und gelegentlich Ausbleiben der Zyklusblutungen. Gegenanzeigen sind zu beachten, unter anderem vorausgegangene oder bestehende Thrombosen bzw. Embolien, schwere Leberfunktionsstörungen sowie Fettstoffwechselstörungen, schwere Formen der Hypertonie und Zervix- und Endometriumkarzinom. Bei bestehendem Schwangerschaftswunsch ist das Präparat kontraindiziert. Bei Bewegungsstörungen, insbesondere Lähmungen, ist das Präparat sofort abzusetzen.

2.3 Gewebshormone/Zytokine und Antagonisten: Antihistaminika

Histamin findet sich in Form von Granula in zirkulierenden Basophilen und Gewebs-mastzellen oder frei in Geweben. In der Haut beeinflußt Histamin den Kontraktions-grad der Gefäße und ihre Permeabilität. Histamin spielt eine wesentliche Rolle bei der Entstehung von Juckreiz sowie Quaddel-Reaktionen. Die Wirkung des Histamins ist rezeptorvermittelt, sie kann durch Antihistaminika blockiert werden. In der Haut finden sich in großer Zahl H_1-Rezeptoren, die durch konventionelle Antihistaminika blockiert werden. Darüber hinaus finden sich in der Haut, im Gefäßbereich und in T-Lymphozyten H_2-Rezeptoren, wie sie insbesondere für die Produktion von Magen-säure in der Magenschleimhaut bedeutsam sind. *Herkömmliche* Antihistaminika weisen den Nachteil von unerwünschten Wirkungen auf das *Zentralnervensystem* auf. Bei neueren ist dies nicht bzw. in geringerem Umfang der Fall. Man unterscheidet demzufolge zwischen *sedierenden* und *nicht sedierenden* Antihistaminika.

2.3.1 Wirkmechanismus

Hautrelevante Antihistaminika hemmen die Bindung von Histamin an H_1-Rezeptoren und so seine biologischen Wirkungen. Die größte Wirkung ist zu erzielen, wenn das Antihistaminikum vor der Freisetzung des Histamins appliziert wird. Antihistaminika reduzieren eine histaminbedingte erhöhte Kapillarpermeabilität und Ödembildung. *Der histaminbedingte Juckreiz wird gehemmt.* Die klassischen H_1-Blocker weisen eine gemeinsame Grundstruktur auf: Den Kern bildet eine Ethylaminformation, die in unterschiedlichen Stellen durch unterschiedliche Seitenketten modifiziert werden kann. Das älteste noch verwendete Antihistaminikum stellt das Ethanolamin Diphen-hydramin dar (Benadryl N®). Später entwickelt wurde das Piperazin Hydroxyzin.

2.3.2 Sedierende Antihistaminika: Hydroxyzin als Beispiel

Nach peroraler Zufuhr werden klassische Antihistaminika rasch aufgenommen, die Serumspitzenspiegel gehen der maximalen Wirkung in der Haut voraus. Die Elimina-tionshalbwertszeit im Serum beträgt bei *Hydroxyzin* 20 h, bei Diphenhydramin nur

7 h. Im Alter ist sie verlängert. Hydroxyzin wird in der Leber biotransformiert, dabei entsteht der weniger sedierende, ebenfalls wirksame Metabolit Cetirizin. Er befindet sich als Zyrtec® heute ebenfalls im Handel. Diphenhydramin wird renal eliminiert, insbesondere in Form von Diphenylmethan.

Indikationen

Klassische Antihistaminika werden bei einer Vielzahl von Hauterkrankungen eingesetzt. Von der FDA anerkannte Indikationen bilden *Urtikaria* bzw. *Angioödem*, urtikarieller Dermographismus, Kälteurtikaria, Pruritus sowie *juckende Hauterkrankungen*. Dabei ist Hydroxyzin bei allen diesen Erkrankungen mit Ausnahme der Kälte-Urtikaria zugelassen, Diphenhydramin bei Urtikaria/Angioödem, urtikariellem Dermographismus und juckenden Hauterkrankungen.

Arzneiformen

Hydroxyzin-2-HCl steht in Form von Tabletten à 25 mg sowie als Flüssigkeit in Form von Atarax®-Liquidum mit 20 mg Wirkstoff in 20 ml zur Verfügung. Es ist indiziert bei Juckreiz, bei Urtikaria und atopischem Ekzem, des weiteren bei Angst, Spannungs- und Unruhezuständen, psychogen bedingten Schlafstörungen sowie zur Prämedikation vor chirurgischen Eingriffen. Bei Juckreiz nehmen Erwachsene und Kinder über 10 Jahre 1½ – 3 Tabletten täglich bzw. 18,75 – 37,5 ml Flüssigkeit, Kinder von 6 – 10 Jahren 1 – 2 Tabletten bzw. 12,5 – 25 ml Flüssigkeit.

Unerwünschte Wirkungen und Kontraindikationen

Unerwünschte Wirkungen umfassen Sedierung, zentralnervöse Beschwerden, Mundtrockenheit, selten zerebrale Krampfanfälle. Das Reaktionsvermögen wird eingeschränkt. Gegenanzeigen bilden Blasenentleerungsstörungen mit Restharnbildung und Engwinkelglaukom, Alkohol- und Schlafmittelvergiftung sowie Einnahme von Monoaminooxydasehemmern. Die Anwendung ist kontraindiziert im ersten Trimenon der Schwangerschaft. Eine Wechselwirkung mit Phenytoin ist möglich.

Zur intravenösen Gabe steht als sedierendes Antihistaminikum unter anderem *Dimetindenmaleat* zur Verfügung, in Brechampullen mit 4 mg in 4 ml als Fenistil®-Injektionslösung. Indikationen stellen unter anderem Urtikaria und Quincke-Ödem dar, es ist indiziert bei *anaphylaktoiden Reaktionen* sowie als Adjuvans bei *anaphylaktischem Schock* (wegen des *rascheren Wirkungseintritts* vor einer womöglich zusätzlich indizierten Glukokortikoid-Gabe). In Kombination mit einem H_2-Rezeptor-Antagonisten ist es indiziert im Rahmen der Prämedikation zur Vermeidung von durch Histaminfreisetzung ausgelösten klinischen Reaktionen, etwa vor Narkosen und parenteraler Gabe von Röntgenkonstrastmitteln oder Plasmasubstituten. Im Rahmen der Sofort- und Intensivtherapie wird 1- bis 2mal täglich über bis zu 7 Tage der Inhalt einer Brechampulle intravenös verabfolgt. Im Rahmen der Prämedikation wird 1 ml Injektionslösung pro 10 kg KG langsam i. v. über 30 s injiziert.

2.3.3 Nichtsedierende Antihistaminika: Astemizol als Beispiel

Neuere Antihistaminika *penetrieren nicht* oder nur in geringem Umfang in das *Zentralnervensystem* und wirken somit auch nicht oder nur gering sedierend. Den ersten Vertreter dieser Substanzklasse bildet Terfenadin (Teldane®), ein mit dem Haloperidol verwandter Stoff. Später wurden *Astemizol,* Loratadin (Lisino®) und Cetirizin (Zyrtec®) entwickelt. Anders als die klassischen Antihistaminika weisen sie keine anticholinergischen Wirkungen auf.

Astemizol stellt ein Piperidinylaminobenzimidazol-Derivat dar. Wie auch Terfenadin, Loratadin und Cetirizin wird es rasch absorbiert. Während bei den anderen nichtsedierenden Antihistaminika die Spitzenkonzentrationen im Plasma etwas früher auftreten, finden sie sich bei Astemizol nach 14 h. Die gleichzeitige Aufnahme von Nahrung kann die Aufnahme von Astemizol wesentlich verringern. Plasmakonzentrationen im „steady state" werden binnen 4 bis 8 Wochen erreicht, bei den anderen neueren Antihistaminika binnen weniger Tage.

Astemizol unterliegt einem starken First-pass-Metabolismus in der Leber. Der Hauptmetabolit Desmethylastemizol ist ebenfalls wirksam, zusammen mit anderen konjugierten Metaboliten wird er vor allem in den Fäzes ausgeschieden. Die *Eliminationshalbwertszeit* von Astemizol und seinem aktiven Metaboliten beträgt 18 – 20 Tage. Astemizol dissoziiert nur sehr langsam vom H1-Rezeptor.

Indikationen

Sowohl *Astemizol* wie auch *Terfenadin* sind von der FDA für Rhinitis allergica zugelassen, Astemizol ist darüber hinaus zugelassen zur Behandlung der chronischen idiopathischen Urtikaria u. a. (speziell Ekzem, polymorphe Lichtdermatose). In Deutschland gilt es als indiziert bei Heuschnupfen und anderen allergischen Erkrankungen wie perennialer Rhinitis, allergischer Konjunktivitis, Urtikaria.

Arzneiformen

Astemizol ist in einer Dosis von 10 mg in Form von Hismanal®-Tabletten verfügbar, des weiteren in Form von Hismanal®-Tropfen, wobei 1 ml 2 mg Wirkstoff enthält. Erwachsene nehmen täglich einmal eine Tablette, Kinder von 6 bis 12 Jahren einmal täglich eine halbe Tablette, Kinder ab zwei Jahren einmal täglich 1 ml/kg KG, Erwachsene einmal täglich 5 ml. Die Regelbehandlungsdauer beträgt 4 bis 6 Wochen.

Unerwünschte Wirkungen und Kontraindikationen

Bei Kleinkindern bei Überdosierung *Exzitationserscheinungen*. Bei längerer Einnahme ist leichte *Gewichtszunahme* möglich. Selten kommen Überempfindlichkeitsreaktionen wie Angioödem, Bronchospasmus, Lichtempfindlichkeit, Juckreiz, Ausschlag, anaphylaktische Reaktionen vor, in Einzelfällen Krämpfe, leichte Parästhesien, Myalgien/Arthralgien, Ödeme, Stimmungsbeeinträchtigung, Schlaflosigkeit, Alpträume, Transaminasenanstiege und Hepatitis. Kausalzusammenhang unklar. Kontraindiziert ist Astemizol bei anaphylaktischen Reaktionen, des weiteren bei gleichzeitiger Ketoconazol-Einnahme (Gefahr von schweren *Herzrhythmusstörungen*).

Wechselwirkungen: Bei gleichzeitiger Verabreichung von Ketoconazol kann der Metabolismus von Astemizol vermindert und damit der Plasmaspiegel erhöht sein. Wegen nicht auszuschließender Inkompatibilität sollen Patienten, die gleichzeitig Herzmittel bzw. orale Antidiabetika einnehmen, ärztlich überwacht werden. Azole und Makrolidantibiotika sollen nicht gleichzeitig eingesetzt werden.

2.4 Vitamine und ihre Derivate: Retinoide

Chemie

Unter Retinoiden werden alle natürlichen und synthetischen Substanzen verstanden, die eine Vitamin-A-artige Aktivität aufweisen. Inzwischen sind etwa 1.500 derartige Substanzen entwickelt und untersucht worden. Physiologischerweise kommt Vitamin A in 3 Formen vor, als Alkohol: *Retinol*, als Aldehyd: *Retinal* und als Säure: *Retinsäure*. Ester derselben werden aus der Nahrung, etwa Milch und Eiern, aufgenommen, wobei im Darm über Hydrolyse Retinol entsteht, das absorbiert und in der Leber als Retinalpalmitat gespeichert wird. Eine weitere Quelle stellt β-Carotin aus Pflanzen, etwa der Karotte, dar. Aus einem Molekül β-Caroten entstehen im Darm 2 Moleküle Retinal, das absorbiert wird. Sowohl Retinal wie auch der Metabolit Retinsäure spielen eine wesentliche Rolle bei der epithelialen Differenzierung. Im Serum findet eine Bindung an das retinolbindende Protein (RBP) statt. In der Zelle wird Retinol an einen Oberflächenrezeptor gebunden und durch zytosolisches RBP in den Kern verbracht. Hier findet sich ein nukleäres retinolbindendes Protein, das ähnlich ist dem Rezeptor für Vitamin D3 und Glukokortikoide. In der Haut finden sich retinolbindende Proteine in wesentlich größerem Umfang in der Epidermis als im Korium.

Vitamin-A-Säure, auch Tretinoin genannt, und Isotretinoin (Abb. 23) bilden die erste, nicht-aromatische, Generation von Retinoiden. Die zweite Generation von – monoaromatischen – Retinoiden umfaßt *Etretinat* und *Acitretin*. Eine dritte Generation von polyaromatischen Retinoiden bezeichnet man als *Arotinoide*.

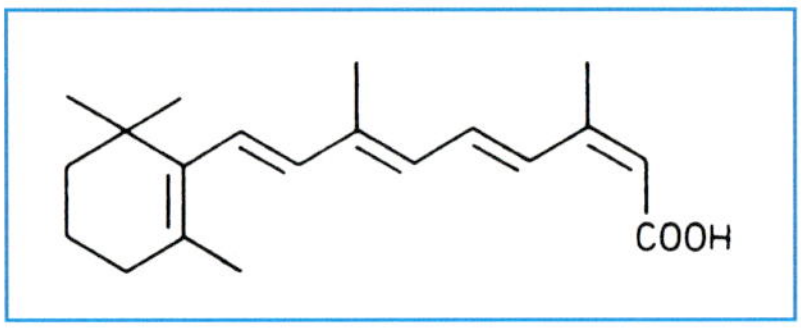

Abb. 23. Strukturformel von Isotretinoin

Pharmakokinetik

Bei oraler Zufuhr ist 25% des verabfolgten *Isotretinoins bioverfügbar*, etwas mehr bei gleichzeitiger Nahrungsaufnahme. Die entsprechende Zahl für Etretinat lautet 40%, sowie 60% für Acitretin, jeweils zusammen mit Nahrung. Spitzenspiegel von Isotretinoin finden sich 3 h nach Aufnahme, von Etretinat und Acitretin nach 4 h. Isotretinoin wird im Plasma zu 99% an Albumin gebunden, Zweitgenerations-Retinoide sowohl an Albumin wie auch an Lipoproteine. Isotretinoin und Acitretin sind hydrophil, Etretinat lipophil, von daher wird letzteres über sehr lange Zeit im Fettgewebe abgelagert. Isotretinoin wird durch Oxydation in 4-oxo-Isotretinoin umgewandelt. Etretinat wird im Rahmen des First-pass-Metabolismus hydrolisiert, es entsteht der aktive Metabolit Acitretin. Dieses wird dann glukuronidiert. Die Eliminationshalbwertszeit von Isotretinoin beträgt 10–20 h, die von Acitretin 50 h, die von Etretinat 80–160 Tage. Bei Etretinat muß man mit nachweisbaren Gewebsspiegeln über mehr als 2 Jahre rechnen. Bei Acitretin nahm man ursprünglich an, daß die Substanz ebenso wie Isotretinoin bereits einen Monat nach Absetzen vollständig ausgeschieden wäre. Dies ist aber wohl nicht sicher der Fall, da aus Acitretin Etretinat im Körper entstehen kann. Die Stubstanzen werden mit Urin und Stuhl ausgeschieden, die konjugierten Metaboliten via Galle.

Wirkmechanismus

Retinoide besitzen unterschiedliche Wirkungen, die im Zusammenhang mit verschiedenen Zielerkrankungen an der Haut von unterschiedlicher Bedeutung sind. Über eine Verminderung der Leukotrien-Produktion wird die *Neutrophilen-Chemotaxis* gehemmt. Die im Rahmen der psoriatischen Proliferation bedeutsame Ornithin-Decarboxylase wird direkt inhibiert. Periphere Lymphozyten zeigen eine verminderte Mitogen-Stimulierbarkeit.

Unter hohen Dosen von Isotretinoin kommt es zu einer Verminderung der Größe von Talgdrüsen und damit verbunden einer Störung der Ausreifung von Sebozyten. Die *Sebumproduktion* wird um bis zu 90% gemindert, die Zusammensetzung derart geändert, daß weniger Wachsester und Squalene im Talg enthalten sind. Wenn sich binnen weniger Wochen nach Absetzen die Zusammensetzung des Talges normalisiert, bleibt die produzierte Menge im Durchschnitt um 40% unter dem Ausgangswert. Die gestörte Keratinisierung im Rahmen der Akne wird normalisiert, was die Follikelokklusion reduziert.

Retinoide unterdrücken in manchem Zusammenhang die *Tumorpromotion* bei Krebsvorstufen.

Wirkstoffe und Arzneiformen

Isotretinoin (13-cis-Retinsäure) wird in Form von Kapseln mit 2,5/10/20 mg als Roaccutan® in Verkehr gebracht. Die Dosierung muß individuell festgelegt werden. In der Regel wird initial einmalig täglich 0,5 mg/kg KG über 4 Wochen verabfolgt, bei guter Wirkung wird dann über 2 bis 3 Monate die gleiche Tagesdosis weitergegeben. Bei ungenügender Wirksamkeit wird sie auf 1 mg/kg KG und Tag erhöht. Bei Unverträglichkeit ist die Dosis zu reduzieren. In sehr schweren Fällen wird bereits initial 1 mg/kg/KG und Tag eingesetzt. Generell sollen niedrige Dosen 1mal täglich, höhere in 2 Einzeldosen aufgeteilt verabfolgt werden. Dabei werden die Kapseln unzerkaut mit Flüssigkeit während der Mahlzeit eingenommen.

Acitretin, das wegen der geringeren Verweildauer im Organismus an die Stelle des Etretinats getreten ist, wird in Form von Kapseln mit 10 bzw. 25 mg als Neotigason® in Verkehr gebracht. Die Dosierung muß individuell festgelegt werden, sie richtet sich nach dem Erscheinungsbild und der Verträglichkeit. Initial werden 3 Kapseln à 10 mg über 2 bis 4 Wochen täglich verabfolgt, dann wird die Dosis an der Wirkung orientiert. Die maximale Tagesdosis liegt bei 3 Kapseln à 25 mg. Die Erhaltungsdosis liegt gewöhnlich bei 30 mg für weitere 6 bis 8 Wochen. Bei Verhornungsstörungen ist die geringst-mögliche Dosis zu wählen, unter Umständen weniger als 10 mg pro Tag, keinesfalls aber mehr als 30 mg. Bei Kindern ist die Indikation besonders streng zu stellen. Initial gibt man 0,5 mg/kg KG und Tag, eventuell bis zu 1 mg, die Erhaltungsdosis beträgt 0,3 mg/kg KG und Tag.

Indikationen

Isotretinoin ist indiziert zur Behandlung der schweren therapieresistenten Formen der *Akne*, speziell Acne conglobata und Acne fulminans.

Acitretin ist indiziert zur symptomatischen Behandlung schwerster therapieresistenter *Verhornungsstörungen* wie Psoriasis, inbesondere Psoriasis pustulosa und psoriatischer Erythrodermie, palmoplantaren Pustulosen und Hyperkeratosen, speziell Ichthyosis, bei Morbus Darier, Pityriasis rubra pilaris und Lichen ruber planus von Haut und Schleimhaut.

Unerwünschte Wirkungen und Kontraindikationen sowie Wechselwirkungen

Unerwünschte Wirkungen und Kontraindikationen sowie Wechselwirkungen sind in Tabelle 10 und den darauffolgenden Übersichten niedergelegt.

Tabelle 10. Unerwünschte Wirkungen der Retinoide. (Nach Rote Liste 1994)

Lokalisation	Unerwünschte Wirkungen in Abhängigkeit von der Dosis
Haut	• Vermehrte Gewebsbildung • Exantheme* • Hautschuppung, Hautrötung, Hautverdünnung mit erhöhter Verletzlichkeit • Hautabschälung an Handflächen und Fußsohlen, Rhagadenbildung • Juckreiz • Haarausfall • Nagelwallentzündungen, Nageldystrophie* • Pigmentverschiebung von Haut und Haaren • Staphylococcus aureus-Infektionen, Hautreizungen im Gesicht, Schwitzen • Erhöhte Lichtempfindlichkeit der heilenden Haut*, Verstärkung der Krankheitszeichen bei Behandlungsbeginn • Gefühl der „brennenden" bzw. „klebrigen" Haut • Ekzem*, Urtikaria*, Purpura*, Blasenbildung*, Geschwüre der Haut*, Veränderung der Haarwachstumsgeschwindigkeit
Muskel und Skelett	• Muskel- und Gelenkschmerzen* • Knochenveränderungen, Skeletthyperostosen, vorzeitiger Schluß der Knochenwachstumsfugen (selten) • Knochenschmerzen*, Weichteilverkalkungen, funktionelle Bewegungseinschränkungen
Augen	• Augenbindehautreizung, -entzündung • Passagere Hornhauttrübungen* (selten) • Erhöhte Verletzlichkeit der Hornhaut*, Hornhautgeschwüre* (Einzelfälle) • Sehstörungen (Verminderung des Nachtsehens), Isotretinoin, vorübergehende Verminderung der Sehschärfe*, Verschlechterung des Hell/Dunkel-Sehens*, vermehrte Blendempfindlichkeit* • Linsentrübungen • Hornhautentzündungen*
Ohren	• Hörstörungen*
Psyche	• Depressive Verstimmungen • Verhaltensstörungen, Krampfanfälle
Gastrointestinaltrakt	• Trockenheit der Lippen, Mundschleimhaut, Cheilitis • Gastrointestinale Störungen (Bauchschmerzen*, Durchfälle*, Blutungen aus dem Darm*, Absetzen bei Auftreten von Kolitis/Ileitis (Isotretinoin) • Übelkeit*, Erbrechen*, Magen-Darm-Geschwüre*
Leber, Galle	• Leberfunktionsstörungen, Hepatitis (Einzelfälle)
Stoffwechsel	• Anstieg der Blutfettwerte • Verminderung des HDL-Cholesterins • Erhöhter Blutzucker (Zusammenhang fraglich), Diabetes* bzw. Verschlechterung eines Diabetes* • Erhöhung von Kreatininphosphokinase, Prolaktin- und Harnsäurewerten

Tabelle 10. (Fortsetzung)

Gefäße	• Vaskulitis* • Wegenersche Granulomatose
Atemwege	• Trockenheit der Nasenschleimhaut • Nasenbluten • Heiserkeit, trockene Rachenschleimhaut
Blut	• Thrombozytopenie*, Anämie* • Thrombozytose, Neutropenie, Erhöhung der BSG • Leukopenie
Urogenitaltrakt	• Unspezifische Urethritiden* und Vulvitiden* • Menstruationsstörungen • Hämaturie, Proteinurie
Sonstiges	• Erhöhung des Schädelinnendruckes (selten) • Kopfschmerz* • Gynäkomastie*, Ödeme* • Durst, Frieren

* Unter dem nahe verwandten Etretinat in Einzelfällen beobachtet, theoretisch auch unter Acitretin denkbar.

Kontraindikationen der Retinoide [nach Rote Liste 1994]
• Leberfunktionsstörungen,
• vorbestehende Fettstoffwechselstörungen,
• Kontaktlinsenträger,
• manifester Diabetes,
• krankhafte Fettsucht,
• Kombination mit Vitamin A oder anderen Retinoiden,
• Kombination mit Tetrazyklinen,
• Kombination mit Methotrexat,
• Niereninsuffizienz,
• Überempfindlichkeit gegen das Präparat,
• Schwangerschaft,
• Stillzeit.

Wechselwirkungen mit Retinoiden [nach Rote Liste 1994]
• Phenytoin: Erhöhte Phenytoin-Spiegel in vitro.
• Vitamin A oder andere Retinoide: Potenzierte Vitamin-A-Wirkung.
• Tetrazykline: Erhöhtes Risiko einer Erhöhung des Schädelinnendruckes.
• Aknemittel: Verstärkte Reizerscheinungen.
• Carbamazepin: Veränderte Verfügbarkeit von Carbamazepin.

2.5 Antineoplastische Chemotherapeutika (Zytostatika) und Immunmodulatoren

In der systemischen Dermatotherapie werden mehrere unterschiedliche *Zytostatika* bei unterschiedlichen Indikationen eingesetzt. Häufig werden Zytostatika nicht im engeren Sinne als antineoplastische Chemotherapeutika sondern als *Immunmodulatoren* eingesetzt bzw. zur *Proliferationshemmung*. Dies gilt in Sonderheit für *Azathioprin* bei Autoimmunerkrankungen und für *Methotrexat* bei Psoriasis. Unter den antineoplastischen Chemotherapeutika sensu strictiori steht Dacarbazin (DTIC) für das maligne Melanom im Vordergrund. Unter den Immunmodulatoren im engeren Sinne kommt heute die größte Bedeutung dem *Cyclosporin A* zu. Im folgenden seien zunächst Dacarbazin, dann Methotrexat, Azathioprin und Cyclosporin A abgehandelt.

2.5.1 Dacarbazin

Wirkstoff und Arzneiform

Dacarbazin, 5-(3,3-Dimethyltriazeno)-imidazolcarboxamid, oder DTIC, ist strukturell dem Purinvorläufer 5-Aminoimidazol-4-Carboxamid verwandt. Angesichts der geringen Absorption aus dem Gastrointestinaltrakt wird es *intravenös* verabfolgt, worauf es sich rasch im Körper verteilt. Die *Eliminationshalbwertszeit* beträgt 5 h. Nur 5% werden proteingebunden, es penetriert nur gering in die Zerebrospinalflüssigkeit. In der Leber wird Dacarbazin in erheblichem Umfang verstoffwechselt, dabei entsteht insbesondere 5-Aminoimidazol-4-Carboxamid, das *alkylierend* wirkt.

Dacarbazincitrat wird als D.T.I.C. 100 bzw. 200 in Form von Trockensubstanz in Durchstechflaschen à 135 bzw. 270 mg entsprechend 100 bzw. 200 mg Dacarbazin in Verkehr gebracht. 250–375 mg/m Körperoberfläche werden pro Tag intravenös injiziert oder infundiert, über 5 Tage. Der Behandlungszyklus wird alle 3 bis 4 Wochen wiederholt. Bei der Handhabung ist auf die Lichtempfindlichkeit des Präparates zu achten.

Indikation

Dacarbazin (DTIC) ist indiziert zur Mono- und Kombinationstherapie des malignen *Melanoms*, weiters zur Kombinationstherapie von Sarkomen und Morbus Hodgkin. Heute wird es in der Dermatologie vorwiegend beim metastasierenden malignen Melanom eingesetzt. Hierbei wird nicht selten statt des 5tägigen Behandlungsregimes einmalig 850 mg/m² Körperoberfläche appliziert. Derzeit wird die Kombination mit α-2-*Interferon* – im Anschluß an eine derartige Medikation über 5 Tage – diskutiert.

Unerwünschte Wirkungen und Kontraindikationen

Unerwünschte Wirkungen und Kontraindikationen sind in Tabelle 11 und der darauffolgenden Übersicht niedergelegt.

Wegen der Schwere der gastrointestinalen und hämatologischen Störungen muß vor jeder Behandlung mit Dacarbazin eine besonders sorgfältige Nutzen-Risiko-Analyse durchgeführt werden.

Tabelle 11. Unerwünschte Wirkungen von Dacarbazin. (Nach Rote Liste 1994)

Lokalisation	Unerwünschte Wirkungen
Haut	• Allergische Hautreaktionen wie Erythem, makulopapulöses Exanthem, Urtikaria • Alopezie (selten) • Hyperpigmentation und Photosensibilisierung (selten)
Nervensystem und Psyche	• Zentralnervöse Störungen wie Kopfschmerzen, Sehstörungen, Verwirrtheit, Lethargie, Krämpfe (selten) • Parästhesien im Gesicht mit Rötung (kurz nach i. v.-Injektion)
Gastrointestinaltrakt	• Gastrointestinale Störungen (Anorexie, Übelkeit, Erbrechen (häufig und besonders stark); Diarrhoe (vereinzelt)
Leber, Galle	• Leberschäden (selten)
Gefäße	• Venenreizungen
Blut	• Blutbildveränderungen wie Leukopenie, Thrombozytopenie, Anämie (dosisabhängig und verzögert)
Urogenitaltrakt	• Störung der Nierenfunktion mit Anstieg harnpflichtiger Substanzen (selten)
Immunsystem	• Anaphylaktische Reaktionen (in Einzelfällen)
Sonstiges	• Grippeähnliche Beschwerden mit Abgeschlagenheit, Schüttelfrost, Fieber und Muskelschmerzen (gelegentlich während oder nach der Dacarbazin-Applikation)

Kontraindikationen von Dacarbazin (Nach Rote Liste 1994)
- Leukopenie und/oder Thrombozytopenie
- Schwerwiegende hepatitische oder renale Erkrankungen
- Schwangerschaft
- Stillzeit

Anwendungsbeschränkungen:
a) Männern, die mit Dacarbazin behandelt werden, wird empfohlen, während der Behandlung und bis zu 6 Monaten danach kein Kind zu zeugen.
b) Regelmäßige Kontrolle des Blutbildes sowie Überwachung der Leber- und Nierenfunktion.
c) Bei schweren gastrointestinalen Reaktionen sind antiemetische und supportive Maßnahmen indiziert.

Wechselwirkungen

Bei gleichzeitiger Gabe anderer knochenmarkstoxischer Substanzen kann die Zytostatika-Toxizität verstärkt sein, mit Heparin, Hydrocortison und Natriumhydrogencarbonat gibt es galenische Inkompatibilitäten.

2.5.2 Methotrexat

Methotrexat oder 4-Amino-N10-methylpteroylglutaminsäure (Abb. 24) inhibiert das Enzym Dihydrofolatreductase. Die Substanz ähnelt der *Folsäure*, dem natürlichen Substrat des Enzyms. Die Unterschiede bestehen in der Substitution der Hydroxylgruppe durch eine Aminogruppe und eines Wasserstoffatoms an N^{10} durch eine Methylgruppe. Methotrexat kann *intravenös* oder *intramuskulär* aber auch *peroral* verabfolgt werden. Eine Stunde nach peroraler Zufuhr treten die Spitzenspiegel im Blut auf. Obwohl bei höheren Dosen die Aufnahme unvollständig sein kann, gelten die Blutspiegel doch als zuverlässiger als nach parenteraler Applikation. Methotrexat wird überwiegend renal eliminiert und konkurriert dabei mit anderen Substanzen

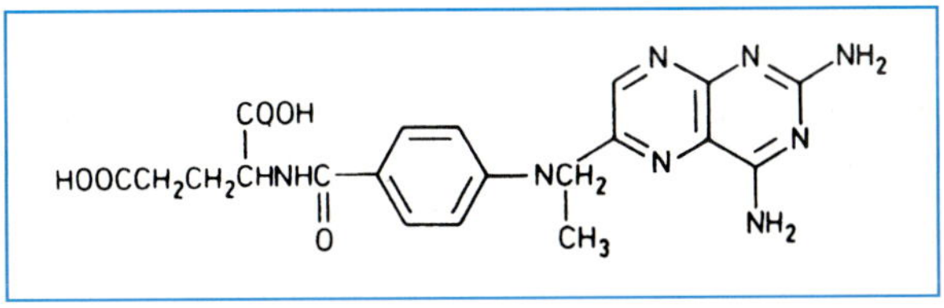

Abb. 24. Strukturformel von Methotrexat

wie Salizylsäure, Probenezid und Sulfonamide. Die terminale *Halbwertszeit* beträgt 10 – 27 h. Etwa 50% werden im Plasma an Protein gebunden. Intrazellulär wird Methotrexat umgewandelt in Stoffe, die wesentlich zur Toxizität beitragen.

Wirkmechanismus

Methotrexat bindet sich kompetitiv bzw. irreversibel an die Hydrofolatreduktase, mit größerer Affinität als Folsäure. Auf diese Weise wird die *Synthese* von *Tetrahydrofolsäure gehemmt*, einer Substanz, die als Bestandteil von Nukleotiden für die DNS- und RNS-Synthese benötigt wird. Die Zellteilung wird so inhibiert, in der S-Phase des Zellzyklus. Die Inhibition der Dihydrofolatreduktase kann durch Leukovorin umgangen werden, bei klinischer Notwendigkeit kann dies auch therapeutisch eingesetzt werden.

Arzneiformen

Methotrexatdinatrium steht in Form von Tabletten à 2,74 und 10,96 mg als Methotrexat „Lederle" Tabletten 2,5 mg und 10 mg (bezogen auf den Methotrexatgehalt) zur Verfügung. Zur parenteralen Applikation stehen Methotrexat®-„Lederle"-Lösungen mit 5 bzw. 25 bzw. 50 mg Methotrexat zur Verfügung sowie Infusionslösungen mit 500, 1000, 5000 mg Methotrexat. Die Dosierung hat individuell zu erfolgen, insbesondere auch unter Berücksichtigung der Zielerkrankung.

Indikationen

Außer bei unterschiedlichen malignen Erkrankungen ist *Methotrexat* indiziert bei therapieresistenter Psoriasis vulgaris einschließlich Psoriasisarthritis. In dieser Indikation ist es auch von der FDA zugelassen. In vielen Fällen reichen *10 – 12,5 mg pro Woche* aus, die notwendige Dosis pro Woche übersteigt selten 30 mg. Häufig wird so vorgegangen, daß die für eine Woche bestimmte Dosis derart aufgeteilt wird, daß jeweils ein Drittel um 8.00 Uhr morgens, um 8.00 Uhr abends sowie um 8.00 Uhr morgens des darauffolgenden Tages appliziert wird. Dies soll die Kinetik der Zellteilung bei der Psoriasis in besonderer Weise reflektieren; die tatsächliche Relevanz wird kontrovers diskutiert. Initital sollte mit 5 – 10 mg je Woche angefangen werden, dann kann von Woche zu Woche um 2,5 – 5 mg gesteigert werden. Ist die zu erwartende Wirkung erreicht, wird dann langsam wieder um 2,5 mg je Woche reduziert, um die Erhaltungsdosis zu ermitteln.

Unerwünschte Wirkungen und Kontraindikationen

Einzelheiten sind in den Tabellen 12 und der darauffolgenden Übersicht niedergelegt.

Tabelle 12. Unerwünschte Wirkungen von Methotrexat. (Nach Rote Liste 1994])

Lokalisation	Unerwünschte Wirkungen
Haut	• Exantheme • Toxische Hautreaktionen (z. B. Exantheme, Juckreiz, Photosensibilität, sehr selten Lyell-Syndrom) • Haarausfall • Dermatitis
Muskel und Skelett	• Osteoporose
Gastrointestinaltrakt	• Gastrointestinale Störungen (z. B. Übelkeit, Erbrechen, Diarrhoe) • Intestinale Blutungen • Ulzerationen der Mundschleimhaut und des Magen-Darm-Trakts • Stomatitis
Leber	• Leberschäden
Stoffwechsel	• Hyperurikämie
Endokrinium	• Störungen der Spermatogenese und der Ovulation
Gefäße	• Vaskulitis
Atemwege	• Lungeninfiltrate (-fibrose)
Blut	• Störungen der Hämatopoese
Urogenitaltrakt	• Nierenschäden
Immunsystem	• Allergische Reaktionen • Immunsuppression
Sonstiges	• Haut- und Schleimhautentzündungen (z. B. Dermatitis, Stomatitis) • Teratogene Schäden

Kontraindikationen von Methotrexat. (Nach Rote Liste 1994)
- Akute Infektionen,
- schwere Knochenmarkdepression,
- Leberfunktionsstörungen,
- Ulzeration des Magen-Darm-Traktes,
- Niereninsuffizienz (auch in niedriger Dosierung nephrotoxisch. In hoher Dosierung außerdem Funktionsbeeinflussung durch Auskristallisation von Methotrexat),
- Schwangerschaft,
- Stillzeit.

Wechselwirkungen

Eine Vielzahl von Medikamentwechselwirkungen ist möglich. Die Methotrexat-Toxizität kann nicht nur durch das Knochenmark beeinträchtigende Mittel beeinflußt werden, sondern auch durch nichtsteroidale Antiphlogistika, Phenytoin, Barbiturate, Tetrazykline, Chloramphenicol, Sulfonamide, Para-Aminobenzoesäure, Para-Aminohippursäure und Metamizol.

2.5.3 Azathioprin

Azathioprin stellt ein Derivat des *6-Mercaptopurins* dar. Anders als dieses wird es überwiegend als *Immunosuppressivum* eingesetzt. Im Körper wird das Imidazolylderivat Azathioprin in 6-Mercaptopurin umgewandelt. Azathioprin stellt damit ein Prodrug dar. Beide Substanzen sind mit Hypoxanthin verwandt, einem wichtigen Vorläufer im Purinstoffwechsel. Nach peroraler Zufuhr werden 50% des Azathioprins binnen 2 h aufgenommen. Im Serum sind 30% gebunden. Bei üblichen Dosen liegen die Blutspiegel von Azathioprin wie 6-Mercaptopurin unter 1 µg/ml. Für die erwünschte Wirkung sind aber die Spiegel in anderen Geweben entscheidend. Die Umwandlung von Azathioprin findet speziell in Erythrozyten und der Leber statt. Dabei gibt es große Unterschiede von Mensch zu Mensch. Die *renale Elimination* ist *unerheblich*, weshalb es nur in seltenen Fällen von Nierenerkrankung einer Dosisreduktion bedarf.

Wirkmechanismus

Azathioprin wirkt als *falscher Vorläufer* bei der Bildung von Adenin- und Guaninnukleotiden. Die Hauptwirkung erfolgt in der S-Phase des Zellzyklus. Die immunosuppressive Wirkung gründet sich wohl auf die gestörte DNS-Synthese in *lymphatischen Zellen*. Dabei werden T- mehr als B-Zellen beeinflußt.

Arzneiformen

Azathioprin ist in Form von Imurek® 25 Filmtabletten sowie Imurek®-Filmtabletten mit 25 bzw. 50 mg Wirkstoff im Verkehr, des weiteren in Durchstechflaschen mit Trockensubstanz zur Infusion und Injektion mit 50 mg aktivem Wirkstoffanteil. Außer bei Organtransplantationen ist es bei Autoimmunerkrankungen indiziert. Hier werden 1 – 2,5 mg/kg KG und Tag eingesetzt.

Unerwünschte Wirkungen

Unerwünschte Wirkungen sind in der folgendenÜbersicht niedergelegt:

Unerwünschte Wirkungen von Azathioprin. (Nach Rote Liste 1994)
- Übelkeit,
- Anorexie,
- Erbrechen,
- Diarrhö,
- Knochenmarkdepression,
- Haarausdünnung,
- beeinträchtigte Leberfunktion,
- intrahepatische Cholestase,

- allergische Reaktionen (selten, z. B. Arzneimittelfieber, Hautausschlag, akute Pankreatitis, Alveolitis, Muskel- und Gelenkschmerzen, allgemeines Krankheitsgefühl),
- Rigor,
- Schwindel,
- Blutdruckabfall,
- Herzrhythmusstörungen,
- höhere Infektanfälligkeit.

Kontraindikationen

Schwere Leberschäden sowie schwere Knochenmarkdepressionen stellen Kontraindikationen dar, desgleichen die Schwangerschaft.

Wechselwirkungen

Die Toxizität von Azathioprin wird verstärkt durch das Knochenmark beeinträchtigende Mittel sowie Xanthinoxidasehemmer wie *Allopurinol*. Bei Gabe des letzteren ist die normale Imurek®-Dosis auf 25% zu reduzieren. Durch Azathioprin wird die Wirkung polarisierender Muskelrelaxantien aufgehoben. Die Wirkung von Suxamethonium sowie Lebendimpfstoffen wird verstärkt.

2.5.4 Ciclosporin

Ciclosporin – oder Cyclosporin A – ist eine überaus komplexe chemische Substanz, ein neutrales zyklisches Peptid aus 11 Aminosäuren mit einem Molekulargewicht von 202 Dalton. Entdeckt wurde es in den in der Erde wachsenden Pilzen Tolypocladium inflatum und Cylindrocarpum lucidum. Die Aufnahme nach *peroraler* Gabe aus dem Gastrointestinaltrakt ist unvollständig und stark schwankend, im Durchschnitt werden 30% absorbiert. Spitzenspiegel im Blut lassen sich nach 2 bis 4 h nachweisen. Wesentliche Unterschiede in der Bioverfügbarkeit zwischen den beiden herkömmlichen Zubereitungen zur peroralen Gabe, nämlich der oralen Lösung und Kapseln, bestehen nicht. Bedingt durch die Lipophilie werden besonders hohe Konzentrationen im *Fettgewebe* aufgebaut. Hohe Konzentrationen finden sich unter anderem auch in *lymphatischem Gewebe*. Im Plasma sind 80% der Substanz an Proteine gebunden, speziell Lipoproteine. Die *Halbwertszeit* liegt bei ungefähr 18 h. Zytochrom-P450-haltige mikrosomale Enzyme wandeln den Stoff in der Leber durch Hydroxylierung bzw. Demethylierung um. Die Ausscheidung erfolgt ganz überwiegend über die Fäzes.

Wirkmechanismus

Ciclosporin beeinflußt die frühe Phase der *Immunantwort*, die Wechselwirkung zwischen Antigen, antigenpräsentierenden Makrophagen und dendritischen Zellen sowie T-Zellen. Lymphokine wie der Makrophagenmigrations-Inhibitionsfaktor werden gehemmt, so daß weniger Makrophagen rekrutiert werden. Weiters wird vermindert Interleukin 1 und Interleukin 2 gebildet. Letzteres stimuliert die Sekretion von gamma-Interferon, das für die T-Helferzellproliferation von Bedeutung ist. Entsprechend wird konsekutiv auch die Reifung zytotoxischer T-Zellen behindert. T-Suppressorzellen werden nicht gehemmt. Auf der Ebene der Zelle erfolgt die Wirkung über eine Unterdrückung der kalziumabhängigen Signaltransduktion nach Kalziumeinstrom. Ciclosporin bindet sich an Kalmodulin und hindert es daran, Proteinkinasen und Phospholipase A2 zu aktivieren, was unter anderem die Prostaglandinsynthese hemmt.

Arzneiformen

Ciclosporin befindet sich seit längerer Zeit in Form von Sandimmun®-Lösung zum Einnehmen (1 ml enthält 100 mg), Sandimmun® 25 mg/100 mg-Kapseln (1 Kapsel enthält 25 bzw. 100 mg Wirkstoff) sowie Sandimmun®-Lösungskonzentrat zur intravenösen Applikation mit 50 mg Wirkstoff in 1 ml im Verkehr. Zur Verbesserung der Bioverfügbarkeit nach peroraler Gabe wurde eine Mikroemulsion entwickelt: Sandimmun®-Optoral-Lösung zum Einnehmen enthält 100 mg Wirkstoff in 1 ml, Sandimmun®-Optoral 25 mg/50 mg/100 mg 25/50/100 mg Wirkstoff. Die Mikroemulsionsformen sind aber derzeit nicht indiziert bei Dermatosen.

Die Dosierung der herkömmlichen Form orientiert sich an den Gegebenheiten des Einzelfalls bzw. der Zielerkrankung.

Indikationen

Ciclosporin in den herkömmlichen Formen ist unter anderem indiziert bei *schwersten therapieresistenten Formen* der *Psoriasis*, insbesondere vom Plaque-Typ, die mit einer konventionellen systemischen Therapie nicht ausreichend behandelbar sind. Des weiteren bei Behçet-Uveitis mit rezidivierender entzündlicher Mitbeteiligung der Retina. Die Dosen bei der Psoriasis liegen grundsätzlich niedriger als bei der ursprünglichen Hauptindikation Prophylaxe der Transplantatreaktion nach Organ- und Knochenmarktransplantationen. Binnen 4 bis 8 Wochen kommt es bei der Schuppenflechte bei Dosen von 2,5 – 5 mg/kg KG und Tag zu einem guten Ansprechen. Eine Korrelation zwischen Blutspiegeln und erwünschten Wirkungen ist nicht gegeben. Nach Ansprechen der Erkrankung ist die Dosis versuchsweise abzusenken. Nach Absetzen kommt es häufig binnen 1 bis 10 Wochen zum Rezidiv. Die Möglichkeit, diesem Rezidiv durch sehr niedrige Dosen über lange Zeit vorzubeugen, wird derzeit klinisch geprüft.

Unerwünschte Wirkungen und Kontraindikationen

Sie sind so zahlreich, daß sie hier nicht vollständig dargestellt werden können. Zu nennen sind unter anderen Hypertrichose, Tremor, Nieren- und Leberinsuffizienz, arterielle Hypertonie (besonders nach Herztransplantationen), Müdigkeit, Gingivitis hypertrophicans, gastrointestinale Beschwerden, Brennen in Händen und Füßen (in der ersten Behandlungswoche), Kopfschmerzen, Hautrötung, Gesichtsödeme. Desweiteren kommen Malignome und lymphoproliferative Störungen ähnlich wie bei konventioneller immunsuppressiver Therapie vor. Speziell bei Psoriasispatienten wurden benigne lymphoproliferative Störungen sowie *B-* und *T-Zell-Lymphome* beobachtet, die bei sofortigem Absetzen wieder verschwanden. Bei der Uveitis stellt Niereninsuffizienz eine Kontraindikation dar, bei der Psoriasis schwerwiegende Lebererkrankungen, erhöhte Harnsäure- oder Kalium-Blutspiegel; Nierenfunktionsstörungen, bösartige Geschwülste, unkontrollierter Bluthochdruck, unkontrollierte Infektionskrankheiten; gleichzeitige Anwendung von PUVA, selektiver ultravioletter Phototherapie, Retinoiden oder immunsupprimierender Therapie. Zu einer vorangegangenen Etretinat-Therapie ist ein Abstand von 4 Wochen einzuhalten. Auszuschließen von der Behandlung sind Patienten unter 18 Jahren, Alkoholkranke, Patienten mit erythrodermischer und pustulöser Psoriasis, Patienten mit langjähriger Methotrexat-Therapie.

Wechselwirkungen

Wechselwirkungen mit anderen Medikamenten sind zahlreich. Andere Immunsuppressiva als Glukokortikoide sollten nicht zusätzlich eingesetzt werden, da die übermäßige Immunsuppression die Infektanfälligkeit erhöhen und möglicherweise auch die Bildung von malignen Lymphomen begünstigen kann. Bei Psoriasispatienten, die nach konventioneller Therapie mit Ciclosporin behandelt wurden, ist über die Entstehung bösartiger *Tumoren*, insbesondere der *Haut*, berichtet worden. Bei gleichzeitiger Gabe von hohen Dosen von Methylprednisolon ist der Ciclosporin-Blutspiegel erhöht, die Prednisolon-„Clearance" ist unter Ciclosporin vermindert.

2.6 Antibiotika

2.6.1 Stoffklassen und Auswahlprinzipien

Antibiotika werden hier als gegen Bakterien gerichtete antimikrobielle Chemothera-
peutika verstanden. Die Antibiotika haben die Dermatotherapie verändert wie sonst
wohl nur die Glukokortikoide. Früher Wochen und Monate kaum zu beherrschende
Hautinfektionen heilen heute bei geeigneter Therapie unter Umständen in wenigen
Tagen ab. Bei den Zielerkrankungen kann man grundsätzlich 3 Typen unterscheiden.
Es gibt *primär bakterielle Infektionen* der Haut wie Impetigo, Furunkel, Erysipel und
gramnegativem Fußinfekt sowie Hautborreliosen. Hierher gehören zudem alle
Geschlechtskrankheiten sowie viele weitere sexuell übertragene Erkrankungen. Des
weiteren gibt es *Hauterkrankungen* mit *Superinfektion*, wie etwa das mikrobiell bela-
stete bzw. superinfizierte atopische Ekzem, schließlich primär nicht infektiöse, aber
erregerassoziierte Hauterkrankungen wie die Acne vulgaris. Darüber hinaus werden
Antibiotika in der Dermatologie manchmal auch dann eingesetzt, wenn Bakterien
nicht als ursächlich angenommen werden, etwa bei der Rosazea.

Die Auswahl des geeigneten Antibiotikums hat sich an unterschiedlichen Kriterien
zu orientieren. Zum einen muß der Krankheitserreger empfindlich sein, was sich
durch Bestimmung der *minimalen Hemmkonzentration* (MHK) in vitro bei kultivier-
baren Erregern quantitativ feststellen läßt und grundsätzlich auch im Einzelfall fest-
gestellt werden soll. Desweiteren müssen bei dem Wirt im Zielgewebe hinreichend
hohe Konzentrationen des Wirkstoffs über hinreichend lange Zeit aufgebaut werden
können, ohne daß nicht vertretbare unerwünschte Wirkungen auftreten. Diese können grundsätzlich allergisch oder toxisch bedingt sein. Wie generell in der Pharmakotherapie müssen also Wirksamkeit und Verträglichkeit gegeben sein, in jedem Einzelfall gilt es Nutzen und Risiko der Antibiotikatherapie gegeneinander abzuwägen.
Da die Erstellung einer Übersicht über die minimalen Hemmkonzentrationen, eines
Antibiogramms, Zeit bedarf, wird die Therapieentscheidung in vielen Fällen sich an
Erfahrungswerten bezüglich der In-vitro-Empfindlichkeit zu orientieren haben. Für
verschiedene wichtige Hautkeime, nämlich grampositive Kokken, speziell Staphylococcus aureus und Streptococcaceae, und gramnegative Stäbchen, nämlich Enterobacteriaceae, und Pseudomonas-Spezies gibt die Tabelle 13 einen Überblick über die
minimalen Hemmkonzentrationen von Leitsubstanzen der wichtigsten für die Therapie relevanten Substanzklassen. Flucloxacillin repräsentiert dabei einen wesentlichen Vertreter aus der Gruppe der Penicilline, speziell der Penicillinase-festen Penicilline, Cefotaxim steht für die Cephalosporine, speziell die der dritten Generation,
Tetrazyklin steht für die Tetrazykline, Erythromycin für die Makrolide und Cipro-

Tabelle 13. Minimale Hemmkonzentrationen von Vertretern unterschiedlicher Chemotherapeutika-Klassen bei unterschiedlichen Hautkeimen [µg/ml]. (Aus Abeck und Korting 1991)

Chemotherapeutikum	S. aureus	Streptococcaceae	Enterobacteriaceae	Pseudomonas species
Flucloxacillin				
MHK-Werte-Bereich	0,25 – 1	0,062 – 0,5	≥ 16	≥ 16
Nicht oder mäßig empfindliche Isolate	0%	0%	100%	100%
Cefotaxim				
MHK-Werte-Bereich	0,062 – 2	0,062 – 4	0,062 – 8	$8 - \geq 16$
Nicht oder mäßig empfindliche Isolate	4%	3%	7%	100%
Tetrazyklin				
MHK-Werte-Bereich	$0,5 - \geq 16$	≥ 16	$2 - \geq 16$	≥ 16
Nicht oder mäßig emfindliche Isolate	38%	64%	100%	100%
Erythromycin				
MHK-Werte-Bereich	0,25 – 16	0,062 – 1	≥ 16	≥ 16
Nicht oder mäßig empfindliche Isolate	5%	0%	100%	100%
Ciprofloxacin				
MHK-Werte-Bereich	0,125 – 2	0,5 – 2	0,062 – 1	0,125 – 8
Nicht oder mäßig empfindliche Isolate	0%	0%	0%	8%

floxacin für die Quinolone, speziell die der zweiten Generation. Als nicht oder mäßig empfindlich im Sinne der hier gewählten Definition sind solche Keime anzusehen, die bei Applikation des Chemotherapeutikums in üblichen Dosen im Regelfall nicht eradiziert werden können.

Bei den angegebenen MHK-Werten ist zu beachten, daß sie sich speziell an Hautisolaten orientieren. Die angesprochenen Erreger können in unterschiedlichem klinischen Material eine unterschiedliche MHK-Verteilung aufweisen. Bei der *MHK-Bestimmung* in vitro wird unter Aufwandgesichtspunkten nicht selten mit Substanzen gearbeitet, die als repräsentativ für eine Substanzgruppe stehen können, mit anderen Worten, bei verwandten Substanzen ist von entsprechender In-vitro-Aktivität auszugehen. In der Praxis sind solche verwandten Substanzen unter Umständen zu bevorzugen, ein wichtiger Grund kann in besserer Bioverfügbarkeit bestehen, ein anderer in besserer Verträglichkeit.

2.6.2 Betalactame

Die Betalactam-Antibiotika spielen in der Therapie von Haut- und Geschlechtskrankheiten eine zentrale Rolle. Dies gilt insbesondere für die herkömmlichen Penicilline G und V sowie penicillinasefeste Penicilline wie Flucloxacillin und unter den

Cephalosporinen die der dritten Generation, speziell Ceftriaxon bzw. Cefotaxim. Penicillin G wird auch als Benzylpenicillin bezeichnet. Nahe verwandt mit diesem parenteral zu verabfolgenden Penicillin sind die Phenoxypenicilline mit Phenoxyme-thylpenicillin als Hauptvertreter. Sie sind *magensäurestabil* und können *peroral* ein-gesetzt werden. Ebenfalls verwandt sind die Isoxazolylpenicilline mit dem Vertreter Flucloxacillin, die gegenüber der Betalactamase von Staphylokokken resistent sind und häufig unter diesem Aspekt als penicillinasefeste Penicilline oder Anti-Staphylo-kokken-Penicilline bezeichnet werden. Allen Betalactam-Antibiotika gemeinsam ist der Betalactamring. Die Penicilline leiten sich von der 6-Aminopenicillansäure ab, die Cephalosporine von der 7-Aminocephalosporansäure. Die Wirkung beruht auf einer *Hemmung* der *Peptidoglykan-Synthese* in der bakteriellen Zellwand.

Penicillin G (Benzylpenicillin)

Benzylpenicillin wirkt gegenüber sich vermehrenden Bakterien abtötend (*bakteri-zid*), durch *Hemmung* einer *Transpeptidase* in der bakteriellen Zellwand.

Zielkeime und Resistenzsituation

Benzylpenicillin ist insbesondere wirksam gegen grampositive Kokken der Familie *Streptococcaceae*, also unter anderem Streptococcus pyogenes, des weiteren gegen-über Spirochäten wie Treponema pallidum und Borrelia burgdorferi, des weiteren manche Anaerobier wie Actinomyces israeli. Staphylococcus aureus ist heute in vie-len Fällen – sekundär – resistent.

Pharmakokinetik

Arzneiformen

Wegen der mangelnden Stabilität gegenüber Magensäure kann Benzylpenicillin nicht peroral verabfolgt werden. Die Zufuhr erfolgt *intravenös* oder *intramuskulär*. Nach intramuskulärer Gabe ist die Absorption rasch und vollständig. Um sie zu verzögern, hat man *retardiertes* Penicillin entwickelt (Benzathin-Penicillin). Verabfolgt man 1 Mio. Internationale Einheiten (I.E.) entsprechend 0,6 g Benzylpenicillin intravenös als Bolus, ergibt sich ein Spitzenspiegel im Serum von 45 μg/ml. Eine Stunde nach intramuskulärer Gabe einer entsprechenden Dosis liegt der Wert bei 12 μg/ml. Ver-wendet man das Depot-Penicillin Benzathin-Penicillin so liegt der Wert nach 2,4 g i.m. bei 0,36 μg/ml. Bei intramuskulärer Gabe von 0,72 g Benzathin-Penicillin erreicht man Serumspiegel von wenigstens 0,18 μg/ml über 3 bis 4 Wochen. Die *Serum-halbwertszeit* von parenteral appliziertem Penicillin beträgt *40 min*. Die Eiweißbin-dung liegt bei etwa 50%, die Substanz verteilt sich gut in Haut und Schleimhäute. 85 bis 95% werden renal eliminiert, unter anderem durch tubuläre Sekretion.
Penicillin G ist als Penicillin „Grünenthal" in Form von Trockensubstanz in Flaschen mit 1 bzw. 5 bzw. 10 Mio. I.E. („Mega") erhältlich. Erwachsene und Jugendliche erhal-ten in 4 bis 6 Einzelgaben als niedrige Dosis 1 – 4 Mega pro Tag, als hohe Dosis 10 – 40

Mega pro Tag i. v. oder i.m. Zumindest bei den hohen Dosen ist die intravenöse Applikation im Sinne einer Infusion bzw. Kurzinfusion wohl zu bevorzugen. Retardiertes Penicillin zur parenteralen Gabe steht unter anderem als *Benzylpenicillin-Clemizol* zur Verfügung: 1 Flasche Clemizol-Penicillin-i.m.-„Grünenthal®" enthält 1 Mio I.E. Trockensubstanz zur Injektion. Erwachsene und ältere Kinder erhalten 1 Ampulle intramuskulär täglich. Bei geringerer Erreger-Empfindlichkeit ist die Erhöhung auf 2mal tägliche Gabe möglich. Schulkinder erhalten 1mal täglich 500.000 bis 750.000 I.E. i.m., Kinder 1mal täglich 250.000 bis 500.000 I.E., Säuglinge (bis zu einem Jahr) 1mal täglich 150.000 bis 250.000 I.E., i.m.

Ein *Retardpräparat* mit *Langzeitwirkung* ist Benzylpenicillin-Benzathin, 1,2 Mega I.E. in spritzfertiger Suspension sind als Tardocillin® 1200 erhältlich, im Zusammenhang mit der einzigen zugelassenen Indikation dieses Präparates, nämlich Rezidivprophylaxe des rheumatischen Fiebers, werden bei Kindern, Jugendlichen und Erwachsenen monatlich 1 bis 2 Injektionen tief intragluteal vorgenommen.

Indikationen

Während Benzathin-Penicillin nur zur Rezidivprophylaxe des rheumatischen Fiebers indiziert ist, ist Benzylpenicillin-Natrium sowie Benzylpenicillin-Clemizol indiziert bei Infektionen durch *penicillinempfindliche Erreger*. In der Dermatovenerologie ist hierbei unter anderem an Erysipel und Syphilis zu denken. Beim Erysipel des Erwachsenen durch Streptokokken der Gruppe A kommen 1,2 bis 2,4 g Benzylpenicillin über 1 bis 2 Wochen in Betracht. Bei chronischem oder *rezidivierendem Erysipel* werden 6 g intravenös oder intramuskulär über 10 Tage empfohlen. Daran kann sich im Sinne eines Heilversuchs bei rezidivierendem Erysipel die intramuskuläre Gabe von Benzathin-Penicillin 1mal monatlich über einige Monate anschließen.

Phenoxymethyl-Penicillin

Phenoxymethyl-Penicillin ist wie die Phenoxy-Penicilline generell ziemlich säurestabil. 1 Mio. Internationale Einheiten (I.E.) entsprechen 600 mg.

Zielkeime und Resistenzsituation

Grundsätzlich wirkt Phenoxymethyl-Penicillin auf die gleichen Keime wie Benzylpenicillin, auch die In-vitro-Aktivität ist vergleichbar.

Pharmakokinetik

Die *Spitzenspiegel* im Serum nach 600 mg Phenoxymethyl-Penicillin-Kalium peroral betragen – nach einer Dreiviertelstunde – *6,4 µg/ml*. Etwa 50% werden *absorbiert*, gleichzeitige Nahrungsaufnahme wirkt ungünstig. Die Halbwertszeit beträgt 30 min, 30 bis 50% werden renal eliminiert.

Arzneiform

Phenoxymethyl-Penicillin-Kalium ist in Mengen von 600.000/1 Mio/1,5 Mio I.E. verfügbar in Form von Megacillin®-oral 600/Megacillin®-oral/Megacillin®-oral 1,5 Mega Filmtabletten erhältlich. Des weiteren gibt es Megacillin®-oral-Trockensaft mit 6 Mio I.E. Wirkstoff in Granulatform je Beutel. Mit dem beigegebenen Lösungsmittel lassen sich 100 ml Saft herstellen, wobei 5 ml 300.000 I.E. enthalten (1 Meßlöffel). Desweiteren gibt es wasserlösliche halbfeste Formen: Megacillin®-oral-Tabs-600 sowie Megacillin®-oral-Tabs Trinktabletten zur Zubereitung einer Suspension.

Indikationen

Indikationen stellen Infektionen durch *sensible Erreger* dar, die einer peroralen Therapie zugänglich sind. Unter den oben diskutierten Hautinfektionen gilt dies für das Erysipel, nicht aber für die Syphilis.

Unerwünschte Wirkungen der Penicilline

Unerwünschte Wirkungen der Penicilline finden sich in der Tabelle 14.

Kontraindikationen und Wechselwirkungen der Penicilline

Kontraindiziert sind Penicilline bei *Penicillin-Überempfindlichkeit* (u. a. Gefahr eines anaphylaktischen Schocks). In der Stillzeit ist eine strenge Indikationsstellung erforderlich. Bei hohen Dosen von Penicillin intravenös kann es bei gleichzeitiger Gabe von Antikoagulantien bzw. Thrombozyten-Aggregationshemmern zu Blutungskomplikationen kommen, die Wirkung oraler Kontrazeptiva kann über eine Beeinflussung der Darmflora vermindert werden.

Isoxazoyl-Penicilline: Flucloxacillin als Beispiel

Flucloxacillin stellt wie Oxacillin (Stapenor®) heute einen Hauptvertreter der Gruppe der Isoxazolyl-Penicilline dar. Der erste Vertreter, Methicillin, wird heute nicht mehr eingesetzt. International bezeichnet man isoxazolylpenicillinresistente Staphylokokken immer noch als *methicillinresistente Staphylococcus-aureus-(MRSA)-Keime*. Sie können auf Intensivstationen eine wesentliche Rolle spielen, im Regelfall aber nicht im dermatologischen Krankengut.

Zielkeime und Resistenzsituation

Isoxazolyl-Penicilline sind um etwa eine Zehnerpotenz weniger wirksam in vitro gegenüber penicillinempfindlichen grampositiven Kokken, zusätzlich aber auch gegen penicillinasebildende Staphylokokken.

Tabelle 14. Unerwünschte Wirkungen der Penicilline. (Nach Rote Liste 1994)

Lokalisation	Unerwünschte Wirkungen
Haut	• Ampicillin-Exanthem • Urtikaria, Exanthem (siehe Überempfindlichkeitsreaktionen) • Angioneurotisches Ödem (siehe Überempfindlichkeitsreaktionen)
Nervensystem	• i.v.: Zentralnervöse Erregungszustände, Myoklonien, Krämpfe (sehr hohe Dosierung)
Geschmack	• Passagere Geschmacksveränderungen
Gastrointestinaltrakt	• Mundtrockenheit • Gastrointestinale Störungen (z.B. Übelkeit, Erbrechen, Meteorismus, Durchfall) Hinweis: Bei anhaltenden Durchfällen und Koliken an pseudomembranöse Kolitis denken (Präparat absetzen)
Gefäße	• i.v.: Lokalisierte Venenentzündung (hohe Dosierung über längere Zeit) • Vaskulitis (siehe Überempfindlichkeitsreaktionen)
Atemwege	• Larynxödem (siehe Überempfindlichkeitsreaktionen)
Blut	• Verlängerung der Blutungs- und Prothrombinzeit (Einzelfälle bei hoher Dosierung i.v.) • Blutbildveränderungen (z.B. Leukopenie, Thrombopenie, Agranulozytose, siehe auch allergische Reaktionen)
Urogenitaltrakt	• interstitielle Nephritis (siehe Überempfindlichkeitsreaktionen)
Immunsystem	• Überempfindlichkeitsreaktionen (z.B. Hautreaktionen, auch schwere wie Lyell-Syndrom, Stevens-Johnson-Syndrom; Arzneimittelfieber, Blutbildveränderungen, hämolytische Anämie, interstitielle Nephritis, Larynxödem, Serumkrankheit, Vaskulitis, anaphylaktischer Schock)
Sonstiges	• Superinfektion durch resistente Bakterien bzw. Sproßpilze, z.B. Mundsoor, Vulvovaginitis (bei langfristiger oder wiederholter Anwendung) • i.m.: Schwellungen und Schmerzen an der Injektionsstelle

Pharmakokinetik

Flucloxacillin wird nicht zuletzt wegen seiner besonders guten Säurefestigkeit besonders gut absorbiert, am besten bei leerem Magen. Maximale Blutspiegel finden sich nach 1 bis 2 h, verabfolgt man peroral 500 mg Flucloxacillin 1 h nach der Mahlzeit, so liegt der Serumspiegel nach 1½ h bei 7,6 µg/ml. Bei intravenöser Gabe einer entsprechenden Dosis liegt der Serumspiegel nach 1 h bei 15,7 µg/ml. Die Plasmaproteinbindung liegt bei 25%. 35% werden renal eliminiert.

Arzneiformen

Flucloxacillin-Natrium wird in Form von Staphylex®-250/500-Kapseln mit 250 bzw. 500 mg Flucloxacillin in Verkehr gebracht, des weiteren in Form von Trockensubstanz in Injektionsflaschen mit 250/500/1000 mg Wirkstoff: Staphylex® Injektion

250/500/1 g. Desweiteren gibt es Staphylex®-Infusion 2 g Trockensubstanz für Infusionslösung mit 2000 mg Flucloxacillin und Staphylex®-Trockensaft, wobei eine Flasche die Zubereitung von 100 ml Saft mit 5 g Flucloxacillin ermöglicht.

Flucloxacillin ist indiziert bei akuten und chronischen *Infektionen* mit empfindlichen Keimen, insbesondere penicillinasebildenden Staphylokokken, speziell Infektionen der Haut, der Schleimhäute und des Weichteilgewebes wie Furunkel, Abszesse, Pyodermie, Panaritien, Paronychien, Brustdrüsenentzündungen.

Als *Standarddosis* gelten *50 mg/kg KG* und *Tag*. Erwachsene und Jugendliche (ab 14 Jahre) nehmen 3mal täglich 2 Kapseln zu 500 mg, Kinder von 10 – 14 Jahren 3- bis 4mal täglich 500 mg, von 6 – 10 Jahren 3mal täglich 250 mg, Säuglinge und Kleinkinder 50 mg/kg KG und Tag; Kleinkinder von 1 – 3 Jahren bzw. 3 – 6 Jahren beispielsweise 3mal täglich 1 Meßlöffel, im Rahmen der Hochdosistherapie die erstere Gruppe 1½ Meßlöffel, die letztere 2 Meßlöffel. Im Regelfall kann die Dosis in besonders ungünstig gelagerten Fällen verdoppelt werden. Die Maximaldosis für schwere Infektionen bei Erwachsenen beträgt 12 g/Tag, zu verabreichen in 3 bis 4 gleich großen Einzeldosen. Erwachsene und Jugendliche (ab 14 Jahren) erhalten parenteral 3mal täglich 1 g im Regelfall.

Unerwünschte Wirkungen und Kontraindikationen, Wechselwirkungen

Generell sei auf die vorgenannten Penicilline verwiesen. In der Schwangerschaft ist eine strenge Indikationsstellung erforderlich. Ganz vereinzelt wurde eine schwere *Leberschädigung* beobachtet.

Cephalosporine

Chemie

In den letzten Jahren ist eine Vielzahl von Cephalosporinen entwickelt worden. Bei den parenteralen Cephalosporinen unterscheidet man 3 Generationen, dermatologisch ist heute insbesondere die *dritte* Generation bedeutsam. Die Hauptvertreter stellen *Cefotaxim* (Claforan®) und *Ceftriaxon* (Rocephin®) dar, die sich insbesondere in der Serumhalbwertszeit und damit der Applikationshäufigkeit wesentlich unterscheiden. Des weiteren gibt es Oral-Cephalosporine, eine erste und eine zweite Generation. Sie sind aber bislang in der Dermatologie weniger bedeutsam. Hingewiesen sei hier nur darauf, daß das Oral-Cephalosporin Cefixim zugelassen ist zur peroralen Einmalbehandlung der akuten gonorrhoischen Urethritis (2 Cephoral®-Filmtabletten à 200 mg Cefixim).

Cefotaxim und Ceftriaxon stellen Hauptvertreter der *Drittgenerations-Cephalosporine* dar, sie gehören zu den Aminothiazol-Cephalosporinen. Cefotaxim und Ceftriaxon unterscheiden sich nur in einer Seitenkette (Abb. 25).

Zielkeime und Resistenzsituation

Cephalosporine der hier angeführten Cefotaxim-Gruppe zeichnen sich durch eine gute Wirksamkeit gegenüber einer Vielzahl von *Enterobacteriaceae* aus bei relativ

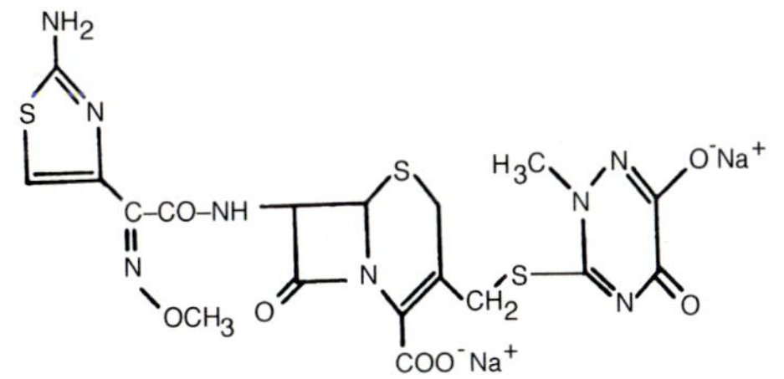

Abb. 25. Strukturformel von Ceftriaxon

schwacher Wirksamkeit gegenüber Pseudomonas und Acinetobacter sowie mäßiger Wirksamkeit gegenüber Staphylokokken. In neuerer Zeit wurde eine gute Wirksamkeit gegenüber Borrelia burgdorferi gezeigt. Schließlich besteht eine hohe In-vitro-Aktivität gegenüber *Neisseria gonorrhoeae*.

Eine wesentliche Resistenzsteigerung war in den letzten Jahren generell nicht zu verzeichnen.

Pharmakokinetik

Aminothiazol-Cephalosporine werden nach peroraler Gabe nicht absorbiert. Nach intravenöser Injektion von 1 g finden sich besonders hohe Spiegel unter Ceftriaxon, nach 1 h liegt der Wert hier bei 120 µg/ml, bei Cefotaxim bei 12. Die entsprechenden Werte nach 6 h betragen 50, respektive 0,3 µg/ml, nach 12 h 30, respektive 0 µg/ml. Die Halbwertszeit beträgt bei Cefotaxim 60 min, bei Ceftriaxon 7 bis 8 h. Die Eiweißbindung bei Ceftriaxon beträgt 97%, weniger als 50% bei Cefotaxim. Etwa 50% von Cefotaxim und Ceftriaxon werden *renal eliminiert*. Bei Ceftriaxon spielt die Ausscheidung über die *Galle* eine zentrale Rolle. Cefotaxim wird relativ rasch zu einem Drittel metabolisiert, der Hauptmetabolit Desacetylcefotaxim ist weniger wirksam.

Arzneiformen

Ceftriaxondinatrium wird als Rocephin®-i. v. 500 mg bzw. 1 g als Trockensubstanz mit Lösungsmittel in Verkehr gebracht. Zur Infusion steht auch eine Flasche mit 2 g Trokkensubstanz zur Verfügung, für die intramuskuläre Gabe eine Flasche mit 1 g Wirkstoff und 1%iger Lidocain-HCl-Lösung als Lösungsmittel. Erwachsene und Schulkinder über 12 Jahre erhalten 1–2 g Ceftriaxon 1mal am Tag. Bei lebensbedrohlichen Infektionen sowie mäßig empfindlichen Keimen kann die Dosis auf 1mal täglich 4 g erhöht werden. Für Kinder ab 50 kg Körpergewicht wird die übliche Erwachsenendosis eingesetzt. Bei intramuskulärer Injektion ist tief intragluteal zu injizieren, nicht mehr als 1 g je Seite. Die intravenöse Injektion von 500 mg oder 1 g in 5 bzw. 10 ml Wasser für Injektionszwecke hat nach Auflösung binnen 2 bis 4 min zu erfolgen.

Indikationen

Ceftriaxon ist indiziert bei *schweren Infektionen*, die durch empfindliche Erreger hervorgerufen werden, genannt werden unter anderem Streptococcus pyogenes und Neisseria gonorrhoeae. Indiziert ist es insbesondere auch bei Erkrankungen der Haut und Weichteilgewebe sowie der Geschlechtsorgane einschließlich Gonorrhoe.

Tabelle 15. Unerwünschte Wirkungen von Ceftriaxon. (Nach Rote Liste 1994)

Lokalisation	Unerwünschte Wirkungen
Haut	• Exantheme, Urtikaria, Juckreiz (siehe auch Überempfindlichkeitsreaktionen) • Angioneurotisches Ödem (siehe auch Überempfindlichkeitsreaktionen) • Erythema exsudativum multiforme, z.B.Stevens-Johnson-Syndrom oder Lyell-Syndrom (siehe auch Überempfindlichkeitsreaktionen) (sehr selten)
Gastrointestinaltrakt	• Gastrointestinale Störungen (Appetitlosigkeit, Übelkeit, Erbrechen, Bauchschmerzen, Durchfälle) (selten) Hinweis: Bei anhaltenden Durchfällen und Koliken an pseudomembranöse Kolitis denken (Präparat absetzen)
Leber, Galle	• Beeinflussung der Leberfunktion (Anstieg von SGOT, SGPT und AP) (selten bis gelegentlich) • Hepatitis, cholestatische Gelbsucht (Einzelfälle)
Gefäße	• Nach i.v. Gabe Phlebitis, Thrombophlebitis • Schwellungen (Quincke-Ödem, Gelenkschwellungen) (siehe auch Überempfindlichkeitsreaktionen)
Atemwege	• Interstitielle Pneumonie bzw. Pneumonitis (siehe auch Überempfindlichkeitsreaktionen)
Blut	• Blutbildveränderungen toxischer und allergischer Art, z.B. Leukozytopenie, Neutropenie, Thrombozytopenie, Granulozytopenie, Eosinophilie (siehe auch Überempfindlichkeitsreaktionen) (gelegentlich bis häufig) (reversibel) • Hämolytische Anämie (siehe auch Überempfindlichhkeitsreaktionen) • Blutungsstörungen (selten) (Substitution mit Vitamin K)
Urogenitaltrakt	• Anstieg von Harnstoff und Abfall der Creatinin-Clearance bei Nierenfunktionsstörungen (gelegentlich) • Interstitielle Nephritis (siehe auch Überempfindlichkeitsreaktionen)
Immunsystem	• Überempfindlichkeitsreaktionen (z.B. Hautreaktionen, Arzneimittelfieber, angioneuritisches Ödem, Blutbildveränderungen, Schwellungen, Erythema exsudativum multiforme, hämolytische Anämie, interstitielle Pneumonie, interstitielle Nephritis, anaphylaktischer Schock (gelegentlich)
Sonstiges	• Superinfektion durch Bakterien bzw. Sproßpilze, z.B. Mundsoor, Vulvovaginitis (bei langfristiger oder wiederholter Anwendung) • i.m.: Schmerzen und Induration an der Injektionsstelle

Unerwünschte Wirkungen

Auf die Besonderheiten im Zusammenhang mit dem Einsatz von Lidocain sei hier nicht eingegangen. Die Nebenwirkungen sind in Tabelle 15 aufgeführt.

Kontraindikation

Ceftriaxon ist kontraindiziert bei Überempfindlichkeit gegenüber Cephalosporinen, in Schwangerschaft und Stillzeit ist die Indikation streng zu stellen.

Wechselwirkungen

Ceftriaxon erhöht die *Nephrotoxizität* von *Aminoglycosid-Antibiotika*, Polymyxin B, Colistin sowie Schleifendiuretika in hohen Dosen; bei gleichzeitiger Gabe von Antikoagulantien und Thrombozytenaggregationshemmern ist die Blutungsgefahr erhöht; bei gleichzeitiger Gabe von Bakteriostatika kann die antimikrobielle Aktivität vermindert sein (Tetrazyklin, Erythromycin, Sulfonamide, Chloramphenicol). Über eine Beeinflussung der Darmflora kann die Verfügbarkeit von Estrogen sinken und womöglich die Schutzwirkung von oralen Antikonzeptiva verlorengehen.

2.6.3 Tetrazykline

Es handelt sich um eine Gruppe nahe verwandter Antibiotika mit einem Naphthacen-Ringsystem. Bedeutung in der Praxis besitzen neben dem lange bekannten Tetrazyklin (Hostacyclin®) Doxyzyklin und Minozyklin (Klinomycin®). Tetrazykline wirken *bakteriostatisch*, indem sie die Proteinbiosynthese in der bakteriellen Zellwand beeinflussen über eine Hemmung der Acylierung von Aminosäuren im Bereich des Ribosoms bei der Peptidkettenbildung.

Zielkeime und Resistenzsituation

Alle Tetrazykline sind mäßig oder gut wirksam gegen Streptokokken und Treponema pallidum sowie Mykoplasmen und Chlamydien. Die Wirksamkeit gegenüber Staphylokokken ist unterschiedlich, am besten wirksam ist hier Minozyklin. Generell hat die Staphylokokken-Wirksamkeit über Jahrzehnte der Anwendung bei den Tetrazyklinen ebenso nachgelassen wie die Wirksamkeit gegenüber Neisseria gonorrhoeae. Propionibacterium acnes ist in der Regel empfindlich.

Pharmakokinetik

Nach einmaliger peroraler Gabe von 100 mg *Doxyzyklin* finden sich Serumspitzen-spiegel von 3 μg/ml. Anders als Minozyklin kumuliert Doxyzyklin in gewissem Umfang, dies ist allerdings als unbedenklich anzusehen. Die Erhaltungsdosis liegt deshalb bei Doxyzyklin aber niedriger. Nach intravenöser Injektion von 200 mg Doxyzyklin liegen die Serumspiegel nach 1 h in der Größenordnung von wenigen μg/ml. Doxyzyklin im Serum ist zu 96% proteingebunden. Es diffundiert gut in verschiedene Gewebe, insbesondere auch im Genitaltrakt.

Nach peroraler bzw. intravenöser Zufuhr werden 40, respektive 70% im Urin wiedergefunden. Die Halbwertszeit von Doxyzyklin liegt wie auch die von Minozyklin bei 15 h.

Arzneiformen

Doxyzyklin wird in Form von Vibramycin®-N-Kapseln mit 100 mg, Vibramycin Tabs®-Tabletten mit 100 mg, Vibramycin Tabs®-forte-Tabletten mit 200 mg sowie als Vibramycin®-Saft in Verkehr gebracht. Beim Saft wird Doxyzyklin Hyclat eingesetzt, 10 ml enthalten 100 mg Doxyzyklin. Des weiteren steht zur parenteralen Gabe Doxyzyklin Hyclat als Lösung in Ampullen zur Verfügung, 5 ml Lösung enthalten 100 mg Doxyzyklin. Die *parenterale* Darreichungsform wird so dosiert, daß am ersten Behandlungstag Erwachsene 2 Ampullen erhalten, an weiteren Tagen 1 Ampulle, in schweren Fällen werden 2 Ampullen täglich permanent eingesetzt. Bei der *peroralen* Form werden am ersten Behandlungstag 2 Kapseln bzw. Tabs gegeben, an den weiteren Behandlungstagen 1, in schweren Fällen ständig 2. Bei den Forte-Tabs wird täglich 1 eingesetzt. Erwachsene und Jugendliche über 50 kg KG erhalten vom Saft am ersten Behandlungstag 200 mg entsprechend 5 Meßlöffeln, später 100 mg entsprechend 2½ Meßlöffeln.

Indikationen

Doxyzyklin ist indiziert bei Infektionen durch *grampositive* und *gramnegative* empfindliche Erreger, insbesondere auch bei Weichteil- und Hautinfektionen sowie Acne vulgaris und conglobata. Speziell bei der parenteralen Form werden als Indikation Infektionen durch grampositive und gramnegative Bakterien (*Aerobier* und *Anaerobier)*, Spirochäten, Rickettsien, Mykoplasmen und Chlamydien genannt.

Speziell bei der Akne wird häufig auch Minozyklin eingesetzt. Klinomycin®-50-Filmtabletten mit 50 mg Minozyklin sind indiziert bei Acne vulgaris, besonders papulopustulösen und zystischen Formen. Morgens und abends wird je 1 Filmtablette mit reichlich Flüssigkeit gegeben.

Unerwünschte Wirkungen

Unerwünschte Wirkungen sind in der Tabelle 16 aufgeführt.

Tabelle 16. Unerwünschte Wirkungen der Tetrazykline. (Nach Rote Liste 1994)

Lokalisation	Unerwünschte Wirkungen
Haut	• Hautreaktionen, auch schwere (siehe Überempfindlichkeitsreaktionen) • Phototoxische Reaktionen von belichteten Hautarealen (Erythem, Hautödem, Blasenbildung, selten Nagelablösung und -verfärbung)
Muskel und Skelett	• Reversible Knochenwachstumsverzögerung bei Kindern unter 8 Jahren (selten)
Nervensystem	• Intrakranielle Drucksteigerung (Kopfschmerzen, Übelkeit, Erbrechen, möglicherweise Papillenödem) (sehr selten)
Augen	• Passagere Myopie (Einzelfälle)
Gastrointestinaltrakt	• Irreversible Zahnverfärbung und Zahnschmelzschädigung bei Kindern unter 8 Jahren (selten) • Heiserkeit, Schluckbeschwerden, schwarze Haarzunge (selten) • Gastrointestinale Störungen (Sodbrennen, Magendruck, Meteorismus, Diarrhoe) Hinweis: Bei anhaltenden Diarrhöen und Koliken an pseudomembranöse Kolitis denken (Präparat absetzen)
Gefäße	• i.v.: Thrombophlebitis
Atemwege	• Bronchospasmus (siehe Überempfindlichkeitsreaktionen)
Blut	• Blutbildveränderungen, sehr selten (z.B. Leukopenie, Thrombopenie, Anämie, atypische Lymphozyten, Leukozytosen, toxische Granulation der Granulozyten)
Immunsystem	• Überempfindlichkeitsreaktionen (z.B. Exanthem, Erytheme, Hautjucken, exfoliative Dermatitis, Urtikaria, fixes Arzneimittelexanthem, Erythema exsudativum multiforme, Angioödem, Bronchospasmen, anaphylaktischer Schock, Serumkrankheits-ähnliche Reaktion mit Fieber, Kopfschmerzen und Gelenkschmerzen)
Sonstiges	• Superinfektion durch Bakterien bzw. Sproßpilze, z.B. Mundsoor, Vulvovaginitis (bei langfristiger oder wiederholter Anwendung)

Kontraindikationen

Kontraindiziert sind Tetrazykline bei Überempfindlichkeit, schweren Leberfunktionsstörungen sowie Niereninsuffizienz, des weiteren in Schwangerschaft und Stillperiode. Bei Kindern unter 8 Jahren dürfen sie nur in vitaler Indikation gegeben werden. Vom vierten Monat an kann es durch Einlagerung von Tetrazyklinen beim Fetus zu späteren Zahnverfärbungen, Schmelzdefekten und Verzögerungen des Knochenwachstums kommen. Zudem besteht in der Schwangerschaft eine erhöhte Gefahr von Leberschäden.

Wechselwirkungen

Wechselwirkungen kommen mit vielerlei Medikamenten vor. Erwähnt sei, daß Antazida mit Aluminium-, Magnesium- und Kalzium-Ionen sowie Milch und Milchprodukten, peroral verabfolgten Eisensalzen und Aktivkohle die Absorption vermindern können. Über eine Beeinflussung der *Darmflora* kann die Sicherheit von oralen Kontrazeptiva beeinträchtigt werden. Die blutzuckersenkende Wirkung von oralen Antidiabetika wird verstärkt.

2.6.4 Makrolide

Bei den Makroliden handelt es sich um komplex aufgebaute Antibiotika, die aus einem Laktonring und glykosidisch gebundenen Zuckern bzw. Aminozuckern bestehen. Die Leitsubstanz stellt *Erythromycin* dar. Erythromycin ist eine schwache Base, die leicht Salze und Ester mit organischen Säuren bildet. Erythromycin-Base selbst wird von *Magensäure* inaktiviert. Eine Möglichkeit des Schutzes bildet die Konfektionierung in *Filmtabletten*. Ein neueres Derivat stellt Roxithromycin dar. Nahe verwandt ist das ebenfalls neue Clarithromycin (Klacid®). Die neueren Makrolide sind insbesondere in den notwendigen Dosen besser verträglich. Dies gilt in Sonderheit auch für *Roxithromycin*, auf das im folgenden vor allem abgehoben wird.

Makrolide wirken in therapeutischen Konzentrationen *bakteriostatisch*, indem sie die ribosomale Proteinsynthese der Bakterien inhibieren.

Zielkeime und Resistenzsituation

Streptococcus pyogenes, Ureaplasma urealyticum und Erysipelothrix rhusiopathiae sind in vitro hochempfindlich auf Makrolide. Empfindlich sind des weiteren Chlamydia trachomatis und Treponema pallidum sowie Propionibacterium acnes. Die Aktivität gegenüber Staphylokokken und Neisseria gonorrhoeae ist unterschiedlich. Roxithromycin ist insgesamt etwas weniger wirksam als Erythromycin. Zwischen den unterschiedlichen Makroliden besteht partielle *Kreuzresistenz*.

Pharmakokinetik

*Perorales Erythromyc*in wird vorwiegend im Duodenum aufgenommen, die Bioverfügbarkeit ist schwankend, unterscheidet sich insbesondere auch von Mensch zu Mensch. Nach peroraler Gabe von 0,5 g Erythromycin-Base wird nach 3 h ein Spitzenspiegel von 1,7 µg/ml aufgebaut. Erythromycin ist zu 60% eiweißgebunden, die Halbwertszeit beträgt 2 h. Erythromycin ist gut gewebegängig, insbesondere wird es auch in die Zellen aufgenommen. Im Körper wird Erythromycin zu N-Methyl-Erythromycin umgewandelt. Die Ausscheidung erfolgt ganz überwiegend über die Galle. Bei peroraler Gabe von 150 mg Roxithromycin wird ein Spitzenspiegel von 6 µg/ml erreicht, nach 12 h liegt der Serumspiegel noch bei 1,8 µg/ml. Die Halbwertszeit beträgt 10 h, bei schwerer Leberschädigung ist sie verdoppelt. Die Plasmaproteinbindung liegt bei 96%. Die *Ausscheidung* erfolgt überwiegend über die *Fäzes*.

Arzneiformen

Roxithromycin ist in Form von Filmtabletten mit 150 bzw. 300 mg Wirkstoff als Rulid® bzw. Rulid®-300 erhältlich, des weiteren gibt es Rulid®-Junior-Granulat in Form von Beuteln mit 3 g Pulver, die 50 mg Roxythromycin enthalten.

Erwachsene und Jugendliche über 40 kg KG nehmen von der Form mit 150 mg 2mal 1 Tablette täglich, Erwachsene über 40 kg KG können auch 1mal täglich eine Tablette mit 300 mg einnehmen. Kinder von 7–13 kg erhalten 2mal täglich einen halben Beutel, von 14–26 kg 2mal täglich einen Beutel, von 27–40 kg 2mal täglich 2 Beutel. Die Einnahme hat vor den Mahlzeiten zu erfolgen.

Indikationen

Roxithromycin ist unter anderem indiziert bei *Infektionen* durch *empfindliche Erreger* im Bereich der Haut und des Urogenitaltraktes, speziell auch bei Infektionen durch Chlamydien und Mykoplasmen.

Unerwünschte Wirkungen und Kontraindikationen, Wechselwirkungen

Wie bei Makroliden generell stehen *gastrointestinale Beschwerden* im Vordergrund, zum Beispiel Übelkeit, Erbrechen, Diarrhoe. Insgesamt ist die Häufigkeit und Schwere derartiger Nebenwirkungen aber wesentlich geringer als bei herkömmlichen Makroliden. Bei anhaltenden Durchfällen und Koliken ist an eine pseudomembranöse Kolitis zu denken (gegebenenfalls Präparat absetzen). Sehr selten muß mit Leberfunktionsstörungen gerechnet werden, im Einzelfall mit Cholostase. Überempfindlichkeitsreaktionen etwa in der Haut kommen vor. Des weiteren sind zu nennen: Anzeichen einer Pankreatitis, Kopfschmerz, Schwindel, Candida-Superinfektionen. In der Stillzeit ist Roxithromycin kontraindiziert, in der Muttermilch finden sich hohe Konzentrationen. Schwangerschaft stellt eine Kontraindikation dar, da ausreichende Erfahrungen beim Menschen nicht vorliegen. Im Tierversuch ergaben sich vorläufig keine Hinweise auf embryotoxische/teratogene Wirkungen. *Kontraindikationen* stellen weiterhin Überempfindlichkeit gegen Makrolide dar sowie die gleichzeitige Gabe von ergotamin- und dihydroergotaminhaltigen Präparaten. Es besteht die Gefahr der verstärkten Vasokonstriktion. Bei hochdosierter Theophyllin-Gabe können die Spiegel dieses Medikamentes erhöht sein.

2.6.5 Zweitgenerations-Quinolone

Quinolone sind Carboxylsäure-Derivate mit einer assoziierten Carboxylgruppe, die für ihre *antibakterielle* Wirkung bedeutsam ist. Es gibt unterschiedliche chemische Gruppen, die heute für die Dermatologie bedeutsam sind, insbesondere die Chinolin-Carbonsäuren wie Ofloxacin (Tarivid®) und Ciprofloxacin (Ciprobay®). Da diese Substanzen in Position 6 ein Fluoratom aufweisen, spricht man auch von Fluoroquinolonen. Ofloxacin verfügt über einen Oxazinring, was besonders günstige pharmakokinetische Eigenschaften bedingt, insbesondere chemische Stabilität im Organismus. Ciprofloxacin zeichnet sich durch einen Cyclopropylrest aus in Position 1, was seine hohe In-vitro-Aktivität bedingt.

Quinolone hemmen bakterielle DNS-Topoisomerasen. Diese Enzyme sind für die Tertiärstruktur der bakteriellen DNS verantwortlich. Da man die Enzyme auch als *Gyrasen* bezeichnet, nennt man die Wirkstoffe auch *Gyrasehemmer.*

Zielkeime und Resistenzsituation

Oflaxacin wie Ciprofloxacin sind in vitro wirksam gegenüber fast allen grampositiven und gramnegativen Bakterien. Während die Wirksamkeit gegenüber der letzteren in etwa gleich ist, sind gramnegative Stäbchen wesentlich empfindlicher gegen Ciprofloxacin. Besonders beachtlich ist die Aktivität gegenüber den meisten Pseudomonas-Isolaten. Hochwirksam ist Ciprofloxacin gegenüber Neisseria gonorrhoeae, gut wirksam auch gegenüber Chlamydia trachomatis und den meisten Isolaten von Ureaplasma urealyticum. Unter Therapie kann es zur Resistenzentwicklung kommen, speziell bei Staphylokokken und Pseudomonaden. Innerhalb der Gruppe der Fluoroquinolone besteht in gewissem Umfang *Kreuzresistenz.*

Pharmakokinetik

Nach peroraler Gabe wird Ciprofloxacin *unvollständig aufgenommen.* Bei Gabe von 750 mg finden sich Serumspitzenspiegel von 3,6 μg/ml, nach 1,3 h. Die Halbwertszeit beträgt 3–4 h, die Serumeiweißbindung 30%.Ciprofloxacin ist gut *gewebegängig,* insbesondere auch in *genitales* und *Hautgewebe.* Die Elimination erfolgt überwiegend renal, nach peroraler Zufuhr werden 30–40% unverändert im Urin wiedergefunden. Des weiteren wird Ciprofloxacin über die Galle ausgeschieden, schließlich auch über den Darm, was zur Ausscheidung mit den Fäzes führt. Bei intravenöser Gabe von 200 mg werden am Ende der Infusion Spitzenspiegel im Serum von etwa 4 μg/ml gefunden, 56% wird im Urin wiedergefunden.

Arzneiformen

Ciprofloxacin-HCl ist in Form von Ciprobay® 250/500/750-Filmtabletten mit 250/500/750 mg Ciprofloxacin erhältlich. Des weiteren gibt es Ciprobay® 100/200/400-

Infusionslösung. Die Flaschen mit 50/100/200 ml enthalten 100/200/400 mg Ciprofloxacin.

Je nach Indikation werden peroral 2mal täglich 250–750 mg verabfolgt oder 2mal täglich 100 mg bis 3mal täglich 400 mg intravenös. Bei der akuten Gonorrhoe des Mannes und der Frau und der unkomplizierten Zystitis der Frau kann einmalig mit 250 mg per os oder 100 mg intravenös behandelt werden. Bei eingeschränkter Nierenfunktion ist die Dosis unter Umständen zu reduzieren.

Indikationen

Ciprofloxacin ist unter anderem indiziert bei *Infektionen* der *Geschlechtsorgane* (einschließlich Adnexitis, Gonorrhoe, Prostatitis), der Haut und des Weichteilgewebes.

Unerwünschte Wirkungen

Die unerwünschten Wirkungen der Gyrasehemmer sind in Tabelle 17 zusammengefaßt.

Speziell bei Ciprofloxacin ist auch mit Leberzellnekrose bis hin zum lebensbedrohlichen Leberausfall zu rechnen sowie mit Erhöhung des Schädelinnendrucks.

Tabelle 17. Unerwünschte Wirkungen der Gyrasehemmer. (Nach Rote Liste 1994)

Lokalisation	Unerwünschte Wirkungen
Haut	• Photosensibilisierung (z. B. bullöse Exantheme an den belichteten Stellen) • Exantheme, Hautausschlag, Juckreiz, Nesselsucht (siehe Überempfindlichkeitsreaktionen) • Anaphylaktische Reaktionen, Erythema multiforme, Stevens-Johnson-Syndrom, toxische epidermale Nekrolyse (selten) (siehe Überempfindlichkeitsreaktionen)
Muskel und Skelett	• Muskelschwäche, muskuläre Koordinationsstörungen, Muskelschmerzen • Gelenkbeschwerden • Sehnenscheidenentzündung, Sehnenbeschwerden • Parästhesien • Schwellung von Armen und Beinen
Nervensystem und Psyche	• Zentralnervöse Störungen wie Schwindel, Kopfschmerzen, Schlaflosigkeit, Erregungszustände (bis zu Halluzinationen), Depressionen (selten); Verwirrtheitszustände, akute Angstzustände, psychotische Symptome • Zerebrale Krampfanfälle (Einzelfälle)
Augen	• Sehstörungen
Ohren	• Hörstörungen, Ohrensausen • Gleichgewichtsstörungen

Tabelle 17. (Fortsetzung)

Lokalisation	Unerwünschte Wirkungen
Geschmack und Geruch	• Geschmacks- und Geruchsstörungen
Gastrointestinaltrakt	• Gastrointestinale Störungen (Appetitlosigkeit, Übelkeit, Erbrechen, Bauchschmerzen und selten Durchfälle) Hinweis: Bei anhaltenden Durchfällen und Koliken an pseudomembranöse Kolitis denken (Präparat absetzen) • Verstopfung
Leber	• Cholestatische Gelbsucht • Beeinflussung der Leberfunktion (Erhöhung von SGOT, SGPT, AP) • Hepatitis (siehe Überempfindlichkeitsreaktionen)
Stoffwechsel	• Hyperglykämie
Herz, Kreislauf	• Tachykardie, Blutdruckabfall, Angioödem • Kreislaufkollaps (siehe Überempfindlichkeitsreaktionen) • Herzklopfen
Gefäße	• Allergische Vaskulitis, Ödeme (siehe Überempfindlichkeitsreaktionen) • i. v.: Phlebitis
Blut	• Anämie, Leukozytopenie, Agranulozytose
Atemwege	• Eosinophilie (siehe Überempfindlichkeitsreaktionen) • Pneumonitis (siehe Überempfindlichkeitsreaktionen)
Urogenitaltrakt	• Tubuläre Nierenschädigung • Interstitielle Nephritis (siehe Überempfindlichkeitsreaktionen)
Immunsystem	• Überempfindlichkeitsreaktionen wie Hautausschlag, Juckreiz, Nesselsucht, Eosinophilie, Ödeme, Kreislaufkollaps, Atemnot und Bewußtlosigkeit (gelegentlich); anaphylaktische Reaktionen, Erythema multiforme, Stevens-Johnson-Syndrom oder toxische epidermale Nekrolyse (selten); allergische Vaskulitis • Überempfindlichkeitsreaktionen wie Hautreaktionen, Arzneimittelfieber, Quincke-Ödem, interstitielle Nephritis, Pneumonitis, Hepatitis
Sonstige	• Superinfektion durch Bakterien bzw. Sproßpilze, z. B. Mundsoor, Vulvovaginitis (bei langfristiger oder wiederholter Anwendung)

Kontraindikationen

Kontraindiziert sind Quinolone bei *zerebralen Anfallsleiden* sowie Kindern und Jugendlichen in der Wachstumsphase (*unter 18 Jahre*). Hier muß aufgrund der Erkenntnisse in Tierversuchen mit Schäden gerechnet werden. Die Anwendung in der Stillzeit ist kontraindiziert, da einige Quinolone in die Muttermilch übergehen. Der Einsatz in der Schwangerschaft ist kontraindiziert, weil ausreichende Erfahrungen beim Menschen nicht vorliegen und im Tierversuch in der Wachstumsphase eine Schädigung des Gelenkknorpels zu beobachten war.

Wechselwirkungen

Bei gleichzeitiger Gabe von mineralischen *Antazida*, Eisen, Zink und Multivitaminpräparaten kann die *Absorption* eines Gyrasehemmers vermindert sein. Gleichzeitig verabfolgtes Theophyllin kann in größerer Menge über längerer Zeit im Blut verweilen als normal. Ciclosporin-Plasmaspiegel können erhöht sein, die Wirkung oraler Antikoagulantien verstärkt, bei gleichzeitiger Gabe von Glibenclamid kann es verstärkt zu Hypoglykämie kommen. Über eine Beeinflussung der Darmflora kann die Wirkung hormoneller Antikonzeptiva gefährdet sein. Bei der gleichzeitigen Gabe nichtsteroidaler Antiphlogistika (nicht Azetylsalicylsäure) kann die Krampfbereitschaft erhöht sein.

2.7 Virustatika

Mit der Einführung von *Aciclovir* haben Virustatika auch in der Therapie von Hautkrankheiten wesentliche Bedeutung erlangt. Es gibt aber dennoch weiterhin viele ungelöste Probleme, hierzu gehört insbesondere auch die *HIV-Infektion*. Immerhin kann sein Verlauf durch die Gabe von Zidovudin und einigen neueren Nukleosid-Analoga beeinflußt werden.

2.7.1 Aciclovir

Bei Aciclovir handelt es sich um ein Derivat des Guanins: Acicloguanosin.

Wirkmechanismus

Nach Aufnahme in eine durch ein empfindliches Virus infizierte Zelle wird Aciclovir zunächst durch ein virales Enzym, eine *Thymidin-Kinase*, umgewandelt in Acicloguanosin-Monophosphat. Aus diesem Monophosphat entsteht dann ein Triphosphat unter Einwirkung von zelleigenen Kinasen. *Acicloguanosin-Triphosphat ist die eigentlich wirksame Substanz*. Für die Synthese viraler DNS notwendige virale DNS-Polymerase bindet sich an den Wirkstoff, als ob es sich um ein normales Nukleosid-Triphosphat handelte. Der Wirkstoff wird auf diese Weise an das Ende der sich bildenden DNS-Kette angefügt. Eine der Phosphatgruppen bindet sich mit der 3-Hydroxylgruppe im letzten Zuckerring der bereits vorhandenen DNS-Kette, die beiden anderen Phosphate werden abgespalten. Da Aciclovir keinen Zuckerring und damit auch keine 3'Hydroxylgruppe besitzt, kann nun kein weiteres Nukleotid hinzugefügt werden. Damit kommt es zum Kettenabbruch. Die virale DNS-Polymerase bleibt zudem fest gebunden und ist somit inaktiviert. Aufgrund des Wirkungsmechanismus ist unmittelbar evident, daß Aciclovir unwirksam ist bei latenter Virusinfektion, da hier ja keine Replikation stattfindet. In nicht infizierten Wirtszellen wird die aktive Form von Aciclovir nur in sehr geringem Umfang gebildet, zudem ist menschliche DNS-Polymerase weniger empfindlich. Damit halten sich unerwünschte Wirkungen in Grenzen.

Zielorganismen und Resistenz

Aciclovir ist wirksam gegenüber *Herpes-simplex-Virus* und *Varicella-Zoster-Virus*. Das erstere Virus ist im Regelfall etwas empfindlicher. Es gibt allerdings Stämme von beiden Viren, die keine Thymidin-Kinase aufweisen und damit resistent sind. Resistente Herpes-simplex-Virus-Stämme haben sich insbesondere bei *HIV-Infizierten* gefunden, inzwischen aber auch bei nicht HIV-Infizierten. Insgesamt gelten derartige Herpes-simplex-Virus-Stämme als weniger virulent. Im Regelfall sind derartige Stämme empfindlich gegenüber den Alternativ-Virustatika Foscarnet (Foscavir®) und Ganciclovir (Cymeren®).

Pharmakokinetik

Nach *peroraler Gabe* wird Aciclovir nur zu 20% aufgenommen. Bei Zufuhr von 400 mg liegt der Serumspitzenspiegel bei 0,6 µg/ml, am Ende einer intravenösen Infusion von 5 mg/kg KG über 1 h liegt der Serumspiegel bei 10 µg/ml. Die Halbwertszeit beträgt 2,5 h, bei Niereninsuffizienz ist sie verlängert. Die Plasmaproteinbindung schwankt zwischen 9 und 31%. Die Gewebegängigkeit ist insgesamt gut. Die Ausscheidung erfolgt überwiegend renal, zu 75% unverändert nach intravenöser Gabe, zu 15% unverändert nach peroraler Gabe. Ansonsten erfolgt die Ausscheidung in Form des Metaboliten 9-Carboxymethoxymethylguanin.

Arzneiformen

Aciclovir befindet sich in einer Vielzahl unterschiedlicher Dosen und Formen im Verkehr. Zovirax®-200/400/800-Tabletten enthalten 200/400/800 mg Wirkstoff. Zovirax®-Suspension enthält in 5 ml 200 mg Aciclovir; Zovirax®-forte-Suspension in 5 ml (1 Meßlöffel) 400 mg Wirkstoff. Zur intravenösen Infusion steht Aciclovirnatrium in Form von Zovirax®-Durchstechflaschen mit Trockensubstanz zur Verfügung, mit 250, respektive 500 mg Wirkstoff. Die Dosierung orientiert sich insbesondere an Indikation und Nierenfunktion, wesentliche Einzelangaben finden sich deshalb bei den Indikationen.

Indikationen

Perorale Formen mit 200 mg sind indiziert bei Herpes-simplex-Infektionen der Haut und der Schleimhäute, und zwar bei Erstinfektion sowie häufig wiederkehrenden Infektionen im Genitalbereich. In letzterem Zusammenhang ist bei sehr schweren Verlaufsformen die vorbeugende Behandlung bei Erwachsenen im Sinne eines Versuches angezeigt (außer bei eingeschränkter Nierenfunktion). Im Rahmen der Therapie wird über fünf Tage, gegebenenfalls aber auch länger, 1 Tablette bzw. 1 Meßlöffel 5mal täglich – tagsüber alle 4 h – verabfolgt. Im Rahmen der Prophylaxe erhalten Patienten mit normaler Abwehrlage 1 Tablette bzw. 1 Meßlöffel 4mal täglich alle 6 h oder 2 Tabletten respektive 2 Meßlöffel 2mal täglich im Abstand von 12 Stunden. Im Falle einer Durchbruchinfektion ist auf das Therapieschema zu rekurrieren. Die Gesamtdauer der Prophylaxe sollte im Regelfall 6 – 12 Monate nicht überschreiten. Bei immunsupprimierten Patienten werden im Regelfall 1 Tablette bzw. 1 Meßlöffel 4mal täglich alle 6 h verabfolgt, bei starker Immunsuppression etwa nach Organtransplantation 2 Tabletten/2 Meßlöffel 4mal täglich alle 6 h. Bezüglich der Anwendungsdauer ist hier auf den Einzelfall abzustellen. Im Rahmen einer Therapie erhalten Kinder über 2 Jahre die Erwachsenendosis, Kinder unter 2 Jahre die Hälfte. Bei eingeschränkter Nierenfunktion ist eine Dosisanpassung nötig.

Perorale Formen mit 400 bzw. 800 mg sind indiziert bei Zoster, die mit 400 g speziell zudem im Rahmen der Vorbeugung bei schweren Herpes-simplex-Infektionen bei stark immunsupprimierten erwachsenen Patienten mit erhöhtem Infektrisiko wie nach Organtransplantation.

Aciclovir *intravenös* ist indiziert bei primärem Herpes genitalis, bei Zoster, bei Herpes neonatorum, Herpes-simplex-Enzephalitis (Varizellen) und durch Herpes-simplex-Viren verursachte Infektionen der Haut und der Schleimhäute bei Patienten mit angeborener Immunschwäche oder sekundären Immundefekten, wie sie im Verlauf immunsuppresiver (z. B. nach Organtransplantationen) oder zytostatischer Behandlung auftreten. Desweiteren zur *Prophylaxe* von *Herpes-simplex-Infektionen* während intensiver immunsuppressiver Therapie etwa nach Organtransplantationen.

Säuglinge bis 3 Monate, Kinder über 12 Jahre und Erwachsene mit normaler Abwehrlage erhalten bei primärem Herpes genitalis und Zoster Einzeldosen von 5 mg/kg KG, bei Herpes-Enzephalitis und Herpes neonatorum Einzeldosen von 10 mg, jeweils 3mal täglich im Abstand von 8 h. Patienten mit Immundefekten bei HIV-Infektion erhalten als Einzeldosis 5 mg/kg KG, bei Varizellen und Zoster erhalten sie als Einzeldosis 10 mg. Kinder ab 3 Monaten bis 12 Jahren mit normalem Immunsystem erhalten bei primärem Herpes genitalis und Zoster eine Einzeldosis von 250 mg/m² Körperoberfläche, bei Herpes-Enzephalitis und Herpes neonatorum eine Einzeldosis von 500 mg Aciclovir/m² Körperoberfläche, jeweils 3mal täglich im Abstand von 8 h.

Patienten mit *Immundefekten* erhalten bei Herpes-simplex-Infektionen als Einzeldosis 250 mg/m² Körperoberfläche, bei Varizellen und Zoster Einzeldosen von 500 mg Aciclovir/m² Körperoberfläche, jeweils 3mal täglich im Abstand von 8 h. Bei Niereninsuffizienz ist die Dosis anzupassen.

Unerwünschte Wirkungen, Kontraindikationen, Wechselwirkungen

Bei Anwendung der peroralen Formen kommt es gelegentlich zu *reversiblen Magen-Darm-Störungen* wie Übelkeit, Erbrechen, Durchfall und Abdominalschmerzen, diffusem Haarausfall. Des weiteren werden reversible Störungen im Sinne von Verwirrtheit, Halluzination, Schwindel und Schläfrigkeit beobachtet. Selten steigen vorübergehend Bilirubin, Leberenzyme, Harnstoff- und Kreatininwerte im Serum an, hämatologische Parameter können leicht absinken. Weiters ist mit Kopfschmerzen, Abgeschlagenheit, Schlaflosigkeit, Müdigkeit, Atembeschwerden zu rechnen. In einzelnen Fällen kommt es zu Entfremdungserlebnissen. Speziell bei der Suspension ist mit einer *Paragruppenallergie* zu rechnen. Die renale Ausscheidung von Aciclovir wird durch Probenecid verringert.

Im Rahmen der intravenösen Anwendung kommt es gelegentlich kurzfristig zum Ansteigen von Harnstoff und Kreatinin, die Applikation soll deshalb langsam – über eine Stunde – erfolgen. Bei Auftreten von *Nierenfunktionsstörungen* (selten bis hin zum akuten Nierenversagen) Dosisreduktion bzw. Absetzen, auf ausreichende Flüssigkeitszufuhr ist zu achten. Bei *paravasaler Applikation* können schwere Hautentzündungen bis hin zur Nekrose resultieren. Speziell bei besonders gefährdeten Patienten ist mit reversiblen neurologischen Erscheinungen wie Verwirrtheit, Halluzination, Unruhe, Tremor, Schläfrigkeit, Psychosen, Krampfanfällen und Koma zu rechnen. Desweiteren kann es zu Übelkeit und Erbrechen kommen, Anstieg von Leberenzymwerten, Absinken hämatologischer Parameter sowie Hautausschlag und Fieber.

Schwangerschaft und Stillperiode stellen Kontraindikationen dar; eine tatsächliche Schädigung der Leibesfrucht bzw. des Kindes ist aber bislang nicht belegt.

Probenecid verringert die renale Ausscheidung. Bei Überdosierung kann durch forcierte Diurese mit Alkalisierung des Harns oder Hämodialyse die überschießende Wirkstoffmenge entfernt werden.

2.7.2 Zidovudin

Zidovudin oder Acidothymidin ist ein Analogon des in der DNS vorkommenden *Nukleosids Thymidin*.

Wirkmechanismus

Nach Aufnahme in Wirtszellen wird Zidovudin durch körpereigene *Kinasen* dreifach phosphoryliert. *Azidothymidintriphosphat* hat eine hohe Affinität zu viraler reverser Transkriptase; die Affinität ist um 2 Zehnerpotenzen größer als die für wirtseigene DNS-Polymerasen. Im Rahmen der Transkription viraler RNS in virale DNS wird der Wirkstoff anstelle von Thymidin in das zu bildende DNS-Molekül eingebaut, was die weitere Replikation unmöglich macht. Es handelt sich also um einen *Kettenabbruch* herbeiführenden Wirkstoff.

Zielorganismen und Resistenz

Zidovudin wirkt gegen *Retroviren*, insbesondere das humane Immunodefizienz-Virus I. Unter Therapie kann es zu einer Resistenzentwicklung kommen. Dann kommen andersartige Nukleosid-Analoga in Betracht. Ebenfalls antiviral wirksam ist Didanosin (Videx®).

Pharmakokinetik

Zidovudin wird nach *peroraler* Gabe zu 70% absorbiert. Verabfolgt man alle 4 h 250 mg, erreicht man Spitzenspiegel im Serum von 4,4 nMol/µl. Die Halbwertszeit im Serum beträgt 1 h, intrazellulär ist sie weit größer. Zidovudin wird zu 34–38% an Plasmaeiweiß gebunden. Durch glomeruläre Filtration und tubuläre Sekretion wird die Substanz *renal eliminiert*, überwiegend als *Glukuronid*, daneben aber auch als unveränderte Substanz.

Arzneiformen

Zidovudin wird in Form von Retrovir® 100 mg und 250 mg-Kapseln, als Retrovir®-Lösung mit 50 mg Zidovudin in 5 ml sowie als Retrovir®-Infusionslösungskonzentrat mit 200 mg Zidovudin in 10 ml in Verkehr gebracht.
Die Dosierung richtet sich unter anderem nach der Indikation.

Indikationen

Indiziert ist Zidovudin bei *fortgeschrittener HIV-Erkrankung*, beim AIDS-related complex (*ARC*) und beim Vollbild des akquirierten Immundefizienz-Syndroms (*AIDS*). Dies gilt für alle Formen. Die peroralen Formen sind darüber hinaus indiziert bei Patienten mit Frühsymptomen der HIV-Erkrankung, wenn die CD4-Zellzahl unter 500/µl liegt, des weiteren bei asymptomatischen Patienten mit CD4-Zellzahl < 200/µl oder solchen mit 500–200/µl bei gleichzeitigem schnellen Abfall. Die Lösung speziell ist bei HIV-infizierten Kindern von mehr als 3 Monaten indiziert, wenn HIV-bedingte klinische Symptome vorliegen oder wenn Marker eine signifikante HIV-bedingte Immunsuppression anzeigen.

Unerwünschte Wirkungen, Kontraindikationen, Wechselwirkungen

Häufig treten *Anämie*, *Neutropenie* und *Leukopenie* auf, häufiger bei AIDS- als bei ARC-Patienten. Desweiteren kann es zu Übelkeit, Kopfschmerzen, Hautausschlag, Bauchschmerzen, Fieber, Myalgie, Parästhesie, Erbrechen, Schlaflosigkeit und Appetitlosigkeit kommen. Kontraindiziert ist Zidovudin bei weniger als 750 neutrophilen Granulozyten je µl, bei einer Hämoglobinkonzentration < 7,5 g/dl. Speziell die intravenöse Gabe ist zudem kontraindiziert bei Kindern sowie älteren Patienten, bei Leber- und Niereninsuffizienz. Unter Zidovudin soll nicht gestillt werden, in der Schwangerschaft ist eine strenge Indikationsstellung geboten.
Eine Vielzahl von Medikamenten kann bei langfristiger Gabe unerwünschte Wirkungen von Zidovudin verstärken bzw. ihre Häufigkeit erhöhen; speziell angeführt seien Acetylsalicylsäure, Pentamidin, Cotrimoxazol, Doxyrubicin. Ribavirin antagonisiert die antivirale Wirkung von Zidovudin. Die Häufigkeit von Neutropenien ist

bei gleichzeitiger Gabe von Paracetamol erhöht. Probenecid hemmt Ausscheidung und Abbau von Zidovudin.

Vorsichtsmaßnahmen

Bei der Anwendung von Zidovudin muß mit einer Beeinträchtigung des Reaktionsvermögens gerechnet werden. Bei beiden Geschlechtern ist eine Kontrazeption notwendig. Das Blutbild ist regelmäßig zu kontrollieren.

2.8 Antimykotika

Seit der Einführung des Griseofulvins um 1960 kommt *systemischen Antimykotika* eine wesentliche Bedeutung in der Dermatotherapie zu. In allerletzter Zeit verlagert sich der Schwerpunkt aber hin zu den Antimykotika vom Typ der *Azole*, unter dem Aspekt der Nutzen-Risiko-Relation insbesondere Itraconazol und Fluconazol. Bei den Azolen handelt es sich anders als bei Griseofulvin grundsätzlich um *Breitspektrumantimykotika*, das heißt, eine Wirkung ist nicht nur gegenüber Dermatophyten oder Hefen gegeben sondern gegenüber beiden. Bislang liegt der Schwerpunkt der Anwendung bei Dermatomykosen bei Itraconazol freilich auf den Dermatophytosen, die auch die Indikation für Griseofulvin darstellen, bei Fluconazol auf den Kandidosen.

2.8.1 Griseofulvin

Es handelt sich um ein Benzofuranderivat, das wasserlöslich ist und säurestabil.

Wirkungsmechanismus

Griseofulvin wirkt über eine Beeinflussung des Guaninstoffwechsels des Pilzes *fungistatisch*.

Zielkeime und Resistenz

Griseofulvin ist in vitro wirksam gegenüber *Dermatophyten*. Die minimale Hemmkonzentration liegt dabei häufig in der Größenordnung von 10^0 µg/ml. Bei Trichophyton rubrum wird in bezug auf Dermatophytosen der freien Haut davon ausgegangen, daß bei minimalen Hemmkonzentrationen ab 3 µg/ml eine Eradikation klinisch nicht zu erwarten ist. Derartige Stämme finden sich heute nicht selten.

Pharmakokinetik

Die Bioverfügbarkeit von Griseofulvin hängt erheblich von der Zubereitung ab. Heute üblich sind *mikrofeine* Zubereitungen (Likuden® M) sowie ultramikronisierte, bei denen man auch von einer *festen Lösung* spricht (Polygris®).

Bei Einnahme zusammen mit einer *fetten Mahlzeit* ist die *Absorption besser* als bei Nüchternheit. Bei Applikation von 500 mg mikrofeinem Griseofulvin finden sich nach 4 h Serumspitzenspiegel von 0,5 – 2 µg/ml, bei Gabe einer entsprechenden Menge ultramikronisierten Griseofulvins liegen sie um etwa die Hälfte höher. Die Halbwertszeit beträgt etwa 20 h. Griseofulvin wird teilweise zu dem unwirksamen Demethylgriseofulvin verstoffwechselt. Quantitativ wird Griseofulvin mit den Fäzes eliminiert.

Arzneifomen

Ultramikronisiertes Griseofulvin wird in Form von teilbaren Tabletten mit 330 mg in Verkehr gebracht (Polygris®). Erwachsene und Kinder über 14 Jahren nehmen 1 Tablette täglich ein, ausnahmsweise 2 Tabletten täglich. Bei Kindern von 2 – 14 Jahren gibt man ¼ – 1 Tablette entsprechend 6 – 7 mg/kg/KG.

Indikationen

Indiziert ist *Griseofulvin* bei *Pilzerkrankungen* der Haut, Haare und Nägel durch *Dermatophyten*.

Unerwünschte Wirkungen

Vor dem Hintergrund der großen Erfahrung gilt Griseofulvin als insgesamt relativ sicher. Nicht zuletzt in neuester Zeit ist man sich aber doch einiger bedeutsamer unerwünschter Wirkungen bewußt geworden. Einzelheiten sind in Tabelle 18 niedergelegt.

Kontraindikationen

Kontraindiziert ist Griseofulvin bei *akuten hepatischen Porphyrien* (Todesfolge beschrieben), schweren Leberfunktionsstörungen sowie Kollagenosen wie z. B. systemischem *Lupus erythematodes*. Griseofulvin ist kontraindiziert bei Kinderwunsch, in der Frühschwangerschaft und in der Stillzeit. Bei verschiedenen Tierspezies wirkt es teratogen, bei umfangreicher Anwendung am Menschen hat sich freilich kein Verdacht auf eine embryotoxische/teratogene Wirkung ergeben. In neuester Zeit werden auch Bedenken vorgetragen gegenüber einer Anwendung bei Männern mit ungeschütztem Geschlechtsverkehr.

Tabelle 18. Unerwünschte Wirkungen von Griseofulvin. (Nach Rote Liste 1994)

Lokalisation	Unerwünschte Wirkungen
Haut	• Photosensibilisierung (selten) • Schwere Hautveränderungen (Stevens-Johnson-Syndrom, Lyell-Syndrom und verwandte Krankheitsbilder)
Kollagenosen	• Lupus-erythematodes-Syndrom (selten)
Nervensystem	• Zentralnervöse Störungen (z. B. Kopfschmerzen, sehr selten; Müdigkeit, Schwindel, verminderte Konzentrationsfähigkeit, Schlaflosigkeit) • Parästhesien (Einzelfälle)
Gastrointestinaltrakt	• Gastrointestinale Störungen
Blut	• Leukopenie (in Ausnahmefällen)
Urogenitaltrakt	• Albumin (in Ausnahmefällen)
Immunsystem	• Allergische Reaktionen (z. B. Hautreaktionen, sehr selten angioneurotisches Ödem)

Wechselwirkungen

Griseofulvin vermindert die antikoagulierende Wirkung von Cumarinderivaten. Die Metabolisierung von oralen Kontrazeptiva wird beschleunigt, was die Wirkung in Frage stellen kann. Die Wirkung von genossenem Ethylalkohol wird verstärkt. Barbiturate setzen die Griseofulvin-Wirkung herab.

2.8.2 Itraconazol

Itraconazol (Abb. 26) ist wie auch Fluconazol anders als das bereits früher eingeführte Ketoconazol ein Triazol.

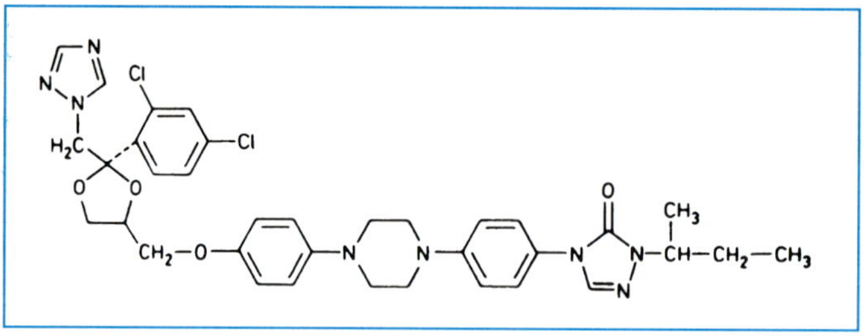

Abb. 26. Strukturformel von Itraconazol

Wirkmechanismus

Die Wirkung der *Azole* beruht auf der Beeinflussung eines für die Ergosterolbiosynthese notwendigen Enzyms. *Ergosterol* stellt einen wichtigen Wandbestandteil bei vielen humanpathogenen Pilzen dar, nicht aber in Säugerzellen. Das Ziel der Azole stellt die Cytochrom-p450-abhängige *14-alpha-Demethylase* in Mikrosomen der empfindlichen Pilze dar.

Zielkeime und Resistenz

Itraconazol ist in vitro gut wirksam gegen *Pilze*, die Erkrankungen an der Haut und hautnahen Schleimhäuten hervorrufen, speziell *Hefen* wie Candida albicans und Dermatophyten wie Trichophyton rubrum. So weisen Candida-albicans-Isolate aus der Mundhöhle HIV-Infizierter in 95% eine *minimale Hemmkonzentration* von maximal *8* (IC30) auf, der Vergleichswert für *Ketoconazol* liegt bei 32 µg/ml. Die minimale Hemmkonzentration bei *Dermatophyten* liegt maximal bei 10° µg/ml.

Therapeutisch relevante Resistenzsteigerungen unter Therapie wurden bislang nicht beschrieben. Dies hat womöglich auch mit dem bislang nur beschränkten Einsatz zu tun.

Pharmakokinetik

Itraconazol wird bei *peroraler Gabe* zusammen mit einer Mahlzeit besser aufgenommen als bei Nüchternheit. Bei 1mal täglicher Gabe von 100 mg über 1 Woche resultiert ein mittlerer Serumspiegel von 0,6 µg/ml. Die Halbwertszeit beträgt 24 h, die Plasmaproteinbindung 99%. Itraconazol wird in der *Leber metabolisiert*.

Arzneiformen

Itraconazol wird in Kapseln von 100 mg in Verkehr gebracht, für die eintägige Anwendung als Siros® Kapseln, für die längerdauernde Anwendung als Sempera® Kapseln. Die Dosierung richtet sich nach der Indikation.

Indikationen

Eine *Eintagestherapie* mit Itraconazol ist indiziert bei *vulvovaginaler Kandidose*, wenn eine äußerliche Behandlung nicht wirksam ist. Gegeben werden dabei morgens und abends je 2 Kapseln, direkt nach einer Hauptmahlzeit mit etwas Flüssigkeit. Eine Kurzzeitbehandlung ist indiziert bei Dermatomykosen vom Typ der Tinea, bei Pityriasis versicolor sowie bei der mykotischen Keratitis, wenn äußerliche Behandlung nicht wirksam ist. Eine Langzeitanwendung kommt bei Systemmykosen in Betracht, hierauf sei nicht näher eingegangen.

Die *Kurzzeittherapie* mit Itraconazol ist angezeigt bei Dermatomykosen vom Typ der Tinea sowie bei Pityriasis versicolor und mykotischer Keratitis, wenn eine äußerliche Behandlung nicht wirksam ist. Im Regelfall werden bei Tinea 1mal täglich 100 mg verabfolgt, über 2 Wochen. Bei Tinea von Handinnenflächen und Fußsohlen ist die Behandlungsdauer zu verdoppeln. Bei Pityriasis versicolor werden 1mal täglich 200 mg über 1 Woche gegeben. Bei der mykotischen Keratitis werden 1mal täglich 200 mg über 3 Wochen gegeben.

Itraconazol ist bislang neuerdings auch zugelassen zur Behandlung der Tinea unguium bzw. allgemein der Onychomykose. Hier können 200 mg pre die über 3 Monate ständig gegeben werden. Diskutiert wird zur Zeit insbesondere die Pulstherapie: Für 1 Woche werden 400 mg/die verabfolgt, daran schließt sich eine 3wöchige Behandlungspause an, dann folgt wieder dergleiche Behandlungszyklus. Bei Onychomykose der Finger dürfte eine insgesamt 3monatige Behandlung ausreichend sein, bei Onychomykose der Füße erscheint die 4–6monatige Anwendung sinnvoll.

Unerwünschte Wirkungen, Kontraindikationen

Die *Eintagestherapie* verursacht gelegentlich *gastrointestinale Beschwerden* oder *Kopfschmerzen*. Die Behandlung ist kontraindiziert in der Stillzeit sowie in der Schwangerschaft. Bis 7 Tage nach Behandlungsende sollte das Auftreten einer Schwangerschaft verhindert werden. Ausreichende Erfahrungen über die Anwendung beim Menschen in der Schwangerschaft liegen nicht vor, der Tierversuch erbrachte jedoch Hinweise auf embryotoxische/teratogene Wirkung.

Bei *Kurzzeitbehandlung* ist zusätzlich zu dem oben Gesagten mit Benommenheit zu rechnen. Selten kommt es zu Überempfindlichkeitsreaktionen und reversiblen Transaminasenanstiegen. Ein *Stevens-Johnson-Syndrom* ist im Einzelfall möglich. Bezüglich der Kontraindikation gilt das oben Gesagte, eine Schwangerschaft sollte hier aber bis 4 Wochen nach Behandlungsende verhindert werden.

Wechselwirkungen

Im Rahmen der *Eintagestherapie* gilt das folgende: die gleichzeitige Anwendung mit Rifampicin ist zu vermeiden, da die Itraconazol-Blutspiegel verringert werden. Auch Phenytoin kann Itraconazol-Blutspiegel verringern. Itraconazol kann Spiegel von Ciclosporin erhöhen, bei gleichzeitiger Anwendung sind engmaschige Kontrollen empfohlen, gegebenenfalls ist die Ciclosporindosis zu reduzieren. Magensaftbeeinflussende Medikamente wie Antazida und H_2-Blocker sind frühestens 2 h nach Itraconazol einzunehmen.

Bei der *Kurzzeitbehandlung* gilt folgendes zu beachten: Enzyminduzierende Arzneimittel wie Phenytoin und Rifampicin beschleunigen die Elimination von Itraconazol, bei der Notwendigkeit der gleichzeitigen Anwendung sind Itraconazol-Plasmaspiegelbestimmungen empfehlenswert, gegebenenfalls ist die Dosis anzupassen. Unerwünschte Wirkungen von Cyclosporin A, Terfenadin und Digoxin können verstärkt werden, gegebenenfalls ist eine Dosisreduktion notwendig. Itraconazol kann die Wirkung von oralen Antikoagulantien vom Cumarintyp verstärken, gegebenenfalls ist der Gerinnungsstatus laufend zu überprüfen. Wie auch bei der Eintagestherapie sollten magensekretionsvermindernde Medikamente frühestens 2 h nach Einnahme von Itraconazol verabfolgt werden.

Sicherheitsmaßnahmen

Von der Eintagestherapie sollten *Kinder* wegen mangelnder Erfahrung vorerst *ausgeschlossen* werden, ebenso Patienten mit Lebererkrankungen bzw. Leberschädigung durch andere Medikamente. Eine strenge Indikationsstellung ist auch für die Kurzzeitbehandlung bei Kindern wegen Mangel an ausreichenden Erfahrungen erforderlich. Treten unter Itraconazol Symptome wie Anorexie, Übelkeit, Erbrechen, Müdigkeit, Bauchschmerzen oder dunkler Urin auf, so sind die *Leberenzyme* zu kontrollieren. Liegen sie außerhalb des Normbereichs, ist die Therapie abzubrechen. Sollte eine periphere Neuropathie unter Itraconazol-Therapie beobachtet werden, so ist im Falle eines ursächlichen Zusammenhanges die Therapie abzubrechen.

2.8.3 Fluconazol

Wie bei Itraconazol handelt es sich um ein Triazol.

Zielkeime und Resistenz

Die Testung der In-vitro-Aktivität von *Fluconazol* stößt auf erhebliche methodische Schwierigkeiten. Die ermittelten minimalen Hemmkonzentrationen liegen oft deshalb wohl zu hoch. Ursprünglich stand insbesondere die Wirkung auf *Hefen* im Mittelpunkt des Interesses. *Dermatophyten* sind aber ebenfalls empfindlich. Unter der verbreiteten Gabe von Fluconazol bei Kandidosen HIV-Infizierter sind Candida-albicans-Isolate gefunden worden, die als in vitro *resistent* anzusprechen sind. Damit geht in vivo ein Therapieversagen einher. Mit *Resistenzentwicklung* unter Therapie ist zu rechnen.

Pharmakokinetik

Nach peroraler Applikation wird Fluconazol gut resorbiert. Gibt man einmalig 2,5–3 mg/kg KG, so resultiert ein Serumspiegel von 1,3 µg/ml. Nach einmaliger 30minütiger Infusion von 50 bzw. 100 mg liegen die Serumspiegel 15 min nach Ende des Applikationszeitraumes bei 0,9 respektive 2,1 µg/ml. Die Halbwertszeit liegt bei 25 h, die Plasmaproteinbindung ist mit 12% verglichen mit der anderer Azole sehr gering. Die *Gewebegängigkeit* ist gut, speziell auch in die Haut. 80% des intravenös und 60–75% des peroral verabfolgten Fluconazols werden unverändert im Urin wiedergefunden.

Arzneiformen

Fluconazol steht für die Einmalbehandlung in Form einer Kapsel (Fungata®) mit 150 mg zur Verfügung. Desweiteren gibt es für die perorale Applikation über einen längeren Zeitraum Diflucan®-Kapseln mit 50/100/200 mg Wirkstoff sowie Diflucan®-Saft mit 50 mg in 10 ml sowie Diflucan®-Trockensaft mit 50 mg auf 5 ml. Diflucan® Derm50 Kapseln enthalten 50 mg Wirkstoff, Diflucan® Derm Saft 50 mg auf 10 ml. Zur intravenösen Gabe stehen Diflucan®-Infusionslösungen mit 100 bzw. 200 mg Fluconazol zur Verfügung. Die Dosierung richtet sich nach der Indikation.

Indikationen

Die *Einmalanwendung* von 150 mg *Fluconazol* in Form einer Kapsel, die peroral appliziert wird, ist indiziert bei *vaginaler Kandidose*, die auf eine lokale Therapie nicht anspricht. Die wiederholte Gabe von Fluconazol ist unter anderem indiziert bei Kandidosen oberflächlicher Schleimhäute, insbesondere auch chronisch atrophischen *oralen Kandidosen*. Ein zeitlich begrenzter Behandlungsversuch zur Vorbeugung von Kandidosen bei Chemo- oder Strahlentherapie und bei abwehrgeschwächten Patienten ist ebenfalls indiziert. Bei der chronisch atrophischen oralen Kandidose von Zahnprothesenträgern werden 1mal täglich 50 mg verabfolgt, bei rezidivierenden oropharyngealen, ösophagealen und nichtinvasiven bronchopulmonalen Kandidosen 1mal täglich 50–100 mg. Im Rahmen eines Behandlungsversuchs zur Vorbeugung von Kandidosen werden 1mal täglich 50 mg gegeben. Generell ist Fluconazol bei Kindern unter 1 Jahr kontraindiziert. Gibt es aber keine therapeutische Alternative, so werden täglich 1–2 mg/kg KG für oberflächliche Schleimhautkandidosen empfohlen. Fluconazol in Form von Diflucan® Derm ist indiziert bei Hautmykosen, z.B. Tinea corporis und Tinea inguinalis, aber auch Pityriasis versicolor. Ein Behandlungsversuch bei (hyperkeratotischer) Tinea pedis kommt in Betracht. Bei Kindern bis 16 Jahren gilt dies nur bei Fehlen einer therapeutischen Alternative. Bei der Infusion werden grundsätzlich gleiche Mengen wie bei der peroralen Behandlung eingesetzt, die Infusionsgeschwindigkeit sollte 10 ml/min nicht überschreiten.

Unerwünschte Wirkungen, Kontraindikationen

Bei der *Einmaltherapie* kann es zu Übelkeit, Bauchschmerzen, Durchfall, Blähungen, Hautausschlag, Kopfschmerzen, peripheren Nervenstörungen kommen. Gelegentlich werden vorübergehende Veränderungen der Leberfunktionswerte beobachtet. In Einzelfällen kann eine anaphylaktische Reaktion auftreten.

Im Rahmen der *wiederholten Applikation* ist mit Übelkeit, Bauchschmerzen, Durchfall, Blähungen, Hautausschlag, Kopfschmerzen, peripheren Nervenstörungen zu rechnen, des weiteren mit *Veränderungen* der Werte von hepatischen, renalen und hämatologischen *Laborparametern*. Bei einzelnen Patienten mit *AIDS* ist es im Rahmen einer Multimedikation zu exfoliativen schweren Hautreaktionen gekommen, der Zusammenhang mit der Fluconazolanwendung ist hier nicht gesichert. In Einzelfällen ist es bei schweren Grunderkrankungen im Rahmen einer Multimedikation zu Leberveränderungen bis hin zum *Leberzerfall* gekommen. Des weiteren gibt es sehr selten anaphylaktische Reaktionen.

Die Einmalanwendung wie die mehrmalige Anwendung sind bei Kindern unter 16 Jahren (Ausnahmen siehe oben) sowie bei schweren Leberfunktionsstörungen kontraindiziert. Entsprechendes gilt für Schwangerschaft und Stillzeit. Für die Schwangerschaft liegen ausreichende Erfahrungen über die Anwendung beim Menschen nicht vor. Der Tierversuch erbrachte keinen Hinweis auf embryotoxische/teratogene Wirkungen.

Wechselwirkungen

Im Rahmen der Einmalanwendung kann eine Wirkungsverstärkung von Cumarinderivaten auftreten sowie von oralen Antidiabetika des Sulfonylharnstofftyps. Entsprechendes gilt für die Mehrfachanwendung. Dabei sind auch verstärkte Wirkungen von Theophyllin und Phenytoin zu erwarten. Die gleichzeitige Gabe von Rifampicin kann die Fluconazolspiegel erniedrigen.

Sicherheitsmaßnahmen

Im Rahmen einer Einmalanwendung sollten *Kontrolluntersuchungen* bei gleichzeitiger Gabe von Xanthin-Basen, Antiepileptika und Isoniazid durchgeführt werden. Bei Mehrfachanwendung ist zu beachten, daß Patienten mit oraler Kandidose bei Hautausschlag Fluconazol absetzen sollen. Bei eingeschränkter Nierenfunktion ist die Tagesdosis entsprechend der Kreatinin-„Clearance" zu reduzieren. Die bei der Einmaltherapie abgehandelten Kontrolluntersuchungen sind auch hier durchzuführen. Bei gleichzeitiger Ciclosporin-Gabe sollten dessen Spiegel regelmäßig kontrolliert werden.

2.9 Photosensibilisatoren: 8-Methoxypsoralen

Im Zusammenhang mit der Phototherapie hat sich der Einsatz von Photosensibilisatoren als sinnvoll erwiesen. Therapeutisch eingesetzt werden derzeit speziell die *Psoralene*, Furocumarine. In Deutschland wird insbesondere *8-Methoxypsoralen* (Abb. 27) eingesetzt, in den USA zudem 4,5',8-Trimethylpsoralen oder Trioxsalen, in manchen europäischen Ländern zudem 5-Methoxypsoralen, *Bergapten*.

8-Methoxypsoralen oder Ammoidin wurde in den 40er Jahren aus Ammi maius isoliert und erfolgreich eingesetzt zur Repigmentierung bei Vitiligo im Zusammenhang mit Sonnenlichteinwirkung. 1974 wurde dann in einer kontrollierten Studie die Wirksamkeit von 8-Methoxypsoralen zusammen mit künstlicher UVA-Strahlung bei Psoriasis aufgezeigt (Parrish et al. 1974).

Wirkmechanismus

Bei den *Psoralenen* handelt es sich um trizyklische Kohlenwasserstoff-Verbindungen. Sie entstehen durch die Verbindung eines Furan- mit einem Benzpyren-Ring, und zwar dem eines Cumarins. Substitution durch eine Methoxygruppe in Position 8 bzw. 5 führt zu 8- bzw. 5-Methoxypsoralen (*8 MOP*, resp. 5 MOP), die Einführung von Methylgruppen in Position 4, 5' und 8 ergibt Trimethylpsoralen (TMP). Bei gleichzeitiger Einwirkung von ultraviolettem Licht von 320 – 400 nm (UVA) können die Psoralene in doppelsträngige DNS interkaliert werden, wobei über den Furan- bzw. den Cumarinanteil kovalente Bindungen eingegangen werden. Auf diese Weise ist es möglich, Querverbindungen zwischen Pyrimidinbasen beider Komponenten einer DNS-Doppelhelix zu schaffen. Man spricht von der Bildung *bifunktionaler Addukte*. Deren Bedeutung in der Behandlung der *Schuppenflechte* ist aber noch nicht endgültig klar, man denkt an eine Verminderung der DNS-Synthese und der Zellteilungshäufigkeit

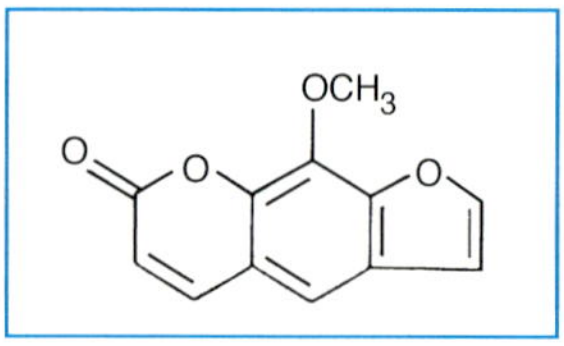

Abb. 27. Strukturformel von 8-Methoxypsoralen

(mitotische Aktivität). Über die Bildung reaktiver Sauerstoff-Spezies kann es zu DNS-Brüchen kommen. Schließlich bewirkt Psoralen zusammen mit UVA eine prostaglandinvermittelte Entzündung, was zunächst als Erythem zu erkennen ist, letztlich aber auch zu einer vermehrten Melaninpigmentierung führt.

Pharmakokinetik

8-Methoxypsoralen ist schlecht wasserlöslich und wird schlecht absorbiert nach peroraler Gabe. Maximale Serumkonzentrationen werden nach 1 – 4 h erreicht. Bei Applikation zusammen mit Nahrung sind die Spitzenspiegel höher. 8-Methoxypsoralen ist gut gewebegängig, insbesondere auch in die Haut. Im Serum ist es zu 84% an Albumin gebunden. Ein erheblicher Teil des aus dem Darm aufgenommenen 8-Methoxypsoralen wird in der Leber verstoffwechselt („first pass effect"). Der Vorgang ist freilich sättigbar. 90% des peroral zugeführten Methoxypsoralens wird im Urin in Form von 8-Hydroxy-psoralen wiedergefunden.

Arzneiformen

Ammoidin wird in Form von Tabletten mit 10 mg Wirkstoff als Meladinine® in Verkehr gebracht. Die Dosierung erfolgt nach den Gegebenheiten des Einzelfalls. Ammoidin ist indiziert zur *Photochemotherapie* von Psoriasis, Vitiligo, Mycosis fungoides sowie Parapsorasis en plaques. Von der FDA ist die PUVA-Behandlung zugelassen bei Psoriasis vulgaris, Vitiligo sowie zur Behandlung einer übermäßigen Lichtempfindlichkeit. Zur Behandlung der *Schuppenflechte* werden üblicherweise 0,6 mg 8-Methoxypsoralen/ kgKG zwei Stunden vor der UV-Exposition verabfolgt. Die Lichtdosis kann sich an der minimalen phototoxischen Dosis orientieren, dabei handelt es sich um die minimale zusammen mit 8-Methoxypsoralen verabfolgte UVA-Menge, die binnen 48 h ein schwaches Erythem hervorruft. Im typischen Fall wird initial die Hälfte bis Dreiviertel der minimalen phototoxischen Dosis appliziert. Unter Therapie wird dann von Sitzung zu Sitzung um 0,5 – 1 Joule/cm² gesteigert, abhängig vom Hauttyp, bis Erscheinungsfreiheit eintritt oder erhebliche Rötung bzw. Juckreiz auftreten.

Unerwünschte Wirkungen

Bei den Nebenwirkungen sind akute und chronische zu unterscheiden. Unter den akuten steht das *Erythem* im Vordergrund. Es tritt nach 24 – 36 h auf und erreicht sein Maximum im Durchschnitt nach 48 – 72 h. Der Zustand kann bis zu 1 Woche anhalten und von leichter Rötung über Blasenbildung bis zur Nekrose reichen. Weiters zu nennen sind Juckreiz, vorübergehende Übelkeit, Kopfschmerzen und das Köbner-Phänomen. Gegen den Juckreiz helfen Salben bzw. Fettsalben, mit oder ohne topische Glukokortikoide. *Die gleichzeitige Benutzung von Sonnenbänken ist strikt untersagt, da hierbei ein Todesfall beobachtet wurde.*

Unter den chronischen Nebenwirkungen steht die *Katarakt* im Mittelpunkt des Interesses. Insbesondere als gefährdet gelten Patienten mit mehr als 100 PUVA-Behandlungen. Werden, wie es empfohlen wird, geeignete rundherum das Auge schützende Sonnenbrillen über 12 – 24 h nach 8-Methoxypsoralen-Aufnahme getragen, so gilt das Risiko als vernachlässigbar gering.

Bei PUVA-behandelten Patienten gilt das *Risiko* der Entwicklung eines Hautkarzinoms als 2,6fach höher als in der Allgemeinbevölkerung. Insbesondere werden spinozelluläre Karzinome gehäuft beobachtet. Diese Beobachtung ist aber nicht unumstritten, möglicherweise spielt eine vorausgegangene Arsenexposition eine wesentliche Rolle. PUVA führt zu makulöser Hyperpigmentierung, PUVA-Lentigines. Die Häufigkeit dieser Nebenwirkung steigt mit der Zahl der PUVA-Behandlungen.

Kontraindikationen

Kontraindiziert ist Ammoidin bei Xeroderma pigmentosum, Lupus erythematodes, Porphyria cutanea tarda und erythropoetischer Porphyrie, desweiteren bei schweren Leber- und Nierenerkrankungen und bei Kindern unter 12 Jahren. Stillen stellt eine Kontraindikation dar, ebenso die Schwangerschaft: Ausreichende Erfahrungen über die Anwendung beim Menschen liegen nicht vor. Der Tierversuch erbrachte keine Hinweise auf embryotoxische/teratogene Wirkungen.

Wechselwirkungen

Das Sensibilisierungspotential von Psoralen wird durch Tolbutamid erhöht. Desweiteren wird dieses Potential möglicherweise gesteigert durch die gleichzeitige Anwendung von photosensibilisierenden Medikamenten wie Tetrazyklinen, Phenothiazin, Griseofulvin, Thiazid-Diuretika und Sulfonamiden.

2.10 Rheologica: Pentoxifyllin

Viele, darunter häufige *Hautkrankheiten* speziell an den *Extremitäten* und hier speziell wiederum an den unteren Extremitäten stehen im Zusammenhang mit *arteriellen* und *venösen Durchblutungsstörungen*. Hierbei kann es hilfreich sein, die Durchblutung zu verbessern, insbesondere über eine Beeinflussung der Fließeigenschaften des Blutes. Besonders gut charakterisiert ist die Wirkung von *Pentoxifyllin*.

Pentoxifyllin ist ein 3fach substituiertes Methylxanthin-Derivat: 1-(5-oxohexyl)-3,7-dimethylxanthin.

Wirkmechanismus

Pentoxifyllin *erhöht* die *Verformbarkeit* eingeschränkt verformbarer Erythrozyten. Eine entsprechende Wirkung besteht gegenüber polymorphkernigen Granulozyten. Bei Patienten mit Gefäßerkrankungen wird die Aktivierung von Thrombozyten gehemmt. In neuester Zeit rückt die antagonistische Wirkung gegenüber Tumornekrosefaktor in den Blickpunkt.

Pharmakokinetik

Nach *peroraler* Gabe wird Pentoxifyllin rasch absorbiert, der maximale Spiegel im Plasma wird nach 2 h gefunden. Verstoffwechselt wird Pentoxifyllin in Erythrozytenmembranen, wo es unter anderem zu einer Demethylierung kommt, des weiteren in der Leber. Die zahlreichen Metaboliten werden renal eliminiert.

Arzneiformen

Pentoxifyllin wird in Form von Trental®-400-retard-Dragees sowie Trental® 600 retard-Tabletten mit 400 bzw. 600 mg Wirkstoff in Verkehr gebracht, des weiteren als Trental®-Injektionslösung bzw. Infusionslösung mit 100 mg, respektive 300 mg Wirkstoff. Das Retard-Dragee wird 2–3mal täglich unzerkaut nach dem Essen eingenommen, die Retard-Tablette 2mal täglich, ebenfalls unzerkaut nach dem Essen. Die parenterale Form kann unter anderem in der Weise eingesetzt werden, daß 1–2mal täglich 100 – 300 mg Pentoxifyllin in 100 – 500 ml Infusionslösung verabfolgt werden, wobei nicht mehr als 100 mg/h gegeben werden sollen.

Indikationen

Parenterales Pentoxifyllin sowie die Form zur peroralen Applikation mit 400 mg sind indiziert bei *peripheren arteriellen* und *arteriovenösen Durchblutungsstörungen* auf arteriosklerotischer, diabetischer und entzündlicher Basis sowie bei trophischen Störungen, speziell postthrombotischem Syndrom, Ulcus cruris, Gangrän. Die Form mit 600 mg ist indiziert bei peripheren arteriellen Durchblutungsstörungen, insbesondere Claudicatio intermittens mit erhaltenen Durchblutungsreserven.

Unerwünschte Wirkungen, Kontraindikationen, Wechselwirkungen

An der Haut kann es zu Überempfindlichkeitsreaktionen sowie zu „Flush" kommen. Nicht selten sind gastrointestinale Störungen wie Übelkeit sowie Kopfschmerzen und Schwindel. In Einzelfällen kommt es auch zu Unruhe und Schlafstörungen, sehr selten zu stenokardischen Beschwerden, Tachykardie und Blutdruckabfall. In Einzelfällen können sich Überempfindlichkeitsreaktionen auch als Schock äußern.

Pentoxifyllin ist kontraindiziert bei frischem Herzinfarkt, Massenblutungen und großflächigen Netzhautblutungen.

Die Wirkung von Antihypertensiva kann verstärkt werden, bei parenteraler Gabe von Pentoxifyllin auch die von Antidiabetika.

Literatur

Monographien

Arndt KA (1989) Manual of dermatological therapeutics, 4th edn. Little, Brown and Co., Boston

Baran R, Barth J, Dawber R (Haneke E Hrsg. d. dt. Ausg.) (1993) Krankheiten der Nägel. Deutscher Ärzte-Verlag, Köln.

Bartlett JG (1991) Pocketbook of infectious disease therapy. Williams & Wilkins, Baltimore

Bauer R, Gollnick H (Hrsg) (1984) Der Stellenwert der Retinoide in der Dermatologie. Grosse, Berlin

Braun-Falco O, Plewig G, Wolff HH (1984) Dermatologie und Venerologie, 3. neubearb. Aufl. Springer, Berlin Heidelberg New York

Bundesverband der Pharmazeutischen Industrie (Hrsg) Rote Liste 1994. Editio Cantor, Aulendorf

Cunliffe WJ, Miller AJ (eds) (1984) Retinoid therapy. MTP Press, Lancaster

Fitzpatrick TB, Eisen AZ, Wolff K, Freedberg IM, Austen KF (1993) Dermatology in general medicine, Vol. I and II, 4th ed. McGraw-Hill, New York

Forth W, Henschler D, Rummel W (Hrsg) (1987) Allgemeine und spezielle Pharmakologie und Toxikologie, 5. Aufl. BI Wissenschaftsverlag, Mannheim

Gilman AG, Rall TW, Nies AS, Taylor P (eds) (1990) Goodman and Gilman's The Pharmacological Basis of Therapeutics. 8th Edition. Pergamon Press, New York

Hurwitz S (1993) Clinical pediatric dermatology, 2nd. ed. Saunders, Philadelphia

Kaiser H (1986) Praxis der Cortisontherapie, 2. Aufl. Urban & Schwarzenberg, München

Korting GW, Frank P (1987) Diagnose und Therapie der Hautkrankheiten. Schattauer, Stuttgart

Korting HC (1987) Cephalosporin-Therapie der Gonorrhoe. Karger, Basel

Korting HC, Schäfer-Korting M, Mutschler E (1985) Pharmakokinetik oraler Antimykotika. Schattauer, Stuttgart

Maddin S (1991) Current dermatologic therapy, 2nd edn. Saunders, Philadelphia

Mahrle G, Ippen H (Hrsg) (1985) Dermatologische Therapie. Beiträge zur Dermatologie, Bd 11. Perimed, Erlangen

McCarthy DJ, Montgomery R (eds) (1986) Podiatric dermatology. Williams & Wilkins, Baltimore

Merk HF, Bickers DR (1992) Dermatopharmakologie und Dermatotherapie. Blackwell, Berlin

Mier PD, van de Kerkhof PCM (eds) (1986) Textbook of psoriasis. Churchill Livingstone, Edinburgh

Mukthar H (ed) (1992) Pharmacology of the skin. CRC Press, Boca Raton

Mutschler E (1991) Arzneimittelwirkungen, 6. Aufl. Wissenschaftliche Verlagsgesellschaft, Stuttgart

Newcomer VD, Young jr EM (1989) Geriatric dermatology. Igaku-Shoin, New York, Tokyo

Plewig G, Kligman AM (1994) Akne und Rosazea, 2. Aufl. Springer, Berlin Heidelberg New York

Riecker C (Hrsg) (1991) Therapie innerer Krankheiten. Springer, Heidelberg

Roenigk jr HH, Maibach HI (eds) (1991) Psoriasis, 2nd ed. Marcel Dekker, New York

Ruzicka T, Ring J, Przybilla B (eds) (1991) Handbook of atopic eczema. Spinger, Berlin Heidelberg New York

Saurat JH (ed) (1984) Retinoids: new trends in research and therapy. Karger, Basel

Shelley WB, Shelley ED (1987) Advanced dermatologic therapy. Saunders, Philadelphia

Simon C, Stille W, Wilkinson PJ (1993) Antibiotic therapy in clinical practice. Schattauer, Stuttgart

Wolverton SE, Wilkin JK (eds) (1991) Systemic drugs for skin diseases. Saunders, Philadelphia

Einzelarbeiten

Abeck D, Korting HC (1991) Einsatz von Antibiotika bei Hauterkrankungen. Bayer Internist 2: 45–53

Ad hoc Committee on the Use of Antibiotics in Dermatology (1975) Systemic antibiotics for treatment of acne vulgaris: efficacy and safety. Arch Dermatol 111: 1630

Ahmed AR, Hombal SM (1984) Cyclophosphamide. J Am Acad Dermatol 11: 1115–1126

Ahmed AR, Moy R (1981) Azathioprine. Int J Dermatol 20: 461–467

Aram H (1987) Cimetidine in dermatology. Int J Dermatol 26: 161–166

Arndt KA (1988) Adverse reactions to acyclovir: topical, oral and intravenous. J Am Acad Dermatol 18: 188–190

Baciewicz AM, Baciewicz FA (1989) Cyclosporine pharmacokinetic drug interactions. Am J Surg 157: 264–271

Ball AP (1986) Overview of clinical experience with ciprofloxacin. Eur J Clin Microbiol 5: 214–219

Barraglough D (1986) The use of corticosteroid agents in connective tissue disorders. Med J Aust 144: 427–432

Bickers DR (1983) Position paper – PUVA therapy. J Am Acad Dermatol 8: 265–270

Biren CA, Barr RJ (1986) Dermatologic application of cyclosporin. Arch Dermatol 122: 1028–1032

Boyd AS (1989) An overview of the retinoids. Am J Med 86: 568–574

Clissold SP, Sorkin EM, Goa KL (1989) Loratadine: a preliminary review of its pharmacodynamic properties and therapeutic efficacy. Drugs 37: 42–57

Crowe S, Mills J (1988) The future of antiviral therapy. Dermatol Clin 6: 521–537

Dantzig PJ (1974) Immunosuppressive and cytotoxic drugs in dermatology. Arch Dermatol 110: 393–406

David M (1988) Adverse effects of retinoids. Med Toxicol 3: 273–288

Dicken CH (1984) Retinoids: a review. J Am Acad Dermatol 11: 541–552

Diller G, Orfanos CE (1982) Sind H_2-Antagonisten in der Dermatologie nützlich? Hautarzt 33: 353–354

Dorsky DI, Crumpacker CS (1987) Drugs five years later: acyclovir. Ann Intern Med 107: 859–874

Drouin MA (1985) H1 antihistamines: perspective on the use of the conventional and new agents. Ann Allergy 55: 747–752

Eady EA (1982) The use of antibiotics in acne therapy: oral or topical administration. J Antimicrob Chemother 10: 89–115

Ellis CN, Voorhees JJ (1987) Etretinate therapy. J Am Acad Dermatol 16: 267–291

Ely H (1988) Pentoxifylline in therapy in dermatology. Dermatol Clin 6: 585–608

Eng RHK (1984) New antibiotics: new hopes and new problems. Int J Dermatol 23: 153–165

Eron LJ (1987) Therapy of skin and skin structure infections with ciprofloxacin: an overview. Am J Med 82 (Suppl 4A): 224–226

Fauci A (1976) Glucocorticoid therapy: mechanisms of action and clinical considerations. Ann Intern Med 84: 304–315

Feingold DS, Wagner RF (1986) Antibacterial therapy (CME article). J Am Acad Dermatol 14: 535–548

Fisher AA (1980) The antihistamines – clinical review. J Am Acad Dermatol 3: 303–306

Fleischer AB Jr, Resnick SD (1989) The effect of antibiotics on the efficacy of oral contraceptives: a controversy revisited. Arch Dermatol 125: 1562–1564

Flowers FP, Araujo OE, Nieves CH (1986) Antihistamines. Int J Dermatol 25: 224–231

Fritsch PO (1981) Oral retinoids in dermatology (review). Int J Dermatol 20: 314–329

Fritz K, Weston W (1984) Systemic glucocorticoid therapy of skin diseases in children. Pediatr Dermatol 1: 236–245

Gallant C, Kenny P (1986) Oral glucocorticoisteroids and their complications. A review. J Am Acad Dermatol 14: 161–177

Gendler E (1984) Azathioprine for use in dermatology. J Dermatol Surg Oncol 10: 462–464

Ginsberg H, Rubenstein A, Brown WV (1986) Medical complications of isotretinoin. Clin Dermatol 4: 183–189

Goodman DS (1984) Vitamin A and retinoids in health and disease. N Engl J Med 310: 1023–1031

Greaves MW (1987) Pharmacology and significance of non-steroidal anti-inflammatory drugs in the treatment of skin diseases. J Am Acad Dermatol 16: 751–764

Gupta AK, Anderson TF (1987) Psoralen photochemotherapy. J Am Acad Dermatol 17: 703–734

Gupta AK, Brown MD, Ellis CN et al. (1989) Cyclosporine in dermatology. J Am Acad Dermatol 21: 1245–1256

Hammerstein J, Meckies J, Rossberg LI et al. (1975) Use of cyproterone acetate (CPA) in the treatment of acne, hirsutism and virilism. J Steroid Biochem 6: 827–836

Inman HW, Vessey MP, Weslerholm B et al. (1970) Thromboembolic disease and the steroidal content of oral contraceptives: a report to the Committee on the Safety of Drugs. Br Med J 2: 203–209

Jones HE (1982) Therapy of superficial fungal infections. Med Clin North Am 66: 873–893

Kahan BD (1989) Drug therapy: cyclosporine. N Engl J Med 321: 1725–1738

Korting HC, Schäfer-Korting M (1992) Is tinea unguium still widely incurable? A review three decades after the introduction of griseofulvin. Arch Dermatol 128: 243–248

Lesher JL Jr, Smith JG Jr (1987) Antifungal agents in dermatology. J Am Acad Dermatol 17: 383–394

Lester RS (1989a) Corticosteroids. Clin Dermatol 7: 80–97

Lester RS (1989b) Methotrexate. Clin Dermatol 7: 128–135

Leyden JJ (1988) Retinoids and acne. J Am Acad Dermatol 19: 164 168

Lowe NJ, David M (1988) New retinoids for dermatologic diseases. Dermatol Clin 6: 539–552

McDonald CJ (1985) Cytotoxic agents for use in dermatology. J Am Acad Dermatol 12: 753–775

McDonald CJ (1985) Use of cytotoxic drugs in dermatologic diseases. J Am Acad Dermatol 12: 965–975

McEvoy MT, Stern RS (1987) Psoralens and related compounds in the treatment of psoriasis. Pharmacol Ther 34: 75–97

Modai J (1988) The clinical use of macrolides. J Antimicrob Chemother 22 (Suppl B): 145–153

Monroe EW (1988) Chronic urticaria: review of nonsedating H1 antihistamines in treatment. J Am Acad Dermatol 19: 842–849

Namer M (1988) Clinical applications of antiandrogens. J Steroid Biochem 31: 719–729

Neu HC (1982) Antistaphylococcal penicillins. Med Clin North Am 66: 51–60

O'Brien JJ, Campoli-Richards DM (1989) Acyclovir: an updated review of its antiviral activity, pharmacokinetic properties and therapeutic efficacy. Drugs 37: 233–309

Orfanos CE, Ehlert R, Gollnick H (1987) The retinoids. A review of their clinical pharmacology and therapeutic use. Drugs 34: 459–503

Page EH, Wexler DM, Guenther LC (1986) Cyclosporin A. J Am Acad Dermatol 14: 785–791

Paller AS (1985) Dermatologic use of methotrexate in children. Pediatr Dermatol 2: 238–243

Parrish LC, Witowski JA, Snow R et al. (1986) Cephalosporins in cutaneous infection. Int J Dermatol 25: 258–265

Pochi PE (1982) Oral retinoids in dermatology. Arch Dermatol 118: 57–61

Pochi PE, Ceilley RI, Coskey RJ et al. (1988) Guidelines for prescibing isotretinoin (Accutane) in the treatment of female acne patients of childbearing potential. J Am Acad Dermatol 19: 920

Rasmussen JE (1989) Advances in nondietary management of children with atopic dermatitis. Pediatric Dermatol 6: 210–215

Richards DM, Brogden RN, Heel RC (1984) Astemizole: a review of its pharmacodynamic properties and therapeutic efficacy. Drugs 28: 38–61

Rippon JW (1986) A new era in antimycotic agents (editorial). Arch Dermatol 122: 299–302

Roenigk HH, Auerbach R, Maibach HI et al. (1982) Methotrexate guidelines-revised. J Am Acad Dermatol 6: 145–155

Roenigk HH, Auerbach R, Maibach HI et al. (1988) Methotrexate in psoriasis: revised guidelines. J Am Acad Dermatol 19: 145–156

Schäfer-Korting, M (1993) Pharmacokinetic optimisation of oral antifungal therapy. Clin Pharmacokinet 25: 329–341

Schein PS, Winokur SH (1975) Immunosuppressive and cytotoxic chemotherapy: long-term complications. Ann Intern Med 82: 84–95

Schuller DE, Turkewitz D (1986) Adverse effects of antihistamines. Postgrad Med 79: 75–86

Silverman AK, Ellis CN, Voorhees JJ (1987) Hypervitaminosis A: paradigm of retinoid side effects. J Am Acad Dermatol 15: 1027–1039

Sorkin EM, Heel RC (1985) Terfenadine: a review of its pharmacodynamic properties and therapeutic efficacy. Drugs 29: 34–56

Stern RS (1989) When a uniquely effective drug is teratogenic: the case of isotretinoin. N Engl J Med 320: 1007–1009

Shalita AR, Cunningham WJ, Leyden JJ et al. (1983) Isotretinoin treatment of acne and related disorders: an update. J Am Acad Dermatol 9: 629–638

Storrs FJ (1979) Use and abuse of systemic corticoid therapy. J Am Acad Dermatol 1: 95–105

Strauss JS, Cunningham WJ, Leyden JJ et al. (1988) Isotretinoin and teratogenicity. Am J Acad Dermatol 19: 353–354

Teelmann K (1989) Toxicology and teratogenicity to date. Pharmacol Ther 40: 29–43

Thiers B (1988) Dermatologic therapy in the 1980s. Dermatol Clin 6: 609–622

Thiers B (1989) Antiretroviral therapy. J Am Acad Dermatol 21: 443–454

Truhan AP, Ahmed AR (1989) Corticosteroids: a review with emphasis on complications of prolonged systemic therapy. Ann Allergy 62:

Vahlquist A, Rollman O (1987) Clinical pharmacology of 3 generations of retinoids. Dermatologica 175 (Suppl 1): 20–27

Vahlquist A, Torma H (1988) Retinoids and keratinization. Current concepts. Int J Dermatol 27: 81–95

Van Tyle JHV (1984) Ketoconazole. Pharmacotherapy 4: 343–373

Walker RC, Wright AJ (1987) The quinolones. Mayo Clin Proc 62: 1007–1012

Weil EK, Rosenberg JM (1989) Antihistamine agents in the pipeline. Hosp Pharm 24: 864–865

Wolff de FA, Thomas TV (1986) Clinical pharmacokinetics of methoxsalen and other psoralens. Clin Pharmacokinet 11: 62–75

Woodward JK (1988) Pharmacology and toxicology of nonclassical antihistamines. Cutis 42: 5–9

Yarchoan R, Mitsuya H, Broder S (1989) Clinical and basic advances in the antiretroviral therapy of human immunodeficiency virus infection: a review. Am J Med 87: 191–200

Sachverzeichnis

Springer-Verlag und Umwelt

Als internationaler wissenschaftlicher Verlag sind wir uns unserer besonderen Verpflichtung der Umwelt gegenüber bewußt und beziehen umweltorientierte Grundsätze in Unternehmensentscheidungen mit ein.

Von unseren Geschäftspartnern (Druckereien, Papierfabriken, Verpackungsherstellern usw.) verlangen wir, daß sie sowohl beim Herstellungsprozeß selbst als auch beim Einsatz der zur Verwendung kommenden Materialien ökologische Gesichtspunkte berücksichtigen.

Das für dieses Buch verwendete Papier ist aus chlorfrei bzw. chlorarm hergestelltem Zellstoff gefertigt und im pH-Wert neutral.